芳療藥師
的對症精油處方

125 種常備精油　與　100 種天然精油處方

照護你和孩子的健康

石明立——著
NANA SHIH

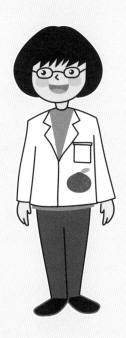

Contents

目錄

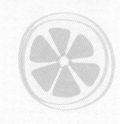

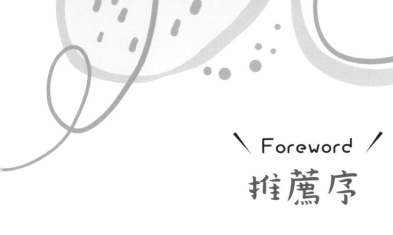

Foreword

推薦序

🌿 寶藏女孩 Nana 藥師遇見芳香治療的生命奇蹟

初識 Nana 時，白皙的娃娃臉，眼神靈動，討喜的憨憨笑容，一副甜姐兒的形象。她非常明白想要什麼或不要什麼，常常語不驚人死不休。性格有時如腹黑般心思縝密；有時又如天使般善良。聽她分享諸多生命故事，如自體免疫疾病的折磨、疾病纏身的少女時代、經歷生死的恐怖經驗、職場的痛心背叛、日本老公為她調職來台灣的感動……。閱讀 Nana 新書後，更多是讚賞她細膩的心思及黑色幽默的表達方式，將深藏多年的諸多秘辛大剌剌的躍然紙上，例如：Nana 在生死交關寫下的遺書〈最後一次告白〉，本應該是讓讀者淚如雨下的名場面，卻使我捧腹悶笑，餘韻無窮，這等文字功力如果不是她有過人的情感、過度活躍的腦子、過強的幽默感，肯定寫不出如此深度的內容。

原本以為這只是一本藥師如何使用精油的芳療書，Nana 為每一主題單元，海選出居家常見的病症，剖析在台灣及日本暢銷的藥品作為範例，透過藥品的主成分與作用類別，再以精油化學為橋梁，形成了 Nana 芳療藥師的科學精油配方。更難能可貴的是她不藏私、大膽、幽默詼諧的文筆分享她的設計思路，每一個精油配方都經過真人真事的主角使用，實在令人拍案叫絕，像是看了11集的醫療劇，主要場地發生在台灣、日本、藥局、Spa 館、醫院、住家。

這本精彩的芳療書堪稱教科書級別，有趣、好看，像是看言情小說，能使人心感動、得安慰或與 Nana 一同流淚。Nana 對用藥的叮嚀，改變了我對藥師職業的傳統認知，台灣藥師的工作環境少有衛教民眾的機會。另類藥師 Nana 把台灣藥師該叮嚀用藥者的話，都用心良苦地收錄在本書了，我相信這本空前絕後的藥師說芳療的書，將會激起更多藥師或藥學系（或醫療保健領域）的學子們學習芳療。因為Nana左手是藥，右手是精油的治癒天使形象，已經為「整合醫療」樹立了成功的典範。

澳洲芳療師協會　台灣分會會長
開南大學健康院　特聘教授
／卓芷聿

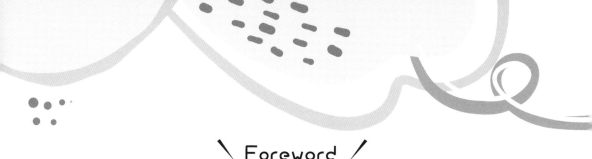

\ Foreword /
推薦序

　　我不懂藥理、也不懂芳療，但我懂 Nana 的星盤、也懂得怎麼去挖掘與欣賞她寫書的初衷，特別是那些立意良善的初心。

　　當 Nana 邀請我為《芳療藥師的對症精油處方》寫些文字時，我只問了她這句話：「你能不能簡單用一句話告訴我，你寫這本書想幫助人們什麼呢？」

　　她當下沒有立刻回答，我覺得是好的，反而是深入地想了一下午，然後告訴我：「我想成為藥品與精油之間的橋梁，幫助人類善用兩者，進而過上更好的生活。」

　　好美的答案！「初心」總是在不斷被提問與自我反省之間來回打磨，直到心如「金剛」般堅定，能斷一切煩惱執著，未來無論遇到什麼困難，都能堅持到底。

　　Nana 用如此簡單又有力量的一句話，道盡此書的根本，清楚明白地告訴這個世界，她要「布施」什麼，以及如何具體實現。

　　再次品味那句話，裡頭有一個關鍵詞是「橋梁」。事實上，這正是她星盤中的

天職、天賦。換句話說，這本書的作者註定就是她。

　　Nana 星盤的術業星是水星，水星主管信息傳遞，有出版、寫作之意。水星落入處女座，水星最強旺的黃道宮位。處女座是雙元星座，具有轉換、適應、多元等特質，這不正是「橋梁」的最佳人選嗎？

　　細細拜讀了她的作者序，我特別喜歡這句話：「藥物與精油不是絕對的敵人，而是通力合作的夥伴。」

　　是啊！它們是「夥伴」，但其實也是「陪伴」。當你在娑婆世界感到苦痛時，祝願你能在本書中，找到適合自己的解方，讓精油溫柔地陪伴你走上一小段路。這樣就好，這樣很好。

　　獻上無限祝福。南無阿彌陀佛。

　　　　占星之門 & 開啟占星　創辦人
　　　　　　　　　　　　　／安格斯

作者序

🌿 芳香陪伴生命的十字路口

我與芳香療法的結緣，是由於一場瀕臨死亡的經驗。胸前 20 幾公分的蟹足腫疤痕，是上天在我身上做的記號。曾經我因人體自體免疫性疾病必須接受胸腔手術，開刀完後狀況不甚理想，甚至陷入病危。當時，我心中充滿遺憾與悔恨，躺在病床上，感覺奄奄一息，生命似乎隨時會結束。我的身體插滿管子、針頭和呼吸器；我的心靈也十分脆弱。

在我深深絕望時，病房飄來一陣白檀木和橙花精油的香味，彷彿上天伸出溫暖的手，拉了我一把，重新灌注勇氣，讓我面對即將到臨的一連串殘酷挑戰與抉擇。白檀木就像一位沉穩的長者讓我依靠，陪伴我沉靜下來思考未來；橙花讓我放鬆下來，勇敢面對自己，做出正確的抉擇。現在，植物精油在我生命中不可或缺，如同家人般的存在。植物強大的力量給予在身心靈上備受痛苦的人，一個能夠回到正常生活的機會，享受正常人應有的幸福權利。而後來疾病奇蹟般的好轉，讓我深知

身上背負很多責任，對社會的付出要比別人更多。

幾乎每一個藥師同行都很驚訝，我怎會在患者主訴無法入眠或嚴重焦慮時，優先建議塗抹白檀木和橙花精油，而不是採取藥物治療？因為我身為藥師，比一般人更了解藥物對身體造成的副作用與依賴心理。我認為身為藥事人員，除了指導正確用藥，更應該協助患者尋求天然無副作用的方法，開啟通往身心健康的道路。

以前跟著卓芷聿老師到安寧病房當義工，曾經看到一位罹患肌萎縮性脊髓側索硬化症（漸凍人）的婦人因身體疼痛而痛苦呻吟，我使用橙花、白檀木、薰衣草、甜橙及聖約翰草浸泡油幫她按摩，沒想到 5 分鐘後她就深深入睡了，讓我見識到精油令人震撼的療癒力。

🌿 用化學分子開啟藥物與精油的橋梁

研究精油的十八年來，我以精油化學與藥學原理，淬鍊出我在芳香療法世界的獨特觀點，自許為「芳療藥師」。對我來

說，藥物與精油不是絕對的敵人，而是通力合作的夥伴。我是一位負責傳達大地植物「化學訊息」的芳療師，就像每個人都有自己的星座命盤一樣，每一種植物也都有獨一無二的化學分子星盤，展現出的獨特療癒特質，在化成一帖精油處方時，傳遞療癒力至你的身心靈。

本書以「精油化學分子」作為藥物與精油的橋梁，更容易解釋精油如同藥物影響於人體的作用。雖然精油組成的化學物質十分複雜，無法像藥物一樣單純，有明確的藥理作用，但我覺得精油化學是一座友誼的橋梁，讓精油與藥物的藥理作用觀點更接近。

設計一帖完美的精油處方是需要長期的經驗累積。我發現一條捷徑，台灣市售常見的藥品，以及台灣人在日本藥妝店狂掃的藥品，不就是一帖帖好用的處方設計原稿嗎！藥品賣得好，賣得長久，甚至讓你願意瘋狂掃貨的主要原因就是有效，是吧？藥廠在設計一帖藥品處方，可是做足了市場與藥效研究。我們為何不借用其藥品設計概念，來處理常見的疾病呢？

在藥局工作的關係，我很喜歡比對各藥廠指示用藥的成分組成。以五洲製藥的斯斯鼻炎膠囊為例，藥物主成分有抗過敏的抗組織胺藥，有解鼻塞充血劑的血管收縮劑，有抗炎及乾化黏液的副交感神經抑制劑，以及提神醒腦作用的中樞神經興奮劑。這樣完整的鼻炎配方可以緩解過敏性鼻炎、枯草熱所引起之相關症狀（鼻塞、流鼻水、打噴嚏、眼睛及喉部搔癢）。那麼精油處方呢？我們可以選擇抗過敏的倍半萜烯類精油，祛黏液、解充血的單萜酮類精油，消炎又收乾黏液的氧化物類精油。當然，我們還可以再加入其他精油，來增加舒緩鼻炎的功效。

書中，我會解析台灣和日本常見的指示藥和醫藥品中的主成分，如斯斯鼻炎膠囊、普拿疼伏冒熱飲、國安感冒液、足爽香港腳乳膏、四聯親水性乳膏、曼秀雷敦熱力鎮痛乳膏、太田胃散、正露丸、曼秀雷敦 AD 安膚康軟膏、護那酷涼液等。借用上述成功的藥品處方概念，以精油化學為橋梁，設計一帖好用的精油處方。當然，這些都是長期以來廣受患者好評的精

油處方。另外，某些配方也特別針對兒童降低濃度，並替換成更溫和的品項，讓家長安心使用。

　　如果你能透過我的文字分享，另外開啟自己的一段芳香旅程，經由塗抹與嗅吸來體驗真實的芳香，便能跨越文字語言的限制，獲得令你驚豔的療癒效果。那麼我的書就是你打開芳香療癒之門的一把金鑰。

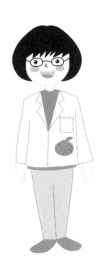

當人們對合成藥物變得小心謹慎，甚至抗拒排斥的時候，往往轉向自然療法。芳香療法已長期作為一種自然的療癒方式，來支持情緒和身體健康。然而，芳香療法非醫療行為，精油也非醫藥品。

本書內容無法取代醫師的專業診療。嬰幼兒、孕婦或病患等健康狀況有疑慮者，請務必事前諮詢醫師或專業人士，並充分閱讀本書的注意事項，正確使用精油。 如果您的症狀沒有好轉，請不要輕忽其嚴重性，放下對傳統醫療的成見，盡快就醫，不要再猶豫了！

書本中的處方設計，經常用到刺激性較高的酚類、酮類及醛類，除非您對精油安全性與特性相當熟悉，否則應避免調高濃度。

注意！本書中的處方設計，雖然以化學分子作為精油與藥物的主要橋梁，但我知道一帖好的精油處方，並不全然是以精油化學去做考量。處方中若能增添植物科屬形態、生存環境、特性、神話故事背景等元素，更能調劑出一帖完美的身心靈處方。

我雖然是一位藥師，與藥物有深厚的情感，但並非是一位化學至上、醫學至上的芳療師喔。因受惠於大地植物的療癒，我對植物的情感忠貞不渝。我與植物像是一對心有靈犀的戀人，心相知，無言也默契，情相眷，不語也憐惜。

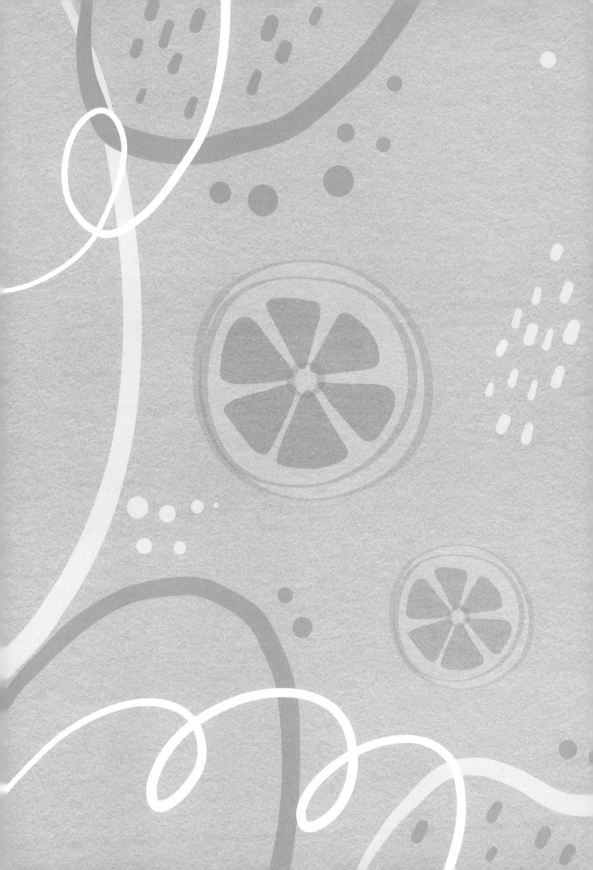

Part 1

似藥非藥
的精油良方

Chapter 01

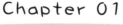

精油的 20 條 安全守則

　　身為芳療藥師，我在藥局和 SPA 館做精油與藥品的諮詢工作。老實說，誤用藥品的案例並不多，因為一般民眾不會亂吃藥，對藥品都保持戒心。然而，我經常遇到因為錯誤使用精油而受傷的個案，像是刺激皮膚、黏膜，以及血壓震盪、心跳加速造成暈眩等。所以，誰說精油比藥品安全？錯誤的使用方式，兩者都傷人。

　　純天然精油，是一種由植物高度濃縮萃取的物質。一小滴的精油，在人體上足以產生明顯的生理變化；但要獲得一滴精油，往往需要大量的植物提煉。舉例來說，價格親民、萃油率較高的檸檬、迷迭香、胡椒薄荷，1 公斤的精油量就需要大約 100 公斤左右的果實或香草。價格與萃油率介於中間的薰衣草，1 公斤的精油量則需要 200 公斤左右的藥草。萃取率極低的大馬士革玫瑰，1 公斤的精油則需要 5000 公斤左右的玫瑰花瓣，大約 150 至 300 朵的玫瑰，才能萃取 1 滴精油。如果以濃縮科學中藥的概念來說，可想而知效

果多強烈。

　　精油可透過皮膚（塗抹）、呼吸道黏膜（嗅吸）、消化道（口服）等的途徑發揮作用，協助你回到身、心、靈和諧的狀態。芳香療法是一種溫和的整體療法，運用植物的療癒力量，可以彌補常規醫療的不足。儘管如此，我們必須思考其安全性。具有高揮發性、分子量小、脂溶性特性的精油分子，可以快速穿透皮膚，隨著血液進入體內循環，影響身體各系統運作和腺體分泌。在這樣高濃度之下的純劑精油，若不當使用或過量使用就可能會使身體出現不樂見的副作用。

　　因此，請堅持使用高品質、優良品牌、經法規認證的天然精油，不濫用精油、不任意內服，對於易刺激皮膚的精油品項要注意濃度和劑量，謹慎使用有潛在肝毒性、神經毒性的精油（如酮類精油，見第 46 頁），以及謹慎考量個案的身體獨特性，如嬰幼兒、孕婦、癌症腫瘤患者、化療患者、癲癇症、肝腎機能衰退和

慢性病患著，是非常重要的觀念。

　　在開始進入芳香療法的調劑樂園前，了解精油的安全注意事項很重要，可幫助你在安全的狀況下，進行芳香療法的保健與療癒，獲得最大的香氣效益。以下整理20條精油安全守則，並舉例來自於個案和自身的錯誤示範，希望讓各位讀者有所警惕。

01 請勿將精油直接取代藥品或任意停藥

　　精油的獨特療癒力，有時如藥物般的治療效益，既可以居家保健、解除小病痛或慢性病痛，又同時抒解壓力、平衡情緒和調整身心活力。然而，精油不是藥品，不能取代正統醫療。芳香療法在台灣僅可視為輔助性療法，用於彌補常規醫療的不足。身體有病痛時，請至正規醫療機構接受治療，絕對不可以因為使用精油而停止服用療程中的藥物。

✕ 錯誤示範

　　我在芳香療法新手時期，讓當時患有牛皮癬，正接受類固醇治療的男朋友（現任老公）停掉治療，使用我的特調精油處方。結果，反而讓他皮膚狀況更惡化，他俊俏白皙臉龐就發炎腫脹。我的暱稱也因此變成「Aroma quack」（芳療庸醫或騙子）！整整三年，他都無法相信無知的我和無辜的芳香療法。

02 考量藥物與精油的交互作用

　　很難說精油是否會對藥物產生交互作用。雖然藥物與精油的作用機制不完全相同，但會引起非常類似或完全相反的生理反應。如果彼此產生對抗作用，會降低藥物療效，但多數的情況可能是增強作用，如同加大了劑量，會給身體帶來額外的負擔，甚至副作用，這也不全然是件好事。如果你對精油或藥品的吸收、代謝或作用不了解，建議兩者使用相隔4小時的時間。我非常認同芳香療法的疾病預防優勢，以及處理疾病引起的身心苦痛、或復原期間的支援。但身為一位有責任的芳療師，我們還是有義務告知有重大傷病、或處於傳統醫療治療階段的個案，在使用精油前先詢問醫師，判斷是否選擇應用芳香療法。

✕ 錯誤示範

　　我曾經歷過一次加大劑量導致身體負擔及副作用的事件。我因為縱隔腔腫瘤引起全身疼痛，痛到吃止痛藥，並在全身噴含有冬綠樹精油（冬青）的痠痛噴劑，以及貼滿涼感的抗痠痛藥布，然後又加碼塗上自製的痠痛按摩油（含不少冬綠樹精油）。就這樣「四管齊下」，你猜結果如何？連續一星期後就出現許多副作用：心跳加速、血壓降低、嘔吐感、暈眩。這些不適可能是用太多冬綠樹精油，而造成體內水楊酸劑量累積過多，一時無法排出體

外的現象。如果你對使用的精油和藥品都不熟悉,建議藥物與精油的使用間隔 4 小時,是比較安全的做法。

03 精油不要任意內服

除非自己本身對芳療已具備相當的知識,或從有經驗的認證芳療師、具芳療知識的醫師那得到建議,否則不要擅自服用精油。精油是一種濃縮物質,請勿將未稀釋的精油滴入口中。切勿相信網路謠言和無良的銷售話術,例如:「舌下滴精油,可以養生治百病。」、「我們的精油因為比較純,所以可以口服。」口服非常危險,容易直接損傷口腔、咽喉、食道、胃壁黏膜,甚至引發全身性的嚴重過敏,並且會加重肝臟、腎臟等器官的負擔。

✕ 錯誤示範

回顧芳療新手時期,對芳療的狂熱之下,經常作出一些可怕的行為。其中一個錯誤示範就是在大腸麵線裡加入芫荽葉(香菜)精油,精油入腸胃後,反而變成令人作噁的氣味,讓我好一陣都不敢再碰香菜。另一起蠢事是在熱咖啡上滴錫蘭肉桂精油,除了嘴唇灼傷,喉嚨也受傷,爾後三天打嗝的肉桂味,也讓我頭暈想吐。

04 懷孕初期和哺乳時期謹慎使用精油

懷孕期間使用精油一直都有爭議性。

嚴格來說,必須視情況而定,每個階段適用的精油都不同,避免未經諮詢就自行使用精油。懷孕前三個月,最好避免使用精油來按摩或泡澡;懷孕三個月以上與哺乳中婦女,要嚴謹選擇精油,並建議由低濃度劑量 1～3% 開始使用,避免使用有刺激雌激素疑慮的精油,如甜茴香、鼠尾草、快樂鼠尾草、綠花白千層等。

✕ 錯誤示範

我執業的芳療 SPA 館,三分之一以上的客戶是孕婦,經常耳聞許多誤用精油的事件。很多懷孕後期的媽咪會詢問暢通乳腺的按摩油。我都建議在 35 週後再開始使用,因為按摩胸部會容易刺激子宮收縮。年輕時,趁著懷孕 22 週去體驗競爭對手的技術。由於腦波太弱,被店員慫恿做胸部按摩來預防產後乳腺阻塞,我雖然聞到按摩油中有天竺葵、甜茴香的氣味,但我沒要求停止按摩或更換按摩油。按摩後雖然沒有造成嚴重的子宮收縮,但也有明顯的宮縮反應。各位待產的媽咪千萬不要像我一樣心存僥倖,我們不能承擔任何風險!

05 防護嬰幼童接觸純精油

精油應該隨時蓋緊並放置在安全處,小朋友不能獨自拿取的地方,務必要避免嬰幼童接觸性過敏或吞食而發生危險。除此之外,嬰幼童並非縮小版的成人,不能

把成人的精油處方，加植物油稀釋後，使用在幼童身上，有些精油即使低劑量也不適合幼童。

幼童的精油處方必須嚴守低濃度與限定精油種類的原則，依照精油化學成分組成與屬性，為幼童挑選適當精油。例如：呼吸道的精油選擇，針對自主咳痰能力不好的幼童，建議選擇同時含有酯類（約20%）和較低量 1,8-桉油醇成分比例（約40%）的紅香桃木，來處理幼童呼吸道不適。因為使用含有 70% 以上 1,8-桉油醇成分（祛痰作用高）的尤加利精油，對幼童反而是一種刺激。另外，30 個月以下的嬰幼兒，應避免使用含桉油醇及薄荷腦成分的精油，如尤加利、胡椒薄荷精油。1～3 個月嬰兒建議使用純露取代精油。

╳ 錯誤示範

在盛產尤加利樹的澳洲，尤加利精油是廣受喜愛且家庭必備的物品，然而卻頻頻出現精油中毒事件。主要的精油中毒或甚至是發生不幸的情形，絕大部分是因為大量誤食精油，特別是小孩。另外，父母在幼童身上大量塗抹未經過稀釋的尤加利精油，而造成幼童昏迷不治的事件層出不窮。對於幼童而言，只要誤食 5ml 的純精油就可能會中毒。因此，精油要存放於幼童拿不到的地方和控制濃度很重要！

06 重大疾病與慢性患者

有血壓問題、癲癇症、神經、肝臟及腎臟方面疾病的患者，請謹慎選擇精油。高血壓患者應避免使用促進血管收縮或有提升血壓的精油，如迷迭香、鼠尾草、牛膝草、百里香、尤加利等。低血壓患者應避免會降低血壓的精油，如依蘭、真正薰衣草、甜馬鬱蘭、羅馬洋甘菊等。某些具有神經毒性的精油，可能會危害癲癇症或神經性疾病患者，如酮類的迷迭香、樟樹、鼠尾草、牛膝草等，以及醚類的甜茴香、肉豆蔻、龍艾、熱帶羅勒等。

╳ 錯誤示範

成為一位芳療藥師後，我遇到慢性病或重大傷病的患者會格外小心，會詳細詢問近期服用的藥物。這十幾年來，和患者之間培養出良好的信任感。過去我曾在一場芳療講座中，讓台下的聽眾傳閱試香紙嗅吸多種精油。後來有人反應頭暈、想吐，有人甚至有些不舒服，必須要趴在桌上休息。之後，只要是大型講座，因為無法一一詢問身體狀況，所以我都會避免讓聽眾一次嗅吸或塗抹多種精油。而我後來關心那些身體不舒服的聽眾，他們本身都有熬夜、飢餓、貧血、低血壓的情況，或是長期服用高血壓藥的人。

07 精油敏感測試

皮膚或體質敏感者，初次使用精油前建議先進行敏感測試。可先以 0.5% 的濃度簡易測試，在 10ml 的植物油中加入 1 滴精油，抹於耳後或手腕內側，約數分鐘後，觀察是否有紅疹出現。如皮膚有過敏反應，即應停止使用該精油。請不要用水沖洗，因為精油不溶於水，遇到水後反而會擴大傷害面積，可用植物油或牛奶擦拭其過敏部位，將傷害與刺激降至最小程度。初次使用精油時，也可先從腳底開始，腳底的角質層較厚，相對比較不怕刺激，同時也讓身體先適應。

另外，要注意！有些精油的過敏反應可能不會馬上出現，往往在持續使用一段時間後，忽然出現嚴重的皮膚發炎。即便是長期使用極低的劑量，面對這種突發的免疫系統過度反應，必須要審視自己是否使用方法不當，或不小心使用了易致敏的精油。

✕ 錯誤示範

茶樹和薰衣草是公認非常溫和、少數可純劑塗抹於皮膚的精油。不過，根據我調製過數千次精油處方的經驗，還是會遇到對這兩種精油過敏的人，尤其對茶樹過敏的人最多。因此，當我們遇到有過敏病史的人，特別是濕疹、哮喘等，則必須先假設個案有可能會對某些精油過敏。當你不確定個案的皮膚敏感度時，請務必先做

測試。曾經有位長期患有濕疹的個案，不聽我的警告，把高濃度的茶樹精油直接塗在痘痘上，造成臉部大範圍過敏。若不想毀容，芳療師的建議真的要聽！

你務必牢記造成過敏的精油或純露，不要再使用它。像我對市售多數的德國洋甘菊純露過敏，但是卻能用羅馬洋甘菊純露濕敷舒緩。某天，我心存僥倖，再次噴德國洋甘菊於脖子、下巴，沒想到換來過敏擴大至全身，連羅馬洋甘菊純露都無法消炎。最終，換來一星期的類固醇和抗組織胺的藥物伺候。

08 精油的適當稀釋

本書中的精油處方，原則上都是稀釋後使用，尤其絕對不要讓純劑精油直接接觸黏膜，包括眼睛、口腔、生殖器，以及敏感肌膚部位，如臉部。有些精油具有強烈的刺激性，必須要稀釋到極低濃度，特別是酚類精油，如肉桂、丁香、野馬鬱蘭、冬季香薄荷、百里酚百里香等；醛類精油，如檸檬香茅、檸檬尤加利、山雞椒、香蜂草、檸檬馬鞭草等。另外，具有溫和形象的單萜醇類精油，如大馬士革玫瑰、天竺葵、玫瑰草等，高濃度之下也可能讓皮膚過敏。

精油必須以植物油、乳液、乳霜來稀釋後才使用。若要使用水或純露來稀釋精油，必須添加天然乳化劑，讓精油均勻溶解於液體溶液中。精油泡澡時，不要將精

油直接滴進浴缸中，精油加上熱水的刺激可能會灼傷肌膚，應該先將精油加入乳化劑、植物油或牛奶中，再倒進浴缸。

精油若不慎噴入了眼睛，或者沾滿精油的手，不小心揉到眼睛，請立刻用植物油（家中烹調的油也可以）沖眼睛，用水沖洗反而會讓精油的灼熱刺激感加劇，甚至造成更大傷害。多次的親身經驗告訴我，用油沖洗真的比較快速舒緩，用水沖會是大災難。

✕ 錯誤示範

一般人最容易直接塗抹茶樹和薰衣草精油純劑（沒稀釋）在身上，但精油與酒精一樣都是高揮發性物質，會帶走皮膚的水分，若沒有加植物油稀釋，大範圍塗抹會讓皮膚變乾燥，甚至敏感。我就遇過一位個案，用純薰衣草精油塗抹全臉，皮膚沒保濕，還造成嚴重脫皮。

酚類是大家最熟知的刺激性精油，氣味如同尖銳的寶劍，大部分人都有警覺心，誤用的事件反而不多。反而，大家會輕忽最昂貴的大馬士革奧圖玫瑰精油。事實上，多數精油即使用 5～10% 濃度按摩全臉，也沒太大的刺激性。但是，看似溫和卻最刺激的玫瑰精油，可不是這麼一回事。我的建議，若你對精油的刺激性不熟悉，臉部保養油就控制在 1～3% 濃度，而敏感肌低至 0.5～1% 會比較安全。

芳療新手時期，我為了強化肌膚回春效果，隨手倒了約 1～2ml 的植物油於手掌中，加了 3 滴的玫瑰精油，塗抹了約 10% 濃度的保養油，來按摩臉部。結果，雖然沒造成皮膚過敏，但瞬間變成紅臉關公，好幾小時灼熱刺痛感都退不來！

09 純露的適當稀釋

一般來說，純露都相當溫和，外用不需經過稀釋就可以用於嬰幼兒或敏弱肌膚。然而，刺激性的純露，如百里酚百里香純露、肉桂純露、薑純露，則建議稀釋，並且避開敏感的黏膜部位。如果你選擇內服飲用純露，一定要加水稀釋。純露雖是弱酸，但一次灌下 5ml，也會刺激口腔黏膜和胃黏膜。

✕ 錯誤示範

我有一位個案聽信銷售員的話，插吸管直接喝純露。她以為每天喝一瓶，連續三個月，可以改善婦科疾病。她為了懷孕，試了幾星期，因胃部不適而停止。我除了佩服個案的雄厚財力之外，也讚嘆她有如銅牆鐵壁的胃。不過，我頗羨慕那位銷售員可以遇到這麼好騙錢的個案！

另一起是來自於百里酚百里香純露的事件。當時我認為百里酚是抗感染的首選，但發炎的部位無法承受這麼刺激的療癒力。在沒與其他純露混合稀釋之下，就直接噴在陰部，瞬間痛到飆出眼淚，就像男人被踢到生殖器，抱著下體在地上打滾、尖叫哀嚎。

10 讓身體有自我修復的機會

如果需要長期不間斷使用精油，即使劑量低，也建議讓身體有機會休息。如果你的精油療癒計畫必持續三星期以上或數月之久，最好安排休息時間，讓身體啟動自我修復機制。例如，每三星期就休息一星期，在這星期完全不使用任何精油。

✕ 錯誤示範

一般對芳療個案的療程設計通常不會超過三星期，除非再回來諮詢的個案，否則不太需要特別交代。最需要特別叮嚀的是芳療新手，因為過度狂熱，往往拿自己當實驗對象，大量使用不同的精油。有時會聽到新手很興奮地跟我分享，最近連流汗和小便都有精油氣味！聽到這裡，你會跟我一樣建議暫停使用精油，還是很羨慕她變成「香妃」呢？

11 遵守產品原廠建議的使用方式與用量

請依照精油原廠的指示用量。正規的純精油產品，即使來自不同品牌也可以互相搭配調劑使用。然而，有些精油產品有可能添加合成香料、合成色素、合成油脂等非天然成分，如果混合使用會危害身體健康。當然，最理想的情況是使用信任的同一品牌精油和植物油。

✕ 錯誤示範

精油源自於大自然植物，人體會自然代謝；反之，若添加人工香精或化學物質至精油中，會改變精油的化學分子，身體可能無法順利在短時間代謝，久而久之會產生不可預期的身體病變。請遵守產品原廠建議使用方式，請勿添加精油於任何已具功能性或其他非精油的保養品中，如市售的各種化妝水、乳液、乳霜、洗髮精、清潔用品等。

12 精油具有光敏性

部分精油具有光敏感性，使用後 8 小時內應該避免直接於陽光下曝曬。光敏性精油，如柑橘類：佛手柑、檸檬、橘子、苦橙、萊姆、葡萄柚、甜橙等，特別是佛手柑和檸檬。另外，還有歐白芷、圓葉當歸、芹菜籽、萬壽菊等精油。

✕ 錯誤示範

我最常遇到光敏感的案例，是來自於掛在脖子上的薰香項鏈，由於從瓶口溢出的純劑精油，沾在最容易曬到陽光的脖子和胸口，會產生嚴重反黑和灼傷。而且要消除這個疤痕，也會耗掉很多時間和金錢喔！

13 新手不要更改精油配方濃度

精油的使用劑量與使用方式，經常左右其安全性。當使用過量的精油，讓過多

的化學分子停留在體內，身體若不堪負荷，會導致反效果。本書中的處方設計，經常用到刺激性高的酚類、酮類及醛類，除非你對精油安全性與特性相當熟悉，否則避免調整濃度。

✕ 錯誤示範

我承認我經常更改其他芳療書籍的處方和濃度。如果你跟我一樣對芳療相當熟悉，可以調整我的精油處方。然而，本書中的精油處方有不少刺激性精油，調高濃度請小心酌量。新手最容易在不熟悉精油的刺激性之下，一味地認為濃度越高效果越好、越快速，因而造成不樂見的傷害。

14 薰香時，保持通風

使用精油薰香時必須保持通風，尤其是在密閉的小空間使用負離子擴香儀（不須加水，直接抽出微量純精油轉化成微小粒子，噴灑到空氣中），濃度高、氣味重，容易造成頭暈，甚至嘔吐感。即使看似無害的薰香，也建議每 2～3 小時，暫停 1 小時喔。

✕ 錯誤示範

我經常關在狹小的辦公室工作。有次因為熬夜精神不濟，隔天上班為了提振精神、增加記憶力，加入樟腦迷迭香和穗狀薰衣草。因為我睡眠不足，又嗅吸到影響血壓、心跳的精油，忽然心跳加快，眼前一片漆黑，全身無力地趴在桌上。跟我有

相同經驗的人還不少，尤其是使用樟腦迷迭香的發生率最高。建議薰香時保持通風，才不會一次吸入太多量的精油。

15 慎選添加的基劑原料

我們經常將純精油加入乳液、護膚乳、身體油或各式清潔劑中，但萬一這些基底商品的原料含有過多的化學物質，或已經添加香料和香精，則有可能會隨著精油進入身體，危害健康。另外，千萬不要將精油混入含有酸類的護膚品中，如果酸、杏仁酸等，有時會產生不良的化學反應，造成嚴重的皮膚傷害。

✕ 錯誤示範

市面上有很多洗髮精為了增加頭皮去油脂力或迎合消費者喜愛，會添加香精、人工色素、矽靈、皂鹼、化學防腐劑和合成界面活性劑等物質。許多人想自己製作「天然精油」洗髮精，不管原本洗髮精裡有什麼成分，就一股腦加入精油，以為一瓶化學洗髮精就會變成天然精油洗髮精。結果反而造成頭皮搔癢、乾燥和敏感。尤其是有添加護髮乳成分的洗髮精，如矽靈，反而把精油變成傷害頭皮的兇手！

最理想的芳香療法基劑原料是天然植物油或是無添加、無毒的基底乳、霜或清潔劑，才能避免因化學物質而衍生的問題。

16 詳閱精油的拉丁學名及俗名

植物的中文和英文名稱，會出現許多的別稱、俗名、暱稱、小名等，讓人經常搞不清楚。然而，植物有統一固定的名稱，拉丁學名，像是植物的身分辨識碼，由兩個部分組成：屬名（名詞）＋種小名（形容詞）。不同的拉丁學名，代表是不同的植物品種。以薰衣草為例，芳療圈裡常見的有真正薰衣草（*Lavandula angustifolia*）、醒目薰衣草（*Lavandula×intermedia*）、穗狀薰衣草（*Lavandula latifolia*）。

這三種薰衣草的屬名相同，但作為形容詞的種小名不同，植物的樣貌便不相同。以薰衣草家族家族中的真正薰衣草為例，屬名 Lavandula 代表薰衣草屬。形容詞的種小名 angustifolia 是狹長葉子的意思，所以真正薰衣草又被稱為狹葉薰衣草。以穗狀薰衣草為例，種小名 latifolia 是寬闊葉子的意思，所以又被稱為寬葉薰衣草。除了植物樣貌不同，各自的化學組成與芳療效益也都不太一樣，氣味和價格上也有極大的落差。如果你拿到瓶身只寫著薰衣草或 Lavender，有可能是假的薰衣草精油。還有除非你有辨識不同薰衣草氣味的能力，否則萬一把「穗狀薰衣草」當作「真正薰衣草」來舒眠舒壓，會有反效果。

✕ 錯誤示範

我經常曾聽到某人抱怨用薰衣草精油還是睡不著，因此認為精油又貴又沒效。

我確認了精油瓶身，上面只寫「舒眠薰衣草」，沒有拉丁學名。從氣味上判斷，就連我這像緝毒犬的鼻子，都一時判斷不出來，直到幾十分鐘後才感受到異味。

現今供不應求的薰衣草精油氣味是最容易被人工合成模仿，有時某些高仿 A 貨精油，並不容易以氣味辨別出來，必須靠儀器去分析才能知曉真假。因此購買精油時，如果你發現商品包裝連最基本的植物資訊、拉丁學名都沒有，或標示錯誤，還是別買吧！

17 拒絕使用來路不明的精油、純露和植物油

選購芳療產品時，留意產品包裝，選擇有信譽、具備專業認證標章或固定銷售點的品牌，網路來路不明的芳療產品千萬不要亂買啊！另外，盡量選購原裝進口的產品，避免分裝品。因為原裝產品上，能看到完整的產品訊息，如製造商、拉丁學名、植物產地、萃取部位、萃取方式、有效期限等相關訊息，可避免在分裝過程中被調整成分或更改包裝，也可避免買到劣質廠商為了降低成本、延長精油保存時間而混入香精或塑化劑的精油產品。

✕ 錯誤示範

這種事絕對不會發生在我身上，而是個案和學生。我有時候很難相信，他們會叫我聞聞看一瓶 70 元的尤加利精油

（10ml）是不是真的？拜託⋯⋯現在連夜市路邊攤的假精油一瓶都要 100 元了啊！也曾經有人拿一瓶 500 元的大馬士革玫瑰精油（10ml）給我判斷真偽，讓我驚嚇連連。一滴玫瑰精油萃取至 100 至 300 朵玫瑰。所以，500 元也買不到 100 朵玫瑰吧，更何況 10ml 需要 2 萬朵以上的玫瑰！請各位不要再來傷害我無辜的鼻子。

18 精油保存於陰涼處

精油是具揮發性的物質，光線和空氣都容易使精油變質，請轉緊瓶蓋，並儲存於深色的玻璃瓶內，避免光線直射或潮濕處。尤其是單萜烯類精油，如柑橘類、針葉類，以及醛類，如檸檬尤加利、山雞椒、香蜂草，若儲存不當，容易快速氧化，而氧化後的分子可能會刺激皮膚，引起過敏反應。調製過後的精油處方，因為含有植物油、乳化劑等其它添加物，盡量在三個月之內使用完畢，如有油耗或酸化異味，請勿繼續使用。避免將精油放置在電器、火源旁。

✕ 錯誤示範

以我的經驗來看，往往都是氧化變質的精油造成過敏的案例。由於消費者常常一瓶精油用好幾年，買了捨不得用，壞了又捨不得丟，再加上儲存不當，讓精油氧化，而這些刺激性的過氧化物便是造成皮膚過敏的兇手。

如果精油有刺鼻味或味道變調，就不要使用在皮膚上，即使是 0.5% 濃度還是可能造成強烈刺激。我們常用的檸檬、甜橙、茶樹、蘇格蘭松等，是最容易氧化的精油，建議開瓶後趕快用完。

19 精油必須裝在適當材質的容器

高濃度精油具有腐蝕性，不可保存於塑料和易溶解的容器裡。當精油稀釋調製後，請用深色玻璃、不鏽鋼或陶瓷器瓶罐保存。有人會問那精油瓶的內塞是塑料製品，會不會有問題呢？精油瓶的內塞是屬於耐精油、耐酸鹼的塑膠材質，如 PET、HDPE、PP 等。儘管如此，為了安全起見，還是建議你不要將精油裝填在塑膠瓶內，因為高濃度的精油，很難保證不會與塑膠製品起化學反應，導致釋出塑化劑等化學物質，使精油變質。許多研究指出，塑化劑是造成皮膚過敏的兇手之一。

✕ 錯誤示範

即使精油已經稀釋到低濃度 1%，也不要裝在塑膠瓶中，我最常遇到消費者因此而過敏。他們往往調好油後，倒入家中保養品的空塑料罐中，用一星期後，就忘記用或懶得用，存放太久，忽然想到塗抹後，就過敏了。

20 有疑問請諮詢專業人員

購買的芳療產品，使用時如有任何疑問，請詢問「你的」芳療師或銷售人員。順便一提，千萬不要拿A家的精油去B家問東問西，精油品牌和商品有上千上萬種，芳療師不可能熟知每一家品牌。曾有個案拿出一瓶別人送她的複方按摩油：「這是我大姨媽從法國普羅旺斯帶回來，很高級、很貴的哦！」然後問我這瓶好不好？怎麼用？用了會怎樣？我只能無言以對。

✕ 錯誤示範

一般來說，經過訓練的芳療師，不論資深或資淺，只要嚴守精油安全守則，都很可靠。當然也有芳療師明明不了解陌生品牌的產品，卻誤導使用方式，造成過敏事件。舉例：一瓶寫滿「法文」的高濃度身體痠痛按摩油，被用來當作臉部保養油。這樣會過敏也不意外了。不過，絕大部分的芳療師都很有責任感，不胡亂說，而且心地善良，也樂於助人，協助尋求答案。在芳療圈近 20 年了，我和資淺芳療師最大的不同點是，我的心地比較壞，不是我銷售或調製的芳療品，我是不會回答你的。

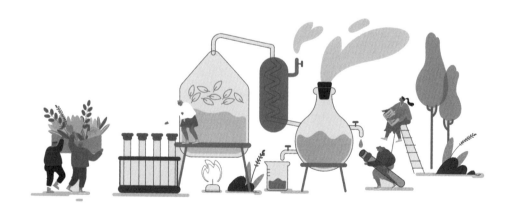

Chapter 02

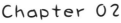

使用不純的精油，不如吃藥！

身為一位執業藥師，生小病時，取藥品自救很容易，直到我遇見芳香療法的美好。當我發現頭痛時，只要聞聞真正薰衣草，還真的就不痛了！順手再加個幾滴山雞椒精油，連肩頸酸痛都解決了。肚子脹氣，再把這兩瓶拿出來往肚子塗一塗，連消化不良也消失了，所有不舒服都在香氣的「罩護」下，悄悄地被療癒。

芳香療法是指藉由芳香性植物萃取的揮發性物質——精油作為媒介，並以按摩、薰香、熱浴等方式，經由呼吸道或皮膚吸收進入體內，達到養生保健、舒緩壓力與提振精神等的一種自然療法。

無論是藥品、純精油或劣質精油，經過嗅吸、塗抹以及口服進入人體，都會經歷這四個過程——吸收、分布、代謝、排除。雖然令人擔心的藥物，副作用不討喜，但是可控、可管、可預期。然而，「高濃縮」劣質精油裡摻雜的人工香精、色素、有毒物質，一開始很難確認如何影響人體。等到慢性中毒已足以傷害各大器官，累積到足以讓免疫系統翻臉時，已經來不及了！

因此，高品質的精油才能達成真正的芳香療法！

01 標準化和摻混

關於精油的標準化和摻混說明，寇特・史納伯特博士的《精油的療癒智慧》提到，精油業者為求牟利，利用科技擴大商品的利潤空間。純天然植物的成本昂貴，而精油標準化與摻混的方式，可以提升香氣強度以及產量，將精油的成本和銷售價位降到一個可以接受的範圍。最經典的化學分子標準化例子，薰衣草 40 ／ 42。精油是從植物萃取而來，而植物屬於農產品，必然會受到季節與氣候的影響，而出現成分差異，往往無法達到產業所追求的成分一致性標準。因此為了讓薰衣草中的乙酸沉香酯的成分，剛好落在完美的 40 ～ 42% 比例，某些廠商會部分或甚至完全摻入化學合成的乙酸沉香酯。

其他標準化的舉例：天竺葵精油會添加最具特色的化學成分，如牻牛兒醇、香茅醇及酯類分子來強化香氣。昂貴的花瓣類精油，如橙花，其香氣則藉由添加沉香醇、橙花醇、乙酸沉香酯、檸檬烯等化學分子來補強橙花中的甜美及淡淡柑橘味。森林系的針葉樹精油，幾乎都含有相當高比例的單萜烯成分，所以添加單萜烯類分子來補足氣味，相當常見。這樣人為強勢侵入的做法，會迫壞植物的原始密碼設定，一旦天生內建的自然平衡性不在，其與生俱來的生物活性療癒力，也會隨著人工化學分子一同消失殆盡。

另一種「天然摻混」，為更細膩的標準化方式，添加來自於其他天然植物的單體分子，塑造了一種看似天然的假象。由於這些單體分子是來自於天然植物，並不是百分之百人工合成物質，因此廠商會利用這觀點誤導消費者「產品來自於天然植物」。有時候，添加在精油中的低分子量化學分子，如單萜烯類，因為天然植物中原本就具有這些成分，即使利用高科技儀器來分析化學成分與物理特性，也不容易被察覺到異樣。儘管如此，像這樣被修正過的精油，卻已經失去原本植物生命體傳承的自然療癒力。大地植物經過長期巧妙的演化，發展出獨特的生物特性。這是自然界獨一無二的設計，絕不是單靠人類狹隘的智慧和實驗數據就可以模仿出來。

另外一種摻混則像是調製複方精油的概念，例如珍貴又昂貴的印度檀香精油會混充較便宜的澳洲檀香或印尼檀精油；高價的玫瑰精油混充天竺葵精油；羅馬洋甘菊精油混充更便宜的摩洛哥洋甘菊精油；德國洋甘菊精油則混充一樣具有藍色視覺效果的西洋蓍草精油。注意一點，雖然這種複方精油的摻混概念，保有原先植物部分的療效，但已經不是單方精油原先的療癒效果。

這種如同藥物標準化的調整模式，完全違反芳香療法的原則。如果要使用混摻精油，還不如吃藥還比較安全又便宜，而且絕對不會有過量問題，因為沒有人會沒病亂吃藥。

02 影響治療效果與健康

究竟精油標準化或摻混，是否會影響治療的效果？甚至是否會影響健康？史納伯特博士提到：即使是經過混摻的精油，例如添加單萜烯成分，也能透過其特性產生抗病毒效果。以符合藥理作用層面去思考，這樣的作法又好像沒有錯，而且摻混過的天然精油價格成本低，又有某程度上的效果，因此消費者的接受度不見得比純正精油來得低。不過，這並不代表它們之間的療效強度沒有差異。雖然人工添加的分子成分也具有最基礎的作用，如對抗皰疹病毒，但面對較為複雜的疾病，如退化性或新陳代謝性疾病等，則需要天然精油中的各種無法人為模仿的微量物質，來協

助人體的各系統正常運作，達到真正疾病的療癒。

03 純天然的幌子

至於，表面上被合理化的標準化或摻混的精油是否影響健康？這就像你喝豆漿、沾醬油、吃豆腐時，會不會介意是吃基因改造的黃豆？雖然基改黃豆與精油標準化的過程不同，但終究都是為了大量生產和降低成本，而做的人工改造。另外，廠商為了補足精油的標準完美成分比例，添加了其他天然植物的單體成分。例如，把品質欠佳的胡椒薄荷精油，摻入其他較便宜薄荷品種萃取的薄荷腦，增加清涼感。你還會覺得和天然 100% 純精油的效果一樣嗎？標準化或摻混的精油表面上並沒有添加任何原本成分以外的物質，但是與純正精油相較之下，香氣的協調度較差，造成刺激敏感的機率較高。當純天然精油分子進入人體時，人類的有機體會自然而然地接受這些早已長久相識，且已演化適應的分子，大家合作愉快。然而，當身體遇到高仿 A 貨的混摻精油，身體會開始懷疑這些物質好像不太對勁，此時敏銳能幹的「組織胺」祕書，便會現身把這些外來高仿 A 貨請出去，甚至啟動整個免疫保全系統，布下天羅地網捕捉，引發全身發炎過敏正式開戰！

04 辨別精油品質的方法

《精油的療癒智慧》書中，有一段驚人的話：「法國出口數據顯示，每年有將近 250 公噸所謂的純正薰衣草精油出口。但是沃可思（Volx）的薰衣草栽種者協會的統計數據顯示，其實每年蒸餾的純正薰衣草精油並不到 20 公噸。」非常驚人的數據，高達 230 公噸的非純正薰衣草精油，流通於市面！我們如何在一整片充斥著劣質精油的汪洋中選到貨真價值的精油。老實說，並不容易！

05 判定精油品質的方法

✳ 價格

雖然價格不是判定品質的絕對方法，但多少可以看出一些真假。精油當然不是越貴越好，但低於經銷成本價格，例如 10ml 只要 100 元的尤加利就不可能是真的精油。尤加利葉的萃油率算高，但蒸餾出一公斤的精油，還是需要 50 公斤左右的新鮮尤加利樹葉，而且商人也要利潤，不可能賠本賣你。

另外，經常在賣場看到「精油全面特價 399 元」或更低價 199 元。單方精油是不可能均一價，檸檬、薰衣草、胡椒薄荷，甚至珍貴的玫瑰、檀香，來自不同的國家、產區、萃取技術，成本落差甚大。這種極大的機率是低成本的化學合成香精。一般來說，經常用在日常化工品上，

例如尤加利、檸檬、橘子、薰衣草香味的洗衣精或洗碗精等。

品牌知名度

要調查精油的純正度與可信度其中一個簡單的方法，就是了解負責生產的公司。有信譽的大型精油生產公司，為了確保從世界各產區收到的精油品質可性度，都需要一套昂貴 GC-MS 設備、專業化學分析人員，以及長年累積的精油樣本數據，來精準分析品質。這些設備與人員成本，不是所有精油生產公司可以負擔的。最重要的是，一旦發生集體中毒的不幸，可以集體索賠，這些知名歷史悠久的大廠是逃不掉的。

測試精油是否有其它添加物

精油是具揮發性的高濃縮物質，不含脂肪酸成分，因此不是油脂，可溶於油，但不溶於水。若要判定精油是否有被稀釋添加植物油，可以把精油滴在紙上測試，若沒添加，精油幾乎會完全揮發，消失於紙上。不同精油因為芳香分子大小不同，有不同的揮發程度，從幾分鐘到幾小時，甚至更久的時間。例如：氧化物高揮發特性的尤加利精油，很快就揮發消失於紙上，不著痕跡；單萜烯類的小分子精油，如甜橙，也會快速揮發，但紙上會殘留些許的天然色素；倍半萜類的大分子精油，如檀香、岩蘭草精油，黏稠高，揮發性低則需要更長時間揮發。如果發現紙上有一圈的油漬，通常是摻雜植物油或其他成分。

精油滴在水中測試，因為分子大小不同，比重不同，有可能會浮在水面上、沉到水裡，或是先沉下去再慢慢浮上來，但不會立刻使水混濁。基本上，精油不溶於水，如果滴入水中變混濁，可能是添加其他介質的成分，如乳化劑，使精油溶於水，且會呈現乳白混濁。請注意，無論是滴紙上或滴水面上的測試方法，都不是辨認真假精油的最好方法，人工合成精油滴紙上也可能揮發消失，滴水面上也會上浮或下沉喔。

香氣

純正的天然精油中，含有數百種以上複雜而豐富的芳香分子，會隨著時間而散發出不同層次的香氣，甚至隨著不同人的體味和體溫而有不同變化。人工合成精油氣味則呈現呆板而單一不變。當然，你只要長期使用純正、天然、品質好的精油，我們鼻子和感覺的敏銳度會變高，你自然有能力分辨真偽及好壞。然而，在快速發展的合成工業之下，精油混摻已經進化到十分精密複雜的化學工程模式，遇到市售高仿 A 貨的摻混精油，有時連有經驗的芳療師也有可能被矇騙。我個人若要用香氣判斷一家精油產品的真假或好壞，我會先試聞東印度檀香、西澳檀香或大馬士革玫

瑰精油，這三味精油的氣味是無法模仿出來，最能初步判別品牌的實力與可信度。

精油瓶的標籤說明

嚴謹、正規的精油產品會清楚標示植物俗名、拉丁學名、萃取方法和部位、產區、栽培方式、化學型態、批號、當地認證字號、保存期限、製造商等資訊。澳洲是全世界的少數國家中，對精油品有詳細的規範及管理方法。澳洲的氣候地理條件，盛產優質的尤加利、茶樹、澳洲檀香、薰衣草、橘子等，因此於 1920 年代，政府協助油品的買賣及研究發展，至今已擠身於世界領導的地位，並設立完整的治療油品管理規範。澳洲市場上，優質的精油產品或藥草，可以申請登列在「澳洲治療物品管理局（Therapeutic Goods Administration，TGA）」。TGA 可保障商品的內容物品質與瓶身上標籤所宣稱的內容與效果相符。因此，這裡藉著澳洲的法規條件，來了解一瓶優良品質、健保、醫療用的精油，標籤上應具備的說明。

1. 純度

100%純正、天然的精油是沒有經過任何添加或混摻植物單體、化學芳香劑或劣質精油。所有的精油都必須經過氣相色層分析和質譜儀（GC-MS）科技完整分析。通常會標示 100% Essential Oil 或 Pure Essential Oil。其他常見的標示，如 Aromatherapy Oil、Essence Oil、Perfume Oil、Fragrant Oil 等，多半是摻入了基底油或化學合成的香精油。

2. 植物拉丁學名

拉丁學名通常會以斜體的拉丁文標示，就像是植物的唯一身分證，由「屬名＋種小名」組成，能確認精油來自何種植物。例如：真正薰衣草的拉丁學名為 *Lavandula angustifolia*，許多製造商會摻雜較便宜的醒目薰衣草，再添加單體化學成分，偽裝成真正薰衣草精油高價販售。如果瓶身上只有標示 Lavender 而已，就可能是魚目混珠的劣質精油。。

3. 名稱與萃取方法

植物英文俗名讓你容易了解基本的產品資訊。常見精油的萃取方式有蒸餾法（Distillation）、原精萃取法（Absolutes）、冷壓萃取法（Cold expeller pressing）、超臨界萃取法（CO_2 extracts）等。不同萃取方式，會獲得不同成分的精油。舉例：薑精油的萃取方式有二種，一種是水蒸餾萃取，顏色偏黃，氣味像嫩薑；而超臨界 CO_2 萃取，顏色偏橘黃色，氣味像老薑，其成分多了薑辣素與薑烯酚，如同中藥炮製的薑，熱感較強烈。

4. 產區

精油源自世界各地，依照植物的產

地、氣候、土壤等條件不同，萃取出的精油品質、氣味、成分與療效也會不同。某些芳香植物在最佳的產地，培育出來的品種，成分組成比例較為均衡，且香氣更為迷人。以野生高山薰衣草為例，法國高海拔的普羅旺斯薰衣草的香氣最佳；澳洲新南威爾斯州北方，絕佳的茶樹生長環境，培育出的茶樹最優質。因此，若精油瓶身上有標示原產地，可幫助我們更進一步了解精油品質和香氣特性。

5. 栽培方法

大規模的農業栽種型態必須使用人工肥料、殺蟲劑、除草劑等，會降低植物的活力與活性，無法產出高品質的精油。因此具備有機認證，並用小規模栽種或環保永續收割法的方式，加上栽種者細心的種植與呵護，才能栽種出最高標準的療癒性精油。以下說明四種精油植物的栽培方式：

特選（Select）：傳統式的農場發展出來的特選精油，信賴度高，100%純正，適合治療用途。例如，保加利亞地區的大馬士革玫瑰精油。

傳統（Traditional）：使用非有機認證方式栽培萃取出來的植物精油。例如，以傳統方法在印尼栽種的廣藿香，雖然沒有使用殺蟲劑、人工肥料或除草劑等，但耕種者並沒申請國際的有機認證。

野生採集（Wild Harvested）：野生採集精油萃取自野生植物。與高成本的有機栽種相較之下，選取來源穩定的野生採集植物，通常具有更高品質與療癒效果。最好的例子是西班牙的樟腦迷迭香 CT1 與阿曼的乳香。

有機（Organic）：經有機認證資格的栽種者，及國際有機農業運動聯盟（IFOAM）或其他聯盟如歐盟有機認證（ECOCERT）會員所生產的精油。

6.化學型態

化學型態 CT 是「chemotype」的縮寫符號。某些植物為提高生存率或適應不同地區的環境，會產生天然變異性，其成分比例也會出現明顯差異。因此，在植物拉丁學名後面，會再加上化學型態的縮寫（CT）及獨特成分名稱。以迷迭香為例，分別在 A、B、C 三個地區栽種的同科同屬同種迷迭香，萃取精油後，出現三種化學型態：CT1 樟腦迷迭香、CT2 桉油醇迷迭香與 CT3 馬鞭草酮迷迭香，其每個獨特的化學型態都有獨特香氣及特性，在芳療的運用上也大不相同。

7.植物部位

同一植物的不同部位會分泌出氣味、種類不完全相同的化學分子，如葉、花、果實、根、樹皮、木心。因此，不同部位萃取出的精油，其芳療的用途與成分也會有所不同。例如：肉桂葉，富含高比例的丁香酚分子，清新嗆鼻氣味像似丁香香

料，常用來止痛及抗感染；而肉桂皮，則富含肉桂醛分子，溫暖、甜美細緻的木質香，除了強大的抗感染能力外，也常用來處理各種寒虛症問題。

8. 批號

每一瓶精油都有生產批號，如果有天然變異的情況，可以根據批號作追蹤判定。每一批生產的精油樣本，必須保存在溫度控制的環境中，如果是易氧化的精油（例如：柑橘類油）則冷藏於氮氣環境中保存。

9. 當地認證字號

即 AUSTL 或 AUSTR 的號碼，代表經過澳洲治療物品管理局（TGA）認證的治療性產品，功效符合主管機關所許可的療癒用途。

10. 保存期限

每一瓶精油上標示保存期限，保障消費者使用新鮮的精油產品。

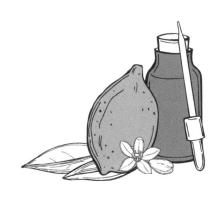

Chapter 03

算計精油濃度

精油是高濃縮物質，建議稀釋後才能使用在皮膚上。準備調劑處方時，必須要先量取調合的原料成分。特別是像精油活性的成分，必須要足夠的濃度，才能產生預期的效果，但過量卻又會產生副作用，例如刺激皮膚或免疫反應。

秤重一直是最精準的測量方法。許多電子精細磅秤，能精確到 0.01 公克。如果需要精確量取調合的原料，秤重是最推薦。不過，最常被使用的方式是用有刻度的玻璃容器測量。體積測量的準確度足以用於大部分的調合油製作。若你是準備少量的調合油給個案使用，以精油瓶的控油滴口來測量所需精油的體積毫升數即可。這裡必須要提醒你，如果你選擇用秤重的方式測量原料，那無論精油與基底植物油，都必須用秤重方式測量；反之，用體積測量就都用體積方式。因為精油與植物油的密度較低，並不是 1 毫升＝1 公克，而是 10 毫升≒9 公克，10 公克≒11.11 毫升。

另外，一定要注意！不是每一種品牌的精油控油滴口的孔徑大小都一樣。依孔徑大小不同，每一滴的大小差異頗大。1 毫升的滴數從 20 滴到 40 滴都有。我常用精油品牌的精油控油口是 1 毫升≒32 滴，而台灣一般最常使用的精油控油口是 1 毫升≒20 滴。來自法式的芳香療法，因為處方濃度傾向偏高，所以使用的精油控油口較為精細些，書籍提供的處方調劑或精油產品的控油滴口計算，可能會出現 1 毫升≒32～40 滴。

因此，如果你看到某一本芳療書籍上的配方，並沒標示該配方濃度，只寫 10 滴的精油加入 10 毫升植物油中，那你調出的濃度可能是 5%（滴口 1 毫升≒20 滴）到 2.5%（滴口 1 毫升≒40 滴）不等，相差甚鉅。如果你看到芳療書上寫 1 毫升等於 40 滴，配方濃度是 2.5%，而你使用的精油口徑是 20 滴，那原本配方的 10 滴精油，就只需要 5 滴精油。

所以，一定要清楚知道控油滴口的孔

徑大小，並學會如何計算精油濃度，才能更準確、安全的運用精油。

✿ 一倍的差距

● 1 毫升≒20 滴

　代表：滴出 20 滴精油約等於 1 毫升

● 1 毫升≒40 滴

　代表：滴出 40 滴精油約等於 1 毫升

✿ 精油濃度計算

　　這裡介紹二種濃度計算方法：第一種是精油濃度 10%以下的簡易概算法（常使用在英式芳療），第二種是 10%以上高濃度的計算法（常使用在法式芳療）。

提醒事項

※本書配合大眾使用習慣，所有處方濃度設計是以精油控油口：1 毫升≒20 滴，做計算。

※以下稀釋精油的基劑為植物油

10%以下的精油濃度簡易公式

· 精油量（ml）÷植物油量（ml）
　＝濃度（％）

· 植物油量（ml）×濃度（％）＝
　精油量（ml）

練習

Q 以 **10ml** 植物油，調配 **3%**濃度的精油處方，要加幾滴精油呢？

拆解公式如下：

1. 先算出精油量

10（植物油 ml 數）×0.03（3%濃度）＝0.3ml（精油量）

2. 再算精油滴數

0.3（精油量）×20 滴（精油 1ml＝20 滴）＝6 滴（精油）

 把 **6** 滴精油加到 **10ml** 的植物油中，就是 **3%**濃度的精油處方。

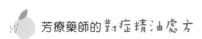
精油調劑意外現場

 萬一你把練習 1 的 6 滴精油，不小心失手滴了 15 滴精油！這樣要加多少植物油去稀釋，才能還原 3% 濃度呢？

※調配小技巧：為避免上述手殘意外，用不同容器，分別量取精油和植物，最後再混合起來。

拆解公式如下：

（1）以精油 1ml＝20 滴的觀念先算出 15 滴精油＝？ml

$$\frac{15 \text{ 滴}}{20 \text{ 滴}} = 0.75\text{ml}$$

（2）以精油量（ml）÷植物油量（ml）＝濃度（%）的觀念計算出植物油的量

$$\frac{0.75\text{ml 精油}}{? \text{ ml 植物油}} = 3\%濃度 \rightarrow \frac{0.75}{x} = 0.03$$

$$x = 0.75 \div 0.03 = 25$$

（3）25－10（原本的植物油 ml 數）＝15 ml（需追加的植物油量）

 再加入 **15ml** 植物油，就能恢復成 **3%** 濃度囉！

10%以上的精油濃度簡易公式

法式芳療經常會使用到 10%以上的精油濃度，甚至 25%以上。計算高濃度時，就不可以忽略精油量，如再用上述的簡易算法，會有較大的誤差。

· 精油量÷總量（精油量＋植物油量）＝濃度（%）

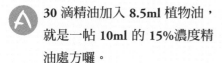

練習1

Q 要調配出總量 **10ml**，濃度 **15%**的處方用油，需要用幾毫升的精油和植物油呢？

拆解公式如下：

（1）精油量（ml 數）：10ml×15%＝1.5ml←先算出 10ml 的處方總量中要加入多少 ml 數的精油才是 15%

（2）精油滴數：1.5ml×20（精油 1ml＝20 滴）＝30 滴

（3）植物油量：10ml（總量）－1.5ml（精油量）＝8.5ml

A **30** 滴精油加入 **8.5ml** 植物油，就是一帖 **10ml** 的 **15%**濃度精油處方囉。

練習2

Q **25%**高濃度處方經常被運用在足底反射療法。那麼要調配出總量 **10ml**，濃度為 **25%**的處方用油，需要用幾毫升的精油和植物油呢？

拆解公式如下：

（1）精油量：10ml×25%＝2.5ml

（2）精油滴數：2.5ml×20 滴＝50 滴

（3）植物油量：10ml－2.5ml＝7.5ml

A 把 **50** 滴的精油加入 **7.5ml** 的植物油中，就是一帖 **10ml** 的 **25%**濃度精油處方囉。

劑量誤差

所謂的誤差……數學有障礙、眼睛有業障的人,不要再往下看(笑)。

調劑 10%以上高濃度的精油處方時,無法忽略精油量。例如,葡萄酒約為 12%的乙醇濃度。這代表每 100 毫升葡萄酒就有 12 毫升乙醇,而 88 毫升是其他液體。75%消毒酒精為每 100 毫升大約有 75 毫升酒精(在無考慮酒精密度之下),而 25 毫升是水。

練習1

 要調出總量 **10ml**,**25%**濃度的處方,需要用幾毫升的精油和植物油呢?

如果你運用第一種簡易公式來計算:

· 精油量:10ml×25%＝2.5ml

如果你算出精油量是 2.5ml 後,就忽略精油量,直接加入 10ml 植物油。那濃度會降為 20%濃度。

因為用精算公式來計算實際濃度:

· 2.5ml(精油量)÷總量(2.5ml 精油量＋10ml 植物油量)＝20%

 以 **2.5ml** 的精油量來說,你應該加入 **7.5ml** 植物油,才會是 **25%**濃度。

練習2

這裡我提供在調劑時,經常遇到的濃度計算問題:

有一位個案買了一瓶 100ml 的荷荷芭油,堅持要整瓶用完它。她要求我調 20%濃度的足底反射療法按摩油,請問我應該幫她加入多少 ml 精油到 100ml 的荷荷芭油呢?

拆解公式如右頁:

套用精算公式：

$$\frac{精油量}{總量（＝精油量＋植物油量）}＝20\%$$

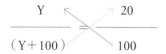

$$\frac{Y}{（Y＋100）} \quad \diagdown \hspace{-1.2em} \diagup \quad \frac{20}{100}$$

100Y＝20（Y＋100）＝20Y＋2000

100Y－20Y＝2000

80Y＝2000

Y＝2000÷80＝25 ml

 因此，你需要加入 **25 ml** 的精油。

有獎徵答

如果這位個案，要求你調 25%濃度的處方油，你需要加入多少毫升（ml）的精油呢？

請你試試看，按照上面的公式來計算，請至書末的回函贈獎，填寫線上回函，將你的答案寫好填入，前 10 位回答正確的讀者即有精美贈品一份。

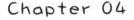

Chapter 04

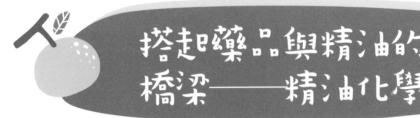

搭起藥品與精油的橋梁——精油化學

很多人看見精油化學分子，大腦都會當機，化學彷彿是許多人無法突破的障礙。對我來說，化學是一座友誼的橋梁，讓使用精油能更接近藥物的藥理作用。不過，精油不是藥物！我曾在網路上看過內服精油的影片，影片中利用藥物的藥理概念，把抗病毒特性的精油，加上止咳、抗痙攣效果的精油，選 3～5 種精油灌入空膠囊中，告訴你照三餐服用，可治療和預防感冒或咳嗽。最後再說：「怎樣都比吃藥安全喔！」

以上影片的作法非常危險！精油是極為濃縮的植物精華，亂吃精油、亂吃藥都不安全，把精油當藥品大量地吞下肚，可能會造成重大傷害，甚至死亡。

精油進出人體

精油化學分子經由皮膚、呼吸器官、口部、直腸或陰道吸收進入身體後，如同藥物會經歷吸收、分布、代謝、排出。每種物質會因其化學特性的不同，而有不同

的吸收管道、分布途徑，以及容易代謝與排出的臟器，有些物質還需要經由人體特殊的轉化酶代謝後，才能順利排出體外。在這過程中，人體生理機制的受體可分辨精油分子的各種結構，進而產生對應，因此精油成分在進入人體後，可能會產生助益，當然也可能相反。大多數的情況下，精油沒有毒性，而讓精油變成有害的毒物，往往是使用錯誤的劑量或方式。

處方調劑

注意！一帖好的精油處方並不全然是以精油化學去做考量，也可以從植物科屬的形態、生存環境、植物特性入手，但若要快速直達疾病中心點，化學特性仍然是重要的考量。精油處方調劑概念頗像中藥的「君臣佐使」處方原則。君藥是針對主要疾病的主要治療作用的藥物，用量最多，這裡我們可以運用化學和藥理作用來挑選最佳精油。臣藥和佐藥是一方面加強藥效，一方面治療其他病證，一方面減少

刺激性。

舉例，一帖抗菌處方，用了最強百里酚百里香精油當君藥，添加了第二強的天竺葵精油做為臣藥，擴大抗菌作用；添加甜橙精油劑作為佐藥，除了提升抗菌作用，又可以調整情緒，同時又降低處方的刺激性。最後，調入真正薰衣草，或是乳香、尤加利精油為使藥，一方面作為引經藥，直達病灶，另一方面是作為調合藥，啟動全面協同作用。

在謹守精油安全使用原則之下，設計與調劑出來的精油處方，沒有絕對的正確與絕對的錯誤！一帖精油處方設計，往往與芳療師的職業背景、經驗、天賦、喜好有關。學習調劑精油處方是需要長時間練習。老實說，單方精油有近百種，芳療新手很難在短時間內，記下每一味精油的獨特生理作用與心靈療癒特性。因此，初學者只要先了解基礎的化學分類，約 15 大類，就可以調出一帖具生理療癒的處方。往後再隨著經驗的累積，深入了解每一種精油的獨特之處，再加上調劑者與身俱來的天賦與職業背景，便可以游刃有餘，瀟灑自在地享受芳香的療癒世界。

精油化學四象限圖

在進入精油化學結構分類之前，一定要先來介紹精油化學四象限。1990 年，法國化學家、藥劑學家，皮耶·法蘭貢（Dr. Pierre Franchomme）與潘維爾醫師（Daniel Pénoël，M.D.）共同發表了《精確芳療學 L'Aroma thérapie exactement》一書。這是第一本以精油化學與生物醫學角度為出發點，並論述精油與人體系統相對應的專業書籍，書中所提到的精油化學四象限模型，震撼國際芳療圈，為近代科學芳療的發展作出了重要的貢獻。

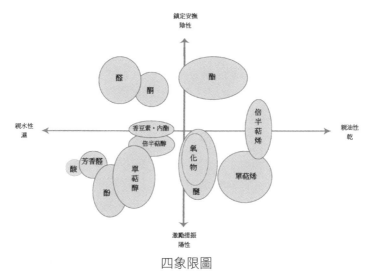

四象限圖

四象限圖以親水性（左）、親油性（右）、帶正電（下）、帶負電（上）四個座標，來區隔出化學結構的特性。圖中左邊為極性親水分子，屬於偏濕的藥理屬性。右邊非極性親油分子，屬於偏乾的藥理屬性。圖中下方為帶正電分子，具有溫暖、滋補、激勵、提振的特性，可定位為陽性分子。上方為帶負電分子，具有鎮靜、涼爽、抗發炎、放鬆的特性，可定位為陰性分子。

官能基理論

官能基：有機化合物分子結構中，用來發生化學反應，並且決定其化學性質的原子或原子團。例如：決定醇類性質的是羥基（-OH），決定醛類性質的是羰基（-CHO），決定醚類性質的是醚基（C-O-C）。常見的官能基有碳-碳雙鍵的烯基，以及含氧原子的醇、醛、酮、酯、酚、醚、氧化物、內酯與香豆素等。芳香療法談到精油的香氣、屬性及療癒特性時，大致上會以官能基理論的觀點來闡釋。不要怕，精油化學就只是 99.99% 的碳、氫、氧和其他極少數的含氮、硫原子而已喔。

本書在每一帖精油處方中不斷地重複每一味精油的化學屬性（官能基），藉由官能基與療癒特性之間的連結，去理解精油的藥理作用，相信多看幾遍也就能朗朗上口，刻入腦海裡。

許多芳療學習者會透過四象限圖與官能基理論，來了解、記憶精油的特性與功效，並應用作為處方選油的其中一種判斷方向。無論四象限圖或官能基理論，「分類」絕對是簡化複雜知識最好的方法。雖然隨著芳療資訊不斷地進化，許多研究的標的物越來越細微，以至於歷史悠久的四象限圖理論，難免會遇到現今研究的多方挑戰。不過，實在不需要以嚴苛的藥學理論去批判或定義。精油的美好在於它的廣泛和多變特性，我們何必一定要汲汲營營去征服賜予我們無盡寶藏的大自然與大地呢！

1. 萜烯類（Terpenes）

萜烯類分子是植物精油中種類最多，占比最高的碳氫化合物。結構單純只由碳（C）與氫（H）原子所組成。

異戊二烯

異戊二烯是精油化學的最基礎單位，為自然界的不飽和雙鍵碳氫化合物，結構由 5 個碳原子和 8 個氫原子所組成。

單萜烯是由 2 個異戊二烯單位組成，含有 10 個碳；

倍半萜烯則是由 3 個異戊二烯單位組成，含有 15 個碳；

雙萜烯則是由 4 個異戊二烯單位組成，含有 20 個碳。

單萜烯類 Monoterpenes
字尾：～ene

敏銳疾病感應者，迅速紓解不適

單萜烯類是精油化學中最常見的基本成分，在柑橘類、針葉樹類及樹脂類精油都可以看到其蹤跡。化合物僅由碳與氫構成，分子小，揮發性高。芳香氣味傳達速度快，屬於高音調，通常是眾多成分中第一個被亮出的味道，但是香氣清淡、較不顯著。

單萜烯類（2個異戊二烯）	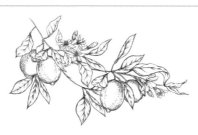	代表分子	檸檬烯、蒎烯、水芹烯、香葉烯、對傘花烴、羅勒烯、萜品烯、樟烯、檜烯
特色	油質清澈，黏度低，不溶於水，溶於酒精，高揮發性	代表精油	柑橘類（檸檬、甜橙、苦橙、橘子、萊姆、葡萄柚）、針葉樹類（歐洲冷杉、蘇格蘭松、黑雲杉、絲柏、杜松漿果）、樹脂類（乳香、岩玫瑰、白松香、欖香脂）、歐白芷根、秘魯聖木、格陵蘭喇叭茶、黑胡椒、貞潔果、坤希草
理療特性	1. 排除黏液、清阻塞、緩解充血 2. 抗菌、抗病毒 3. 抗發炎、止痛、類似可體松的消炎作用 4. 活化消化系統 5. 補氣、滋補神經、提升免疫力	注意	不安定，即使在低溫下也容易氧化，其物質可能會引發皮膚過敏。較刺激黏膜，避免長時間高劑量使用。
心靈屬性	激勵、提振元氣、強化精神、提升抗壓性、順應環境、消彌焦慮、心情輕盈明亮清爽		

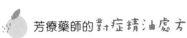

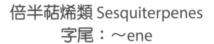

倍半萜烯類 Sesquiterpenes
字尾：～ene

身心抗炎之王

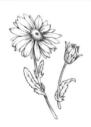

倍半「Sesqui」是多半個的意思，即一個單萜烯再加上半個單萜烯，因此與單萜烯相比，分子較大，具強烈的氣味，但在身體上產生的效力較緩慢。具優異的消炎、抗過敏化學分子，非常溫和且親膚性佳，適合長期使用。常見於木質、樹脂、根部類的精油中。

倍半萜烯（3個異戊二烯）例：薑烯	
特色	不溶於水及酒精，低揮發性
理療特性	1. 抗發炎、抗組織胺 2. 止癢、止痛
心靈屬性	肯定自我、強化內在力量與安全感、鎮靜心靈、消除心中蔓延怒火、放下、解脫
代表分子	母菊天藍烴、丁香油烴、沒藥烯、金合歡烯、大根老鸛草烯

代表精油	德國洋甘菊、沒藥、西洋蓍草、藍絲柏、依蘭、穗甘松、薑、維吉尼亞杜松、古巴香脂、摩洛哥藍艾菊
注意	似單萜烯，易氧化，可能會引發皮膚過敏。

2. 含氧萜烯類（Terpenoids）

由碳 C、氫 H、氧 O 構成的化合物，藉由氧原子的不同鍵結方式，衍生出的各式含氧萜烯化合物。

常見的含氧官能基，如醇類（單萜醇、倍半萜醇）、酚類、醚類、醛類（單萜醛類、倍半萜醛類、芳香醛類）、酮類（單萜酮、倍半萜酮）、酯類、內酯類（倍半萜內酯類、香豆素類、呋喃香豆素類）、氧化物類。

單萜醇類 Monoterpenols
字尾：～ol

溫厚的和諧運作者

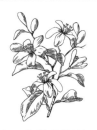

帶有令人愉快喜悅的香氣。不慍不火、身體代謝快、刺激性極小，適合長期使用。為幼童、年長者、慢性病患者的抗感染及免疫調節的首選精油類別。

官能基：羥基 R—O—H	
特色	親水性高，溶於酒精，不安定，易起化學反應
理療特性	1. 抗感染（抗菌、抗黴菌、抗病毒） 2. 最佳免疫系統調節劑 3. 平衡內分泌系統、神經系統、循環系統 4. 止痛、抗痙攣 5. 修復傷口性和老化性肌膚 6. 養肝利膽，溫和補身

心靈屬性	溫暖心靈、給予歡愉、內心和諧
代表分子	沉香醇、萜品烯-4-醇、牻牛兒醇、橙花醇、萜品醇、香茅醇、薄荷腦、龍腦、
代表精油	苦橙花、大馬士革玫瑰、花梨木、芳樟、芫荽籽、玫瑰草、茶樹、甜羅勒、甜馬鬱蘭、天竺葵、沉香醇百里香、胡椒薄荷
注意	在空氣中易氧化成刺激性高的醛或酸類化合物。

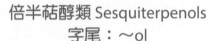

倍半萜醇類 Sesquiterpenols
字尾：～ol

溫和療癒的智者

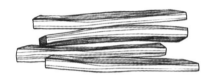

倍半萜醇類分子比較不常見，是一群充滿獨自風采的分子，大多存在於特定的植物中，如檀香中的檀香醇、廣藿香中的廣藿香醇。分子量比單萜醇大，療效起始的速度較慢，溫和刺激性小，可以長期使用，免疫調節力佳。氣味豐富，極具特色，多半沉穩且令人印象深刻。

官能基：羥基	R—O	
	H	
特色	分子大不溶於水，溶於酒精，低揮發性	
理療特性	1. 抗發炎，對慢性皮膚疾病有良好效益 2. 免疫系統調節劑 3. 平衡內分泌腺體 4. 促進皮膚再生 5. 有助血管收縮與舒張、調整血壓 6. 肝細胞滋補劑	

心靈屬性	祥和寧靜、落地踏實感、清理雜亂思緒
代表分子	檀香醇、金合歡醇、橙花叔醇、廣藿香醇、桉葉醇、沒藥醇、岩蘭草醇
代表精油	東印度檀香、澳洲檀香、阿米香樹、廣藿香、岩蘭草、纈草、胡蘿蔔籽
注意	在空氣中易氧化成刺激性高的醛或酸類化合物

酚類 Phenols
字尾：～ol

殺菌防疫的火焰戰士

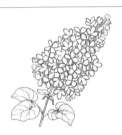

酚類是屬於芳香族，帶有芳香環（苯環），可以把它想像成馬戲團表演中的跳火圈，苯環即是馴獸師手中的火環。有顯著的刺鼻氣味，強烈刺激性，未稀釋純劑塗抹如同被火灼燙。對所有病原體有殺無赦的特性，因此在處理感染問題時，酚類可以說是最有效的一種芳香分子。

官能基：酚基 OH	
特色	稍溶於水，溶於酒精，中揮發性
理療特性	1. 抗感染（抗菌、抗黴菌、抗病毒、抗寄生蟲）、防腐 2. 激勵免疫系統 3. 抗痙攣，肌肉放鬆 4. 消炎、鎮痛、局部麻醉 5. 促進血液循環、暖身活血
心靈屬性	灌注力量、提振士氣、強化意志力、戰勝恐懼、走出悲傷與冷漠

代表分子	百里酚、香荊芥酚、丁香酚、蔞葉酚
代表精油	丁香花苞、肉桂葉、錫蘭肉桂、中國肉桂、神聖羅勒、野馬鬱蘭、百里酚百里香、冬季香薄荷、西印度月桂、印度藏茴香
注意	對皮膚及黏膜組織有刺激性，易引發過敏反應及蛋白變性，避免高劑量使用及長期使用。內服易引起肝毒性。

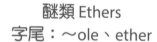

醚類 Ethers
字尾：～ole、ether

仙履奇緣的仙女棒

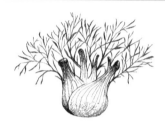

精油中的醚類大多數以酚醚的形式存在，是酚類的進化版，作用力更強，部分具有神經毒性。高濃度會刺激感官可能產生欣快、迷幻、迷濛感受。

官能基：醚基 R—O—R′	
特色	不溶於水，溶於酒精，揮發性高，安定不易起反應
理療特性	1. 強力抗痙攣 2. 麻醉、止痛 3. 助消化：舒緩痙攣造成的腸胃道不適、脹氣或飽脹感 4. 鎮靜安撫神經（低濃度 3%以下）
心靈屬性	抗沮喪、忘卻煩惱與痛楚

代表分子	甲基醚丁香酚、甲基醚蔞葉酚、黃樟素、肉豆蔻醚、洋茴香腦、欖香素、芹菜醚
代表精油	甜茴香、洋茴香、肉豆蔻、熱帶羅勒、龍艾
注意	過量使用，會使人呆滯，意識模糊。

醛類 Aldehydes
字尾：～al、aldehyde

冰涼降溫的小護士

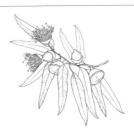

醛類是反應活性高的官能基，易氧化成羧酸，具有刺激性。醛類的種類多，有單萜醛、倍半萜醛、芳香醛等，其分子特性相當不同。單萜醛是比較常見的有機分子，幾乎都帶有些檸檬的氣味，具有冰涼穿透、醒腦的感受。

倍半萜醛的分子大、氣味強烈、功效溫和，如纈草中的纈草醛。芳香醛分子幾乎帶有特殊甜膩濃烈氣味，如肉桂皮中的肉桂醛，具有強大刺激性與殺菌力。

官能基：羰基	$\overset{\displaystyle O}{\underset{\displaystyle R}{\|\|}}\overset{}{C}H$
特色	稍溶於水，溶於酒精，不安定易氧化成酸類化合物
理療特性	1. 抗發炎、止痛 2. 抗感染（抗菌、抗黴菌、抗病毒） 3. 降溫退燒 4. 血管擴張，降低血壓 5. 鎮靜安撫神經（低濃度 3%以下），激勵活化神經（濃度 3%以上） 6. 激勵消化腺分泌

心靈屬性	冷靜、集中精神與專注力、緩解太過疲憊的壓力與緊張、抗焦慮
代表分子	單萜醛：檸檬醛、香茅醛
代表精油	檸檬尤加利、檸檬馬鞭草、山雞椒、香蜂草、檸檬草
注意	刺激皮膚與黏膜組織。儲存不當，容易氧化成酸類化合物，刺激皮膚引發過敏。

酮類 Ketones
字尾：～one

似敵似友的蒙面忍者

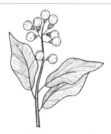

酮類分子效用有如帶刀的蒙面忍者，作用快、狠、準。具有肝毒性與神經毒性疑慮，劑量需控制在 5% 以下為原則。適合短期緊急用的精油，不建議長期使用。

官能基：羰基 $\overset{O}{\underset{R}{\overset{\|}{C}}}R'$		
特色	稍溶於水，溶於酒精，中揮發性，安定性高	
理療特性	1. 抗感染（抗菌、抗黴菌、抗病毒） 2. 促進皮膚與黏膜細胞再生，預防疤痕組織 3. 消解黏液，袪痰 4. 通經 5. 利膽、利腦	
心靈屬性	精神清澈、開啟靈性感知、從抑鬱沮喪中振作，心靈重新充滿活力	

代表分子	樟腦、薄荷酮、馬鞭草酮、側柏酮、松樟酮、香芹酮
代表精油	樟樹、牛膝草、綠薄荷、樟腦迷迭香、馬鞭草酮迷迭香、鼠尾草、藏茴香、萬壽菊
注意	可能具肝毒性與中樞神經毒性，以及引起流產或引發癲癇症的潛在疑慮。

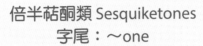

倍半萜酮類 Sesquiketones
字尾：～one

修復力強大的聖者

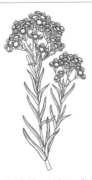

大分子的倍半萜酮，像是單萜酮靜心修煉後，放下毒性與思想情緒糾葛，昇華成令人景仰的療癒聖者。氣味特殊且優雅濃郁，經常出現於花朵類精油中，賦予以獨特美好的芬芳。

官能基：羰基	
特色	不溶於水，溶於酒精，揮發性低，安定性高
理療特性	1. 促進皮膚與黏膜細胞再生，預防疤痕組織 2. 溫和抗菌，無肌膚刺激性 3. 消解黏液，祛痰 4. 促進淋巴液流動 5. 抗血腫
心靈屬性	穩定、沉靜、化解身心瘀塞、強大心靈保護與修復力

代表分子	素馨酮、玫瑰酮、紫羅蘭酮、大西洋酮、纈草酮、鳶尾酮、薑黃酮、義大利酮（雙酮）、細籽酮（三酮）
代表精油	桂花、鳶尾草、大西洋雪松、薑黃、義大利永久花（雙酮）、松紅梅（三酮）

酯類 Esters
字尾：～ate、ester

溫柔的守護天使

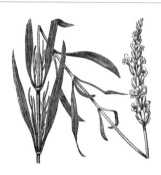

通常都帶有怡人的香氣，如花朵、成熟水果味、糖果等令人愉悅和垂涎三尺的芳香氣味。酯類單體成分經常運用於香水工業，例如水果的果香，鳳梨、蘋果、橘子、香蕉等。溫和安全、無刺激性、易代謝，可長期使用。

官能基：酯基	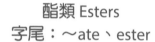
特色	不溶於水，溶於酒精，揮發性低，安定性高
理療特性	1. 抗痙攣、止痛 2. 抗發炎 3. 平衡交感、副交感神經
心靈屬性	鎮靜、放鬆、愛與關懷、柔軟卻有力量的支持
代表分子	乙酸沉香酯、歐白芷酸異丁酯、乙酸龍腦酯、乙酸牻牛兒酯、乙酸橙花酯、乙酸萜品酯

代表精油	真正薰衣草、醒目薰衣草、羅馬洋甘菊、苦橙葉、佛手柑、紅香桃木、快樂鼠尾草

苯基酯類 Phenyl esters
字尾：～ate、ester

史上最強悍的軍醫

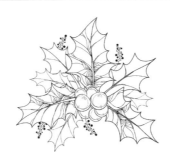

苯基酯為含有苯環的酯類分子，常出現於花朵精油中。酯基套上了一個苯環，就像是被套上「強」一字，具有強烈香氣、強力抗痙攣、強力止痛、強力抗菌、強力放鬆等，當然皮膚刺激性也強。

官能基：酯基＋苯環	
特色	不溶於水，溶於酒精，揮發性低，安定性高
理療特性	1. 抗痙攣 2. 抗感染（抗菌、抗黴菌、抗病毒） 3. 抗發炎、止痛 4. 鎮靜神經
心靈屬性	安撫、放鬆、催情
代表分子	水楊酸甲酯、鄰氨基苯甲酸甲酯、苯甲酸苄酯、乙酸苄酯

代表精油	白珠樹、黃樺、桔葉、大花茉莉、小花茉莉、白玉蘭、黃玉蘭、秘魯香脂、紅花緬梔、晚香玉、銀合歡
注意	水楊酸甲酯對皮膚刺激度高。

內酯類 Lactones
字尾：～in、one

深藏不露的療癒高手

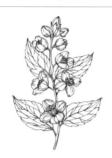

內酯成分的分子量高，蒸餾過程無法被分離出來，必須透過溶劑萃取或冷壓方式獲得，因此不多見，且精油中的含量不高。香豆素是在內酯官能基旁接上一個苯環，而呋喃香豆素是香豆素再與呋喃基連結形成。氣味具有獨特性且強烈。

官能基： R〇〇 內酯 / 香豆素 / 呋喃香豆素	
特色	不溶於水及酒精，低揮發性，分子大安定性高
理療特性	1. 抗痙攣、止痛 2. 消解黏液、祛痰 3. 鎮靜神經、助眠 4. 利尿、消水腫 5. 促進血液循環

心靈屬性	鬆弛緊繃的神經，使人愉悅、平靜、泰然自若
代表分子	倍半萜內酯類：土木香內酯、堆心菊素、茉莉內酯 香豆素類：香豆素、繳形酮 呋喃香豆素類：佛手柑內酯、佛手柑素、補骨脂素
代表精油	倍半萜內酯類：土木香、茉莉、山金車（浸泡油） 香豆素類：零陵香豆、蒔蘿、芫荽、胡蘿蔔籽 呋喃香豆素類：柑橘類果皮壓榨精油（蒸餾法萃取則無），以及佛手柑（含量最高）、歐白芷根
注意	濃度高可能引發過敏性皮膚炎、呋喃香豆素類具光敏感性。

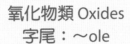

氧化物類 Oxides
字尾：～ole

呼吸道專家

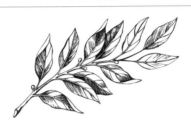

氧化物是由烯類、醇類或酮類，進行氧化後所形成的環氧化合物，所以命名時會直接於原始的分子加上 oxide（氧化物），如蒎烯氧化物、沒藥醇氧化物等。氣味呈現清新、嗆涼的樟腦香或藥草香。

官能基： 環醚 Cyclic ether		O
特色	易溶於酒精，高揮發性，安定性高	
理療特性	1. 活化纖毛、止咳、祛痰 2. 強化呼吸系統與消化系統的外分泌腺 3. 激勵免疫系統 4. 抗發炎、止痛 5. 抗菌、抗病毒	
心靈屬性	增進邏輯思考能力與專注力、為呼吸打氣、為生命打氣	

代表分子	1,8-桉油醇、1,4-桉油醇、蒎烯氧化物、沉香醇氧化物、沒藥醇氧化物、玫瑰氧化物
代表精油	藍膠尤加利、澳洲尤加利、羅文莎葉（桉油樟）、豆蔻、月桂葉、高地牛膝草、穗狀薰衣草、白千層、綠花白千層、綠香桃木、桉油醇迷迭香、芳枸葉
注意	高濃度會刺激皮膚。

3. 含氮、硫原子化合物

少數植物精油中含有極微量的氮、硫原子的化合物。不過，也不要小看這些極微小含量的成分，它們藏著令人難忘的香氣和療效。含氮芳香分子，如鄰胺基苯甲酸甲酯，效果十分顯著，只要少量，即具有強力抗痙攣、強力鎮靜作用。擁有此獨特成分的植物，如桔葉、苦橙葉、苦橙花、苦橙、茉莉、佛手柑、依蘭等。另一種含氮的胺類芳香分子，如吲哚及甲基吲哚，深藏於茉莉、苦橙花、柑橘類等，極微量卻有著左右香氣，撼動植物生命與靈魂的分量，氣味非常迷人特殊且濃郁。

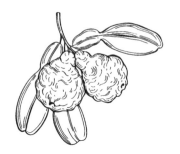

硫化物通常帶有濃厚，甚至令人退避三舍、難忘的氣味，如韭菜、洋蔥、大蒜等。含硫化合物的精油，通常占比也是相當微小，不過卻是朔造了植物香氣辨識度的最大關鍵。舉例，葡萄柚中的硫化物1-p-Menthene-8-thiol。另外，被形容像極了男人體味，同時呈現男人汗臭和男性魅力的快樂鼠尾草精油，則是含有1-Methoxyhexane-3-thiol。

芳療教學趣事

我有一位可愛的學生，她堅持不想學精油化學，只想用喜歡的香氣來調油（如果你學了精油化學，就能使用有同樣效果的平價精油，也能讓自己更靈活運用手上的精油，不用一直添購你缺乏的精油）。

以下是我給這位學生的三個作業
（1）請提供一帖回春按摩油處方
學生：大馬士革玫瑰精油 5 滴＋荷荷芭油 10ml

非常好！我也都會用玫瑰精油回春。雙酮類（義大利酮）的永久花促進細胞再生的效果很好喔！
（2）請提供一帖香港腳的抗黴菌處方
學生：大馬士革玫瑰精油 10 滴＋荷荷芭油 10ml

哇！大手筆耶。確實玫瑰中的單萜醇成分有優異的抗黴菌效益，但香港腳黴菌很難纏，反反覆覆的，需要花很多時間處理，玫瑰太貴了啦！這裡用一樣單萜醇類的「玫瑰草」就好，或加些殺菌力強的酚類，如丁香、野馬鬱蘭，也不錯。
（3）請提供一帖塑身的處方
學生：大馬士革玫瑰精油 15 滴＋荷荷芭油 10ml

我驚呆了！妳知道 10ml 的量，擦一次肚子就沒了嗎？還是買太多玫瑰精油後，沒錢吃飯……就瘦了。

Chapter 05

生命燃料——植物油

天然植物油是另一位芳香療法舞臺中的大主角，具備豐富的營養素，可外用，也可內食。說到抹「油」，多數人的刻板負面印象是油會讓皮膚油膩膩、長粉刺、冒痘痘等。更不用說，口服植物油來保養身體，喝油馬上讓人聯想到脂肪、肥胖、心血管疾病、高膽固醇等。然而，這些都是我們對油的誤解，油脂是人體的六大營養素之一，每日攝取適量的油脂，可以維持身體正常的生理運作。反之，身體缺乏油脂，可能會影響大腦功能，甚至造成荷爾蒙失調。好的植物油，內服能對抗自由基、降低膽固醇、預防慢性疾病、促進新陳代謝，外用可以皮膚保養，形成天然保護膜，修復傷口和黏膜等多種好處，千萬不要誤解其良善功效，可是一大損失喔。

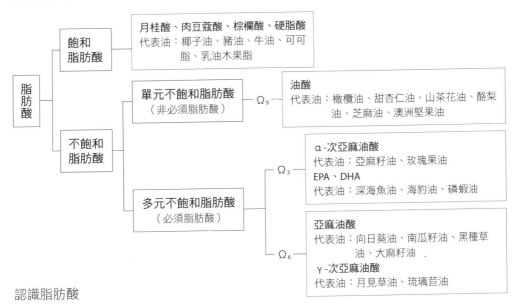

認識脂肪酸

脂肪酸小知識

1. 飽和脂肪酸，不具有「碳-碳」雙鍵；不飽和脂肪酸，具有「碳-碳」雙鍵。

2. 只有一個「碳-碳」雙鍵時，稱為單元不飽和脂肪酸；超過一個「碳-碳」雙鍵時，稱為多元不飽和脂肪酸。

3. 不飽和度愈高，即「碳-碳」雙鍵愈多，愈容易氧化。

4. 非必需脂肪酸，人體可以自行合成；必需脂肪酸，人體無法自行合成，需由食物中獲取補充。

好油？壞油？

什麼是好油呢？關鍵決定於脂肪酸組成和萃油製作過程。好的天然植物油是經由冷壓萃取而來。過程是將富含油脂的種子和果仁放進機器中，以低溫方式壓榨，並且不經任何化學和高溫方式之下，取得的油液。過程中，必須溫度控制，低於 $60^{\circ}C$ 不會破壞原本油的結構與性質，才能留住更多天然的營養成分，如不飽和脂肪酸及脂肪伴隨物。脂肪伴隨物是天然植物油中的微量元素，常見的有：脂溶性維生素、礦物質、植物固醇、胡蘿蔔素、卵磷脂、芳香分子等。雖然含量少，卻是小兵立大功，在人體能發揮極大的生理效益。

什麼是壞油呢？一般指的是動物性油脂或是富含反式脂肪酸的油脂，如牛油、豬油、精製食用油等。雖然動物油含高量的飽和脂肪酸及膽固醇，但適當攝取並不會囤積於人體或造成健康負擔。然而，市售常見的精製植物性食用油，為求油質的穩定性、色澤與氣味一致性，會以高溫（超過 $200^{\circ}C$）方式及化學溶劑，再經過多道精煉程序：去膠、中和、漂白、過濾、去味等來萃取。植物油在經歷過高溫和化學溶劑萃取過程的一系列摧殘後，使得好的不飽和脂肪酸從順式結構轉變成對人體有害的反式脂肪酸，這是一種植物油在氫化反應中而形成的物質，目前多數學者認為有害人體健康，甚至比飽和脂肪酸更容易增加心血管疾病，如心肌梗塞、動脈硬化等的發病機率。除此之外，高營養價值的脂肪伴隨物也於精煉過程中被破壞而消失。

極好可能也是極壞，選擇很重要！一般含高量不飽和脂肪酸的植物油被認定為健康的首選。然而，不飽和脂肪酸的雙鍵愈多，即不飽和度愈高，則愈容易氧化。另外，溫度愈高，也會愈快催化氧化的速率。油品氧化後通常會產生不好聞的油耗氣味，以食品來說，不僅嚴重影響味覺感官，也會損害健康。氧化過程會得到各種

不穩定的過氧化物，容易產生自由基。如同許多人喜歡吃油炸或高溫煎炒的食物，這種讓油在高溫下加熱的烹煮方式，也會產生許多自由基，最終隨著油脂進入人體，長期食入，對健康絕非益事。從這個觀點來看，視烹調方式而定，油炸或高溫煎炒所用的油，應盡量挑選飽和度較高的油，如豬油，牛油、椰子油。對人體健康有益的不飽和脂肪酸植物油，只適合低溫調理，高溫調理反而有害。

You are what you eat（人如其食）芳療諮詢時，談到口服植物油的優點，個案多半難以認同，且拒絕飲油。我大致可以理解其恐懼。不過，很多植物油，如南瓜籽油、堅果油、沙棘果油等，可是香氣十足，非常好入口。我們可以像調配複方精油處方的方式一樣，讓香氣濃郁的植物油掩蓋住怪異的植物油氣味，並且多攝取來自不同植物油的營養成分，養生保健效果更佳。舉例，我因為已邁入更年期的奔四大齡，選擇由伊甸園——夏娃推薦的婦科珍寶石榴籽油保養，但氣味實在是太可怕了，我會噁心一整天。因此我會以氣味最濃郁的南瓜籽油，加上其他不同的好油，去鎮壓石榴籽油氣味。口服好的植物油真的好處很多，你會發現不再為便祕所苦；身體擾人的發炎症狀，如濕疹、皮膚炎、關節炎等也逐漸消失；因老化或更年期造成的體力衰退，也快速補足能量；還能降低膽固醇；而緩緩滲入滋養全身的油分，更悄悄地讓你返老回春。

我身為一位 16 年 芳療SPA 館店長，想警告大家不可不知的毒油！我印象最深刻的是 2021 年我進行了一場面試，你絕對無法相信，6 位面試者中就有 5 位面試者的手部患有汗皰疹。其中一位的汗皰疹已覆蓋到整個手掌和手小臂，必須口服及外用類固醇製劑。這難免會讓人猜測是否因過去接觸到大量劣質精油，才引發汗皰疹。

因為芳香療法用的冷壓植物油真的不便宜，容量 100ml 的按摩油，價格可能就逼近千元。因此，為了節省成本，許多店家使用礦物油和化學合成油是常態。你們知道有多省嗎？4000ml 的油只要約 400 元喔，而且還有精油香氣呢。大多數的消費者只在乎價錢、時間、技術，很少會深究按摩油的品質。然而劣質油的毒素引發的過敏是長期累積下來，一次的體驗很難察覺，遭殃的反而是每天幫客戶按摩與大量接觸劣質油的芳療師。

植物油簡介

植物油與精油的關係密不可分。精油是高度濃縮的揮發性物質，對皮膚有刺激性，不可以直接塗抹於皮膚。因此，精油必須透過植物油的稀釋，才可以藉由按摩或塗抹，進入身體或皮膚表面產生作用。運用在芳香療法的植物油很多，若能適當地運用不同油質成分的優點，更能為一帖精油處方帶來加乘作用，達到良好的預期功效。

植物油也稱作基底油，英文「Carrier Oil」，「Carrier」的意思就是運送者，意味著將精油中的成分，運送傳遞到人體內。芳療療法使用的基底油中，以冷壓法萃取的植物油為最佳，因為冷壓油保持植物原有的油質養分。冷壓油和高溫壓榨出的精製食用油不太一樣，除了更容易被皮膚吸收外，氣味更具有種籽或果實香氣。

另一種芳療常用的浸泡油，是由新鮮或曬乾的香草植物浸泡在冷壓植物油中，經過一段時間後，當植物的精油成分和脂溶性物質釋放到植物油中，過濾掉植物後，取得的油品。這是對於部分不易萃取出精油，或精油產量比較低的植物，所使用的萃取方法，例如金盞花。浸泡油的成分很複雜，相同植物的精油和浸泡油其成分與功效並不完全相同。浸泡油裡可能含有精油中所缺乏的物質，不過仍具有相似與互補的功效。

本章為你介紹 13 種常見的冷壓植物油與 5 種浸泡油，和精油調配方式一樣，讓我們也依照個案的情況，來選用適合的植物油吧！

以下植物油成分數據（%）參考廉·普萊斯，艾恩·史密斯與雪莉·普萊斯《芳香療法精油寶典》2007 年和茹絲·馮·布朗史萬格《植物油全書》2011 年。

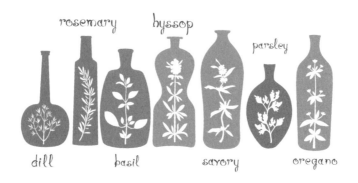

冷壓植物油

01 甜杏仁油
Sweet Almond oil
Prunus dulcis

萃取部位｜核仁
油液成分｜約含油酸（70～80%）、亞麻油酸（20～30%）、脂肪伴隨物質：生育酚、維生素
油色與氣味｜淡黃色，堅果香氣
觸感｜質地輕，延展性佳
保存度｜不易保存。
外用｜
1. 保濕、滋養乾燥肌
2. 軟化肌膚
3. 抗發炎，舒緩過敏及皮膚炎
4. 抗氧化
5. 嬰幼兒的純天然植物性嬰兒油
內服｜
1. 通便劑
2. 降低血液中的膽固醇

02 椰子油
Coconut oil
Cocos nucifera

萃取部位｜果肉
油液成分｜約含飽和中鏈脂肪酸（65%）、飽和長鏈脂肪酸（30%）、油酸（5～10%）、脂肪伴隨物質（1%）
油色與氣味｜淡黃色，椰子香氣
觸感｜清爽易吸收、24℃ 以下為固態
保存度｜穩定，不易變質。
外用｜
1. 抗菌（飽和脂肪酸中的月桂酸）
2. 護髮、護頭皮、護膚
3. 冷卻、穩定肌膚的敏感或發炎症狀
內服｜
1. 強化胃腸黏膜，適合腸胃潰瘍的人
2. 易代謝，不易囤積脂肪
3. 提高基礎代謝率

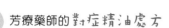

03　芝麻油
Sesame oil
Sesamum indicum

萃取部位｜種籽

油液成分｜約含飽和脂肪酸（15%）、油酸（35～50%）、亞麻油酸（35～50%）、脂肪伴隨物質：芝麻酚、芝麻素、芝麻林酚素、植物固醇、卵磷脂、生育酚

油色與氣味｜淡黃色，芝麻香氣

觸感｜稍微黏稠

保存度｜適當保存下，不易變質；與空氣接觸後，容易變質。

注意事項｜暖性植物油，刺激血液循環，不適合神經性皮膚炎和發炎中肌膚。

外用｜

1. 抗氧化
2. 微量元素能與重金屬結合，排除體外
3. 激勵多巴胺、血清素自然生成
4. 適合老化、脆弱肌膚
5. 神經系統滋補劑

內服｜

1. 溫和的瀉劑，改善便祕
2. 強化肝臟機能
3. 促進酒精代謝

04　澳洲堅果油
Macadamia oil
Macadamia ternifolia

萃取部位｜果仁

油液成分｜約含飽和脂肪酸（15%）、油酸（55～65%）、棕櫚油烯酸（15～25%）、脂肪伴隨物質（1%）：維生素 E ＆B、礦物質

油色與氣味｜淡黃橘色，堅果香氣濃郁

觸感｜黏稠、厚重感，建議與其他植物油調合使用

保存度｜適當保存下，不易變質；與空氣接觸後，容易變質。

外用｜

1. 含有植物油中少見的棕櫚油烯酸，與人體的皮脂成分相似，皮膚易吸收，適合熟齡、乾燥肌膚
2. 促進皮膚再生，淡化妊娠紋和疤痕，修復皮膚龜裂
3. 日曬後的皮膚老化修復
4. 護髮

內服｜

1. 降低血液中的膽固醇
2. 溫和的瀉劑，改善便祕
3. 營養價值高

05 酪梨油
Avocado oil
Persea gratissima

萃取部位｜果肉

油液成分｜約含飽和脂肪酸（15%）、油酸（60～75%）、亞麻油酸（8～15%）、棕櫚油烯酸（5%）、脂肪伴隨物質（3～8%）：維生素 E、A、D、B_1、B_2、胡蘿蔔素、植物固醇、卵磷脂

油色與氣味｜青綠色，特殊果肉香氣

觸感｜滋潤度高，稍微黏稠

保存度｜穩定性佳，不易變質。

外用｜

1. 含高量脂肪伴隨物以及植物油中少見的棕櫚油烯酸，高度表皮滲透力，軟化角質、滋潤、抗皺效果好
2. 提高皮膚抗曬力
3. 脂肪伴隨物中的維生素及植物固醇幫助肌膚抗發炎、抗過敏、促進皮膚新生

內服｜

1. 高營養，易消化
2. 幫助胃部不適、便祕、泌尿道感染問題

06 南瓜籽油
Pumpkin seed oil
Cucurbita maxima

萃取部位｜種籽

油液成分｜約含飽和脂肪酸（10～20%）、油酸（30～50%）、亞麻油酸（40～50%）、脂肪伴隨物質（1.5～3%）：維生素 E、植物固醇、葉綠素、鋅

油色與氣味｜深綠色，堅果香氣濃郁

觸感｜黏稠、厚重感

保存度｜穩定性佳，不易變質。

外用｜

1. 黏稠度高，香氣強烈不適合外用

內服｜

1. 含有豐富的微量元素鋅，減緩前列腺問題
2. 營養價值高，必須脂肪酸補給
3. 抗氧化作用

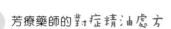

07 亞麻仁油
Linseed oil（Flaxseed oil）

Linum usitatissimum

萃取部位｜種籽

油液成分｜約含飽和脂肪酸（10%）、α-次亞麻油酸（60%）、亞麻油酸（15%）、油酸（18%）、脂肪伴隨物質（2%）：維生素 E、胡蘿蔔素

油色與氣味｜黃色，獨特草本香氣

觸感｜乾性油，建議與其他植物油調合使用

保存度｜容易變質，無法長期保存，建議開瓶後一個月內用完。

外用｜

1. 發炎、燒燙傷肌膚
2. 防護滋養肌膚

內服｜

1. 降低血液中的膽固醇
2. 強化和保護血管
3. 病後營養補給
4. 最佳必須脂肪酸補給

08 沙棘果油
Sea Buckthorn oil

Hippophae rhamnoides

萃取部位｜果肉

油液成分｜約含棕櫚酸（35%）、棕櫚油烯酸（35%）、油酸（25%）、亞麻油酸（3%）、α-次亞麻油酸（1%）、脂肪伴隨物質：脂溶性維生素、植物固醇

油色與氣味｜深橘色，果香甜味

觸感｜易染色，外用建議與其他植物油調合使用

保存度｜不易變質。

外用｜

1. 含高比例與人體皮脂相近的棕櫚油烯酸，強化皮膚再生功能
2. 修復黏膜組織，修復因化學或放射線治療而受損的部位
3. 日曬後、灼燙傷、及難以癒合的傷口修護

內服｜

1. 增強免疫力
2. 抗發炎、抗氧化
3. 修復胃部黏膜

09 玫瑰果油
Rose hip oil

Rosa rubiginosa

萃取部位｜種籽

油液成分｜約含飽和脂肪酸（5%）、亞麻油酸（40%）、α-次亞麻油酸（35%）、油酸（15%）、脂肪伴隨物質（1%）：維生素 A 衍生物（全反式維甲酸）

油色與氣味｜深黃色，青澀草香

觸感｜黏稠、乾澀，建議與其他植物油調合使用

保存度｜容易變質，無法長期保存，建議開瓶後務必放冷藏，盡快用完。

外用｜

1. 護膚聖品，促進肌膚再生
2. 淡化舊疤痕、生長紋和妊娠紋
3. 預防和抑制發炎反應
4. 調節油脂分泌

內服｜不建議內服。

10 瓊崖海棠油
Tamanu oil

Calophyllum inophyllum

萃取部位｜果仁

油液成分｜約含飽和脂肪酸（20%）、油酸（35%）、亞麻油酸（40%）、脂肪伴隨物質（15～20%）：樹脂、精油成分（百里酚、萜烯類、醇類、芳香酸、吡喃香豆素衍生物）

油色與氣味｜墨綠色，濃厚藥草味

觸感｜黏稠、半乾澀，建議與其他植物油調合使用

保存度｜適當保存下，不易變質，與空氣接觸後，容易變質。

外用｜

1. 舒緩疼痛的特效藥，如坐骨神經痛、風濕痛
2. 抗發炎，減緩發炎的皮膚病變
3. 穩定靜脈功能，對靜脈曲張和痔瘡有幫助
4. 促進血液循環
5. 處理帶狀皰疹

內服｜不建議內服

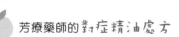

 ## 11 石榴籽油
Pomegranate oil
Punica granatum

萃取部位│種籽

油液成分│約含飽和脂肪酸（5%）、石榴酸（65%）、油酸（10%）、亞麻油酸（10%）、脂肪伴隨物質：植物激素、類黃酮、礦物質、多種維生素

油色與氣味│淡黃色，獨特濃郁香氣

觸感│黏稠、半乾澀，建議與其他植物油調合使用

保存度│容易變質，無法長期保存，建議開瓶後，盡快用完。

外用│

1. 促皮膚再生，傷口癒合速度
2. 預防皮膚提早老化

內服│

1. 增強免疫力
2. 抗發炎、抗氧化
3. 降低膽固醇
4. 保護心血管
5. 調節性激素、甲狀腺和壓力激素
6. 舒緩更年期不適

 ## 12 月見草油
Evening Primrose oil
Oenothera biennis

萃取部位│種籽

油液成分│約含飽和脂肪酸（10%）、亞麻油酸（65%）、γ-次亞麻油酸（15%）、油酸（10%）、脂肪伴隨物質（1.5～2.5%）

油色與氣味│黃綠色，海藻腥味

觸感│稍微黏稠、半乾澀，建議與其他植物油調合使用

保存度│容易變質，無法長期保存，建議開瓶後，盡快用完。

外用│

1. 濕疹、牛皮癬
2. 加速傷口癒合
3. 有益於過度乾燥引起的發炎和乾癢肌膚

內服│

1. 經前症候群、經痛
2. 調節前列腺素分泌，具消炎、止痛
3. 降低膽固醇
4. 保護心血管
5. 平穩情緒波動

13 荷荷芭油
Jojoba oil
Simmondsia chinensis

萃取部位│果實
油液成分│液態植物蠟酯、脂肪伴隨物質：維生素 E
油色與氣味│金黃色，不具特殊氣味
觸感│絲滑
保存度│穩定不易變質
外用│
1. 天然防曬系數：SPF4
2. 護膚、護髮
3. 調理缺水性肌膚
4. 抗菌、抗發炎、修復傷口
5. 保存期長，調製珍貴花瓣類精油首選
內服│不建議內服

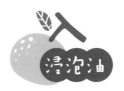

浸泡油

01 金盞花浸泡油
Calendula oil
Calendula officinalis

萃取部位│花朵
油液成分│微量精油、胡蘿蔔素、三萜類、類黃酮、葉黃素
油色與氣味│橘黃色，青草味
外用│
1. 皮膚及黏膜抗炎、抗過敏第一首選
2. 促皮膚再生，傷口癒合
3. 抗菌
4. 燒燙傷、放射線治療後、日曬後、皮膚炎的輔助
內服│不建議內服

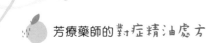

02 胡蘿蔔根浸泡油
Carrot oil

Daucus carota

萃取部位｜根部

油液成分｜微量精油、胡蘿蔔素、茄紅素

油色與氣味｜淺橘黃色，青草味

外用｜

1. 老化、乾燥、粗躁肌膚救星
2. 適合各種問題肌膚，如濕疹、牛皮癬等
3. 燒燙傷、日曬後保養
4. 淡化舊疤

內服｜不建議內服

03 雷公根浸泡油
Centella oil

Centella asiatica

萃取部位｜葉

油液成分｜萜烯酸類（積雪草酸及羥基積雪草酸）、醣苷類（積雪草酸苷及羥基積雪草酸苷）

油色與氣味｜淺棕色，藥草味

外用｜

1. 重要回春用油，抗老化，緊實組織
2. 促進膠原蛋白新生，幫助肌膚再生
3. 安撫曬傷肌膚
4. 淡化妊娠紋
5. 減少蟹足腫疤痕形成

內服｜不建議內服

04　聖約翰草浸泡油
St. John's Wort oil

Hypericum perforatum

萃取部位｜花朵

油液成分｜金絲桃素、偽金絲桃素、類黃酮化合物、原花青素、單寧酸及多種精油（單萜烯類、倍半萜烯類）

油色與氣味｜棕紅色，藥草味

外用｜

1. 止痛，舒緩風濕性患者的刻骨之痛
2. 神經痛、坐骨神經痛
3. 舒緩肌肉緊繃
4. 扭傷、瘀傷
5. 抗發炎
6. 抗細菌、抗病毒，特別帶狀皰疹（皮蛇）神經抽痛
7. 灼燒傷、潰瘍傷口
8. 治療憂鬱症的重要藥草，穩定神經、抗沮喪

內服｜不建議內服

05　山金車浸泡油
Arnica oil

Arnica montana

萃取部位｜花朵

油液成分｜百里酚、倍半萜內酯、山金車素、類黃酮、多醣類

油色與氣味｜深黃色，藥草味

外用｜

1. 跌打損傷藥草
2. 肌肉筋骨酸痛、扭傷、拉傷、關節僵硬、疼痛、腫脹的第一首選
3. 含倍半萜內酯成分，擁有獨特的活血化瘀、消炎止痛效果
4. 淡化黑眼圈
5. 促進血液循環

內服｜不建議內服

Chapter 06

訊息使者——純露

對於我來說，精油訴說了植物的強大療癒力，植物油幫我備足生命燃料，而純露則是傳遞幸福訊息的使者，曾在加護病房與病魔纏鬥，當我想放下生命離去時，橙花純露溫柔地告訴我，回來吧！生命仍然美好。

金貴香露香妙異常

蒸餾萃取液於埃及、希臘、羅馬、印度和中國等的古文明中已見蹤跡。最有名且廣為流傳的純露是玫瑰花純露。歷史中的傳奇女子，埃及豔后——克里奧帕特拉每天都會使用玫瑰花水來養生，提升魅力、永保青春美麗的面容與身軀。義大利文藝復興盛期的藝術家，米開朗基羅會在茶裡加入玫瑰花水，據說這樣就能緩和他的急躁火爆性格。

我對純露的好奇與迷戀，是來自於古典長篇小說《紅樓夢》提到了玫瑰香露。清代，花露與藥露的蒸製與運用相當普遍。清代醫家——顧仲在編著的飲食著作

《養小錄・諸花露》中記載香露蒸製方式與益處。如果你翻過一遍記載的純露歷史、藥典及小說，會發現古人比現代人更懂得純露的珍貴與療癒力。

在波斯醫師阿比西納（Avicenne）（西元 980-1037 年）還沒改良蒸餾法萃取出玫瑰精油以前，很多蒸餾方式被發明的目的，就是為了生產純露。純露在歷史的記載比精油更悠久，然而時至今日，在芳香療法的運用，仍然算是非常新的方式。現今人們較重視、喜愛精油，使得精油在芳療的運用，某種程度上取代了純露的用途。因為純露的運送成本昂貴且不易保存，所以長期都處在副產品的角色中。

芳香純露植物的別名：純露、花水、晶露、Hydrosols、Hydrolates、Floral Waters、Flower waters、Plant Waters

將純露推向新世紀的大師，蘇珊・凱帝（Suzanne Catty）於《純露芳香療法》書中，從芳香療法的角度，為植物的純露下定義：「純露是植物為了芳香治療的目

的，經過蒸氣或水蒸餾所得之過程中的凝結水副產物。」較長定義則是：「在純露的製造過程中，必須使用經過有機認證，或未曾使用殺蟲劑或化學藥劑的植物，經過符合環保的方式採收，每次只能使用單一品種的植物。整個蒸餾過程必須緩慢地進行，以低壓的方式，在足夠的時間內完成，並且使用純淨、無汙染的水，以保持植物內所有具療效的成分，所製造完成的產品也不會再經過任何加工手續。」目前最新的純露資料來自蘇珊娜‧費雪‧里茲（Susanne Fischer-Rizzi）《純露芳療大百科》收錄 31 種新興純露與 45 種常用純露，以及蒸餾純露的實驗心得。

形體轉換

將植物原料置入水中，透過直接蒸餾法將水加熱至沸騰，或透過蒸汽蒸餾法將植物原料放在架子或網子上，加熱植物下方的水，讓蒸汽通過植物組織。當植物細胞的細胞壁破裂，以蒸汽的狀態釋出蘊藏於植物中的芳香精質，與水蒸汽結合後，一起進入冷凝室中，轉變成液體狀態。水蒸汽遇冷會凝結成水，而精質會凝結成精油。一般精油的比重比水輕（部分比水重的精油，如肉桂、丁香、冬青等），依油水分離原理，靜置後精油從水層中分離。精油會漂浮在上面，水會沉澱在下面，這些水溶液就是純露。

純露成分

有些化學分子的親水性太強，以致於無法溶於油中，只存在於純露中；反之，有些化學分子的親油性太強，只存在於精油中。儘管純露與精油的活性成分不盡相同，但療癒方向一致。純露主要由有機酸構成，同時含有微量的精油成分，每公升大約含有 0.05 至 0.2 毫升精油（大約 1 至 4 滴精油）。因為純露大部分由水組成，無論在氣味、功效或刺激度等各方面都比精油安全且溫和許多，也少有使用上的禁忌。因此，建議嬰幼兒、體弱者、重病者、肌膚過敏或氣味敏感者等，都運用純露來取代精油。

純露氣味

每次介紹純露時，很多人都會期待聞到等同精油的香氣，但大部分的人都會失望。純露與精油的香氣來源，分別來自於植物中的高比例水溶性成分和油溶性成分，成分不同，因此無法呈現相同的香氣。最經典的天竺葵、羅馬洋甘菊、薰衣草純露就一點都不像一般所熟悉的精油氣味。依我的經驗，原本害怕薰衣草氣味的人，更害怕薰衣草純露。然而，有些純露，如大馬士革玫瑰純露，有精油的細緻花香味，氣味則非常接近，甚至像是一朵新鮮的玫瑰花。

由於植物生長會受自然條件如土壤、降雨量、氣溫等影響，不同批次純露呈現

的香氣不一定完全相同，再加上蒸餾方法和條件的不同，有時候會有較大差異。另外，同一批次生產的純露，也會隨著存放的時間增長而有所改變，剛蒸餾出來的、一個月後或一年後的氣味都可能有所差別，不過，這是天然、無添加純露的自然現象。

品質要因

1. 水的品質：純露大部分的組成是水，因此純淨的水源才能萃取出高品質純露，以天然的高山泉水最佳，不建議使用雜質多的自來水。

2. 萃取植材的品質：高品質的純露蒸餾所用的植材必須是有機或野生植物。

3. 有效成分濃度：與高濃縮的精油不同，純露裡的有效成分大約只有千分之二到三。優質的純露除了與植材原料的多寡有關以外，在收集蒸餾液的過程中也只保留前段十幾公升的量，因為後段純露的有效成分含量將更稀少。

4. 蒸餾方法：依造不同植物特性，使用不同的蒸餾方法，才能萃取出最具有療效與香氣的好純露。

5. 蒸餾設備的材質：以紅銅製的蒸餾器為最優材質。

6. 儲存與裝瓶：純露含有機酸成分，pH 值低，具有殺菌消毒屬性，適當溫度和濕度下能保存 12 到 24 個月。最好使用深色避光的瓶子，才能提供較好的保護。

真假純露

市售純露中，最常被人工假冒的是柑橘類純露，如甜橙、檸檬、橘子、葡萄柚等。柑橘類精油大都是透過冷壓的方式萃取而來，因為沒有經過蒸餾過程，因此沒有水的參與，所以應該少有所謂的柑橘純露。真正純露的成分只含有萃取植材與水而已，沒有其他的成分了。如果你發現成分標示了各種看不懂的化學成分，那便是人工合成的純露。假純露一般是由化學香精，或精油加上乳化劑（分散劑、界面活性劑、酒精）混合後，再加水稀釋，調合而成的，這並不是真正的純露。即使是天然植物精油加上天然乳化劑，也無法替代純露原有的型態與精神意義。

價格

現在為了生產高品質的純露，在蒸餾過程中不提煉精油，所以純露已經不再是「精油副產品」。純露在我心中的價值，如同《紅樓夢》形容的「十分金貴」，市售純露從便宜價位到高價位可以相差十倍之多。療效的成果取決於純露的品質，尤其是喝下肚的東西，最好選擇有機的純露才能保障安全。選擇值得信任的品牌、價格合宜的純露才能保障品質。

常見的 18 種純露

	純露	特性	療癒效益
1	大馬士革玫瑰 Rose *Rosa damascena*	pH 值：4.1～5.2 萃取部位：花 **香氣**：濃郁花香、香甜 **主要化學成分**：單萜醇類、酯類	玫瑰在愛中綻放，愛是溫暖的衣裳 皮膚：保濕、除皺、淨化、消炎、抗過敏、抗菌 身體：養肝、調節荷爾蒙、提振神經系統 心靈：愉悅、鎮靜安撫、感受愛與包容、敞開心懷
2	橙花 Neroli *Citrus aurantium*	pH 值：3.8～5.2 ※pH 值 3.8 的橙花純露保存期限高達 3 年 萃取部位：花 **香氣**：優雅、細緻花果香 **主要化學成分**：單萜烯類、單萜醇類、酯類	跳脫世俗繁雜，心靈深處的寧靜 皮膚：抗菌、收斂、適合油性、脆弱敏感性膚質 身體：舒緩腸胃不適、改善神經衰弱、抗痙攣 心靈：鎮靜、抗焦慮、助眠、安撫憤怒與極端情緒、抗憂鬱、緩解上癮症狀、處理歇斯底里情緒及突如其來的驚嚇
3	羅馬洋甘菊 Roman Chamomile *Chamaemelum nobile*	pH 值：4.5～5.2 萃取部位：花 **香氣**：香甜、蜂蜜香、淡蘋果香 **主要化學成分**：酯類	天使般的溫暖照護 皮膚：寶寶首選萬用純露、抗過敏發炎、曬傷及燙傷、抗菌、收斂 身體：抗痙攣、抗結膜炎、內服助消化及胃腸痙攣、安撫神經系統 心靈：化解憤怒、克服恐懼、恢復陽光般熱情與天使純粹般的愛

※實際上，純露組成大多是有機酸和植物中的水溶性成分，儘管與精油的活性成分不盡相同，但療癒方向一致。表格中的主要化學成分乃是參考精油的化學類型。

	純露	特性	療癒效益
4	馬鞭草酮迷迭香 Rosemary CT3 Verbenone *Rosemarinus officinalis*	pH 值：4.4～4.6 萃取部位：全株藥草 香氣：清新、青草香、樟腦味 主要化學成分：單萜酮類、單萜烯類	刻在記憶深處裡最美好的回憶 皮膚：收斂、淨化、收縮毛孔、緊緻明亮、消除橘皮 身體：增強記憶、緩解鼻塞、袪黏液、助消化、活化肝臟、促膽汁分泌、激勵新陳代謝、提振精神、頭腦清醒 心靈：思緒清晰通暢、心靈滋補活化、身處停滯狀態時，能凝聚力量繼續前進 注意事項：幼童、孕婦避免使用
5	真正薰衣草 True Lavender *Lavandula angustifolia*	pH 值：3.9～4.5 ※薰衣草純露的 pH 值變異大，品種、生長環境、收成時間皆會影響。高山種可能會至 4.6。蘇珊的版本是 5.6～5.9 萃取部位：開花的花穗 香氣：甜美花香、蜜茶香 主要化學成分：酯類、單萜醇類	菩薩的善良慈悲之心 皮膚：各種皮膚問題症狀，鎮靜消炎、清涼散熱、促傷口癒合 身體：擦傷、割傷、抗菌、止血、安撫神經系統、助眠、消化不良、抗痙攣、止痛 心靈：對抗壓力與焦慮、緩和易怒性格、帶來和諧與平衡、出自真心的關懷、良善的愛

	純露	特性	療癒效益
6	岩玫瑰 Cistus *Cistus ladaniferus*	pH 值：2.9～3.4 萃取部位：葉 香氣：煙燻、酸澀、刺激味 主要化學成分：單萜烯類、單萜醇類、酯類	身心怒火蔓延，烈火中的救贖者 皮膚：出血型血腫、抑制新生疤痕組織、促傷口癒合 身體：停止體內炎症蔓延（自體免疫疾病、子宮內膜異位）、抗菌、抗病毒（喉炎、水痘）、止血（傷口、鼻血、經期大量出血）、滋補神經 心靈：急救處方、療癒身心靈創傷與驚嚇
7	永久花 Immortelle／ Everlasting *Helichrysum italicum*	pH 值：3.5～3.9 萃取部位：花 香氣：煙燻、乾草味 主要化學成分：雙酮類、倍半萜烯類、酯類	永不凋謝的愛，縈繞不去的芬芳 皮膚：淡化黑眼圈、淡斑、皮膚再生、促傷口癒合 身體：抗瘀血及腫脹、消炎、緩解經痛、祛痰消解黏液、促進淋巴代謝與循環（靜脈曲張、痔瘡） 心靈：化解巨大失落時的傷痛、輕柔觸碰地療癒心傷、打開心中因哀慟而上鎖的心門
8	杜松漿果 Juniper berry *Juniperus communis*	pH 值：3.3～3.6 萃取部位：漿果 香氣：木質、苦澀、淡淡琴酒香氣 主要化學成分：單萜烯類	潔淨身、心、靈的萬靈藥 皮膚：淨化油性及痤瘡肌膚、抗菌 身體：淨化排毒、利尿、利肝腎胰臟、促循環、處理痛風、水腫、風濕及關節炎症狀 心靈：清除負面能量與氣場、為生活中消極無力以及身心疲倦的停滯感，增添流動力、賦予勇氣、意志與活力 注意事項：腎功能異常者、孕婦、幼童避免使用

	純露	特性	療癒效益
9	絲柏 Cypress *Cupressus sempervirens*	pH 值：3.8～4.0 **萃取部位**：枝葉 **香氣**：清淡、微澀、木質味 **主要化學成分**：單萜烯類	**為身心靈轉化而大步跳躍** 皮膚：收斂、消除橘皮、淨化油性及痤瘡肌膚、抗菌 身體：利尿、處理組織中水分滯留現象的腫脹、靜脈曲張、利肝腎、止咳、祛痰、調節荷爾蒙（改善經前症候群、更年期症狀）、尿床、痔瘡 心靈：順利陪伴生命中的一切轉變、迎向正能量 注意事項：婦科相關嚴重疾病者避免使用
10	香蜂草 Melissa *Melissa officinalis*	pH 值：4.8～5.0 **萃取部位**：全株藥草 **香氣**：酸甜、檸檬淡香 **主要化學成分**：單萜醛類	**全面系統崩壞時的即刻救援** 皮膚：適合油性及痘痘肌膚、安撫過敏、發炎、皰疹等皮膚問題 身體：抗菌、抗病毒、抗結膜炎、改善經前症候群與經期敏感情緒、解除孕吐與噁心感、助消化、降血壓、緩和心悸、提升免疫力 心靈：和諧的力量、緩解壓力、焦慮及歇斯底里、適合高神經質性格
11	香桃木 Myrtle *Myrtus Communis*	pH 值：5.6～6.1 **萃取部位**：葉 **香氣**：清涼、甜美、略苦澀 **主要化學成分**：氧化物類	**置身山林間的純淨之樂** 皮膚：平衡油脂分泌、消炎、適合痘痘、酒糟肌膚 身體：止咳、祛痰、舒緩鼻塞、潤喉、改善支氣管炎與呼吸道各類症狀、抗結膜炎、清潔眼部、抗菌、促毛髮生長 心靈：化解抑鬱、焦躁時的清涼劑、新婚夫婦祝福香氣、驅逐空氣中的窒礙氣息

	純露	特性	療癒效益
12	胡椒薄荷 Peppermint *Mentha piperita*	pH 值：5.0～5.5 萃取部位：全株藥草 香氣：清新、涼爽、青草香 主要化學成分：單萜醇類、單萜酮	**清晨的節奏響起，向世界說聲早安** 皮膚：毛孔粗大、舒緩過敏或蚊蟲叮咬後造成的皮膚不適、鬍後水、消炎 身體：養肝利膽、助消化、解油膩、提神醒腦、清涼解熱、除口臭 心靈：創意發想、振奮身心、爽快 注意事項：幼童避免使用
13	天竺葵 Geranium *Pelargonium asperum*	pH 值：4.9～5.2 萃取部位：葉 香氣：濃郁、香甜花香味 主要化學成分：單萜醇類、酯類	**尋找生命中的平衡點** 皮膚：對於油性、乾性、痘痘、敏感性膚質都具有平衡效益、強化肌膚順應環境變化、促傷口癒合 身體：平衡內分泌系統、舒緩經前症候群、更年期與荷爾蒙相關的情緒不穩定、痔瘡、靜脈曲張、水腫、降血壓、抗菌、抗黴菌 心靈：平衡內在衝突、樂觀、愉悅、化解偏執與過度完美主義
14	快樂鼠尾草 Clary sage *Salvia sclarea*	pH 值：5.5～5.7 萃取部位：全株藥草 香氣：花草香 主要化學成分：酯類、雙萜醇	**清澈之眼，明辨善惡** 皮膚：平衡油脂分泌 身體：舒緩經前症候群或經期的疼痛、腹脹、水腫及情緒不穩定等、穩定神經系統、抗痙攣 心靈：處理深層壓力、恐懼與沮喪、看清真相、培養遠見、客觀看待事物、接受改變、抗憂鬱 注意事項：婦科相關嚴重疾病者避免使用

	純露	特性	療癒效益
15	百里酚百里香 Thyme CT6 Thymol *Thymus vulgaris*	pH 值：4.5〜4.6 萃取部位：全株藥草 香氣：溫熱、辛辣、刺鼻味 主要化學成分：酚類	衝鋒陷陣的烈火戰士 皮膚：強力抗感染（抗細菌、抗病毒、抗黴菌、抗寄生蟲） 身體：抗感染（口腔、生殖泌尿道、呼吸道、腸道）、激勵免疫系統、預防及對抗流行性感冒 心靈：克服恐懼、勇往直前、振奮精神、強韌生命力 注意事項：幼童、孕婦、敏感性或發炎中肌膚避免使用
16	沉香醇百里香 Thyme CT2 Linalool *Thymus vulgaris*	pH 值：5.5〜5.7 萃取部位：全株藥草 香氣：甜美、青草味 主要化學成分：單萜醇類	烈火戰士轉化的溫和療癒 皮膚：抗菌、消炎 身體：年長者與幼童首選、提升免疫力、預防及對抗流行性感冒、滋補神經系統、抗感染（皮膚傷口、口腔、生殖泌尿道、呼吸道、腸道） 心靈：情感脆弱者的身心防護罩、鼓舞情緒與活力

	純露	特性	療癒效益
17	錫蘭肉桂皮 Cinnamon *Cinnamomum zeylanicum*	pH 值：3.8 萃取部位：樹皮 香氣：香甜、濃郁、辛香味 主要化學成分：芳香醛類、酚類	**打破堅冰，熱情活出自己** 皮膚：皮膚感染問題 身體：降膽固醇、降血糖、促消化、止腹瀉（感染型）、抗菌（膀胱炎、口腔、呼吸道）、利尿、止痛（風濕痛、頭痛、牙痛）、激勵免疫系統、促進子宮收縮、促進新陳代謝、刺激性慾 心靈：充滿熱情與生命熱忱、化解冷漠與不信任感、掃除失望、挫敗感與疲憊心靈 注意事項：孕婦、敏感性或發炎中肌膚避免使用
18	格陵蘭喇叭茶 Labradortea *Ledum groenlandicum*	pH 值：3.8～4.0 萃取部位：全株藥草 香氣：酸甜、略苦、青草味 主要化學成分：單萜烯類、倍半萜烯類	**為生命築起一座青春之泉** 皮膚：安撫鎮靜過敏及發炎肌膚 身體：促進肝臟功能、排毒淨化、處理消化系統疾病、強效鎮靜、助眠、體內消炎（前列腺炎、腎炎、肝炎、泌尿道發炎等） 心靈：降低過多的火能量、消除恐懼及毀面性情緒、重新啟動精神能量、身心自由流動

※表格中的純露 pH 值數據資料來源，出自蘇珊娜‧費雪‧里茲《純露芳療大百科》與蘇珊‧凱帝《純露芳香療法》。

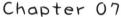

Chapter 07

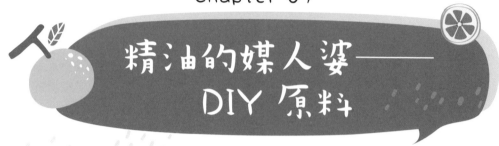

精油的媒人婆——
DIY 原料

調製一帖精油處方，除了需要精油、植物油、純露之外，天然基礎材料與介質也不可少。

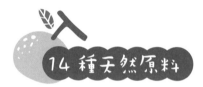

14 種天然原料

 01 杏仁椰子外用調合劑
Essential Solubilizer

取自純杏仁及椰子油的一種溫和乳化劑。這種乳化劑完全無毒、不引起過敏、與皮膚能完全相容。也是許多天然保養品的基底，如精油皮膚保濕噴霧、泡澡露。

用途｜使精油溶於水或其他液體的調合劑

使用方式｜以 5 到 10 份的外用調合劑加上 1 份精油的比例調製。親水性精油，如單萜醇類（茶樹、沉香醇百里香），1 滴精油可使用 5 滴調合劑。親油性（疏水

性）精油，如倍半萜烯類（德國洋甘菊、沒藥），因為難溶於水中，所以 1 滴精油就要 10 滴調合劑。

注意事項｜不能使用於眼睛、黏膜、傷口肌膚或內服。一定要先充分混合調合劑與精油，再倒入水中。加入水後會呈現乳白色的液體狀。

 02 卵磷脂乳化劑
Lecithin Disper

取自大豆卵磷脂成分及蔗糖醇的一種天然乳化劑。在法國，卵磷脂乳化劑主要用來做精油內服的調合品。卵磷脂乳化劑也可以用來做各式各樣液態的調合品：噴霧、漱口水、沖洗劑等。與皮膚及黏膜的相容度非常高。

用途｜使精油溶於水或其他液體的溶劑

使用方式｜以 10 份的卵磷脂乳化劑加上 1 份精油的比例調製。

注意事項｜一定要先充分混合乳化劑與精油，再倒入水中。加入水後會呈現乳白色的液體狀。

03 乳化蠟
Emulsifying Wax

乳化臘是溫和的乳化劑，可以輕鬆做出穩定性高的滋養霜及乳液。取自天然棕櫚油的乳化臘，有別於市面上的人工合成乳化劑，不會刺激，或造成肌膚乾燥及敏感現象。

用途｜製作乳液或霜

04 蜂蠟
Bee Wax

蜜蜂工蜂分泌的蠟，主要成分是酯類、脂肪酸、糖類、維生素和礦物質等，具有抗菌和抗發炎功效。蜂蠟優於其他的化學合成蠟質，可用來製作香膏、油膏和滋養霜，提供皮膚完美的保濕鎖水功效。

用途｜膏類產品的固化基底成分、鎖水、柔軟肌膚

05 可可脂
Cocoa Butter

含有豐富的油酸，棕櫚酸和硬脂酸。室溫下可以保持固體狀態，但一接觸到皮膚就會溶化。具天然抗氧化作用，有助於抵禦對皮膚的自由基損傷與發炎敏感現象，滲透性和滋潤度好，為身體潤膚霜和護唇膏的絕佳添加劑。

用途｜滋潤、修復

06 乳油木果脂
Shea Butter

乳油木果中含有多種肌膚再生的元素，包括必須脂肪酸、三萜烯類化合物、植物固醇、尿囊素與抗氧化劑如維生素E，β-胡蘿蔔素等。

用途｜再生修復、高效能的保濕柔軟肌膚作用

07 葡萄柚籽抗菌劑
Citricidal

從葡萄柚籽和果肉萃取出來的抗菌劑，溫和且低過敏性，可廣泛用於多種DIY配方，作為阻止細菌、黴菌等微生物的滋長。

用途｜抗菌劑

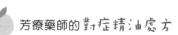

使用方式｜建議用量為滋養霜或乳液中「水性原料」部分的 0.2%至 1%濃度。

註：1ml＝32 滴（1ml的滴數，會因廠牌不同而滴數不同）

 08 迷迭香抗氧化劑
Amiox

從迷迭香植物萃取的有效天然抗氧化劑，能減緩植物油氧化或油耗的速度。加入 1%迷迭香抗氧化劑於天然滋養霜和乳液中，可以抗氧化並清除自由基，具有抗老化的功效。

用途｜減緩植物油氧化或油耗的速度

使用方式｜建議用量為滋養霜或乳液中「油脂性原料」部分的 0.05%至 0.1%濃度，就可以延長保存期限 30%至 40%（每100 毫升植物油中加入 2 至 4 滴）。

註：1ml＝32 滴（1ml的滴數，會因廠牌不同而滴數不同）

 09 雙倍蘆薈酵母膠
Double Strength Aloe Vera Gel

一般蘆薈膠商品，常添加異丁烯酸塑化膠以及人造的綠色顏料染色。雙倍蘆薈酵母膠以酵母膠作為膠化劑，與天然濃縮蘆薈萃取精華，調製出一般蘆薈產品的二倍濃度。

用途｜保濕、消炎、促傷口癒合、水性凝膠基底

註：因作者有自己習慣的廠牌，如果讀者能找到天然蘆薈膠或蘆薈原液，也可自行取代。

 10 十倍濃縮蘆薈原液
Aloe Vera 10x concentrate

利用真空萃取法提煉，已將絕大多數的水分去除，達到十倍活性成分的濃縮原液。因此，只要使用 10%濃度的原液即相當於 100%活性蘆薈。可添加於滋養霜、噴霧等保養品中使用，天然蘆薈帶有滋潤保濕及保護皮膚的特性，能為肌膚帶來多種效用。

用途｜保濕、消炎、促傷口癒合

 11 植物甘油
Vegetable Glycerin

天然甘油有兩種來源：動物脂肪（一般常用）或植物油。植物甘油是天然、完全無毒的保濕劑，能使水分易於被皮膚吸收，也能使皮膚更容易吸收空氣中的水氣，得以長時間保持濕潤，優於一般化妝保養品所添加的丙烯、丁烯二醇等，這些成分經常發生問題。

用途｜保濕劑

使用方式｜計算配方總水量的 2%至 5%左右濃度。

12 瀉鹽
Epsom Salt

瀉鹽也稱為硫酸鎂，不是鹽，是一種鎂和硫酸的天然礦物化合物。芳療運用是添加於熱水浴中，增加排毒、排汗、循環代謝等效益。可紓解肌肉勞損，背部和四肢痠痛，消水腫，及感冒時體液阻塞等。
用途｜提升泡澡時的各種益處

13 綠泥岩粉
Green Clay

含多種礦物成分，應用於淨化，活化皮膚與身體機能。與水調合後的泥岩膜會產生溫熱的效果，激勵血液循環與排汗，進而幫助排除毒素及廢物。
用途｜通常用作面膜或敷料，處理青春痘、油性的肌膚，能達到清潔、去角質、平滑、軟化皮膚的效果

14 維他命 C 錠
Vitamin C

專為精油設計的中性錠片，在台灣是買不到的。維他命 C 片，滴上精油，等待表面精油完全滲入 C 片後，可當作喉糖含在口腔內。
注意事項｜維他命 C 片要選擇沒有包覆外膜的，不然精油無法滲入，會直接揮發消失掉。另外，C 片的維他命 C 含量，請選擇低劑量的。因為當喉嚨不舒服時，你一整天下來可能會吃下好幾片，維他命 C 服用太多量反而不好。最後，慎選精油，不是每一種精油都可以內服。

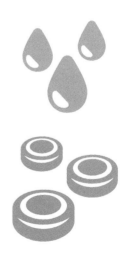

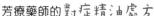

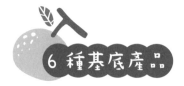

6 種基底產品

01 精油專用基底（霜／乳）
Essential Base Cream／Lotion

市售中有許多的乳霜是以石化產品為基底，如礦物油、石蠟等加上強力乳化劑和防腐劑製成。這些乳霜的親膚性低且不能再生肌膚，更不能被使用於芳療的 DIY 製品中。

不同於礦物油及其他的人造成分，精油專用基底霜以甜杏仁、澳洲堅果、椰子等純天然植物油提煉，以及可可脂、植物油提煉的乳化蠟與甘油、蒸餾水、迷迭香抗氧化劑和葡萄柚籽萃取之天然防腐劑。

精油專用基底乳成分與精油專用基底霜相同，但基底乳的油脂性材料比例較少，因此質地觸感清爽且少油膩感。作法見第 83 頁。

用途｜作為各種用途的基底媒介，包括調製個人專屬複方的芳療基底、按摩、反射治療、一般護膚療程。也可用於對香精氣味敏感、對精油需暫時避免使用的族群，如嬰幼兒、孕婦、重症疾病等，直接塗抹當作身體、手部、臉部的保濕滋養乳。

使用方式｜可以額外添加 10%的複方按摩油、芳香護膚精油或其他油性的成分，只需要充分攪伴均勻即可。

02 基底膏
Balm Base

成分中含有 20%蜂蠟、10%可可脂及 70%荷荷芭油。

可以再加入 10%合適的純精油來客製化個人專屬的芳療產品。作法見第 84 頁。

用途｜油膏、唇膏、鼻膏或肛門栓劑的基底

使用方式｜製作精油膏時，首先將基底膏加熱融化。完全融化後滴入精油及其他添加物，攪拌均勻後即可倒入保存容器中，等待冷卻再次固化。

03 卡斯提爾液態皂
Castile Soap

從椰子油和橄欖油中提煉的溫和皂。用苛性鉀（氫氧化鉀）而非一般固體肥皂使用的苛性鈉（氫氧化鈉）製造，呈現較輕的液體狀。

用途｜各種膚質及年齡層的清潔用途，如盆浴、淋浴、洗髮、刮鬍等

04 特清按摩調合油
Super Fine Massage Blend

椰子油、荷荷芭油與山茶花油加入迷迭香抗氧化劑的複方。非常清爽、不油膩，快速吸收、不易變質的複方調合油。你也可以使用其他按摩油，或以 1：1：1 的比例自行調配特清按摩調合油。

用途｜按摩、調製處方的基底油

05 精油專用洗髮精
Essential Shampoo Base

精油專用的洗髮精，是從溫和的植物油提煉出的清潔劑，無添加化學洗潔劑和界面性活性劑，也不含香精。適用於所有皮脂性的頭髮，溫和卻能有效洗淨。

用途｜直接使用效果極佳，也可以再調入精油處理各種頭皮問題

使用方式｜可調入 0.5%到 2%濃度的精油

06 精油專用潤髮乳
Essential Conditional Base

含天然的椰子油、棕櫚油的潤髮劑成分。適用於所有髮質，具有比較清爽、滋養的潤絲效果。

用途｜頭皮敷膜、潤髮

使用方式｜處理頭髮及頭皮的問題時，精油專用潤髮乳比洗髮精的效果更好，可以將它塗抹在頭髮上停留幾分鐘，讓精油成分完全滲透到頭髮及頭皮，以達到最佳的效果。

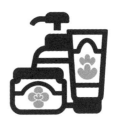

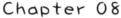

Chapter 08

療癒基礎——
DIY基劑製作

 01 精油噴霧

材料｜

100ml 配方

精油 2ml（40 滴）

杏仁椰子外用調合劑 10ml

蒸餾水或純露 90ml

葡萄籽制菌劑 5 滴

製作方法｜

1. 精油先加入杏仁椰子外用調合劑中，均勻混合。

2. 加入葡萄柚籽抗菌劑（以蒸餾水為水溶液基劑時必須添加，如以純露為水溶液則不需要添加）。

3. 加入蒸餾水或純露，再充分混合。

注意事項｜

（1）天然調合劑有別於化學合成的乳化劑，長時間靜置，仍可能有稍微分層的現象，使用前搖一搖即可再次混合。

（2）用於處理肌膚問題的精油噴霧，請使用純露，避免使用蒸餾水。蒸餾水易滋生細菌，請適當調入葡萄柚籽抗菌劑。

 02 精油凝膠、凍膜

材料｜

40 ml 配方

精油 24 滴

無傷口：杏仁椰子外用調合劑 10ml

有傷口：卵磷脂乳化劑 10ml

純露 20ml

雙倍蘆薈酵母膠 10ml

製作方法｜

1. 精油先加入調合劑中，均勻混合。

2. 加入純露，充分混合。

3. 加入雙倍蘆薈酵母膠，充分混合。

範例｜

3%抗痘凝膠 40ml（參考第 113 頁）

注意事項｜

（1）處方中的蘆薈膠和純露對精油有些

助溶的作用，因此調合劑的量可以調降，如有分層的現象，使用前搖一搖即可。

（2）請勿使用蒸餾水，尤其發炎與傷口的肌膚。

（3）肌膚如有傷口時，調合劑請選擇對皮膚及黏膜相容度較高的卵磷脂乳化劑。如果調製品是針對無傷口的乾燥敏弱肌膚，則選擇滋潤度較高的杏仁椰子外用調合劑。

範例｜

2%頭皮淨化凍膜 120ml（參考第 266 頁）

材料｜

精油 48 滴、卵磷脂乳化劑 20ml、純露 50ml、雙倍蘆薈酵母膠 50ml

注意事項｜

如想製作臉部用凍膜，精油降至0.5%（12 滴精油）

03 精油專用基底霜

材料｜

500g 配方

A. 油脂性材料（含 20%油脂）

乳化蠟 40 公克

澳洲堅果油 25 公克（28 毫升）

特清按摩調合油 25 公克（28 毫升）

（參考第 81 頁）

可可脂 10 公克

迷迭香抗氧化劑 8 滴

B. 水性材料（含 80%水）

真正薰衣草純露 193 毫升

羅馬洋甘菊純露 193 毫升

植物甘油 12 公克或毫升

葡萄柚籽抗菌劑 2 公克或 80 滴

製作方法｜

1. 配好油脂性材料（A）倒入鍋中。

2. 配好水性材料（B）倒入另一鍋中，在加熱前攪拌均勻。

3. 將兩鍋分別加熱至攝氏 65℃到 70℃，熄火。

4. 將水性材料倒入油性材料鍋中，攪拌均勻。

5. 持續攪拌 1 分鐘，之後以每幾分鐘一次的間隔，偶爾拌一下直到冷卻。

注意事項｜

（1）很多人搞不清楚抗菌劑與抗氧化劑的區別。抗菌劑是阻止細菌、黴菌等微生物的生長；抗氧化劑則是減緩氧化或腐壞的速度。

（2）自製芳療用品時，其過程無法符合工廠的無菌狀態，難免會受汙染，滋生細菌，建議添加葡萄柚籽抗菌劑。添加抗氧化劑可以減緩植物油的氧化油耗速率。

（3）特清按摩調合油含有椰子油、荷荷芭油、山茶花油。

（4）這是一款較濃的基底霜，可以再添加 15%以上的精油或植物油，或者 100%（一倍等量）的純露。

（5）本品含有真正薰衣草純露和羅馬洋

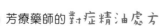

甘菊純露,即使不加入精油,也具有良好消炎、滋潤、修復肌膚功效。

04 基礎軟膏

材料|

蠟:脂:油＝1:1:4

精油 30 滴

蜂蠟 5 g

可可脂 2.5g

乳油木果脂 2.5g

沙棘油 10g

荷荷芭油 10g

製作方法|

1. 將精油調入植物油中,攪拌均勻後,備用。

2. 將蜂蠟、可可脂、乳油木果脂溶化為液狀後,攪拌均勻。

3. 將步驟 ❷ 溶化後的蠟和脂,倒入步驟 ❶ 的油中,加熱,拌勻。

4. 將混合熱液倒入容器中,靜置 10～20 分鐘,直至凝固即可。

範例|

　　5%外傷急救膏 30g(參考第 116 頁)

注意事項|

(1) 本配方適合質地、觸感偏軟的藥膏、外傷膏等

(2) 每家廠商提供的材料性質不同,如蜂蠟,軟硬不太相同。你可以自由調整蜂

蠟的量,量越多,基礎膏質地越硬。

(3) 植物油的選擇,可依照處理之皮膚症狀而變化。如果想做一大罐、沒加精油的備用基礎膏,建議植物油選擇可以長期保存的荷荷芭油。

(4) 如果基礎膏中不需要有皮膚修復和滋潤作用的脂(可可脂、乳油木果脂),只是單純作為油膏的應用,如刮痧膏、傷風萬應油膏,可以參考以下範例。

範例|

5%萬應油膏 50ml(參考第 302 頁)

材料|

精油 50 滴、蜂蠟 10 g、荷荷芭油 40g

05 基礎油膏

材料|

蠟:脂:油＝1:1:3

精油 6 滴

蜂蠟 1.2 g

可可脂 1.2g

瓊崖海棠油 3.6g

製作方法|

1. 將精油調入植物油中,攪拌均勻後,備用。

2. 將蜂蠟、可可脂溶化為液狀後,攪拌均勻。

3. 將步驟 ❷ 溶化後的蠟和脂,倒入步驟 ❶ 的油中,拌勻。

4.將混合熱液倒入護唇膏瓶中，靜置
10～20分鐘，直至凝固即可。

範例｜
　　5%消腫止痛栓劑（參考第132頁）
注意事項｜
（1）本配方適合質地、觸感**偏硬**的護唇
膏、栓劑等。
（2）栓劑（護唇膏瓶中）請置於冷凍庫
中保存。
（3）提高基礎膏硬度，降低植物油的
量，並移除質地較軟的乳油木果脂。
（4）植物油的選擇，可依照處理之皮膚
症狀而變化。

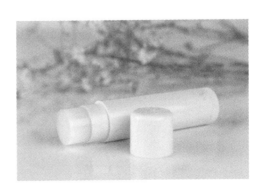

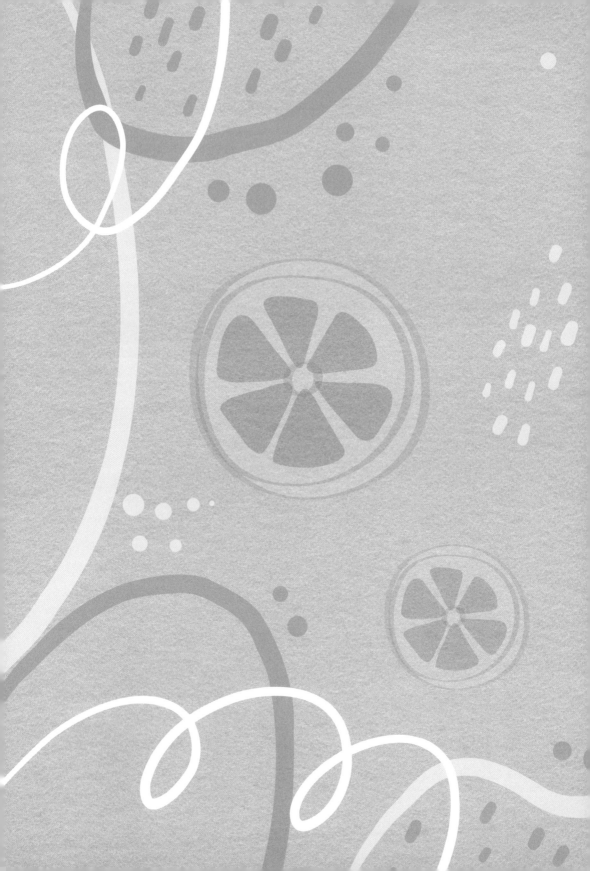

Part 2

芳療藥師的
精油處方

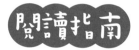

1.西藥解說

商品	Sato 鼻炎ストナリニS（司多安鼻炎膜衣錠）	パブロン鼻炎カプセルSα（大正百保能鼻炎膠囊）	斯斯鼻炎膠囊
藥廠	佐藤製藥	大正製藥	五洲製藥
藥品類別	第 2 類醫藥品	第 2 類醫藥品	醫師藥師藥劑生指示藥
主成分	Chlorpheniramine maleate Phenylephrine HCL Datsura extract	Carbinoxamine maleate Pseudoephedrine HCL Belladonna alkaloids Caffeine anhydrous	Chlorpheniramine maleate Pseudoephedrine HCL Belladonna alkaloids Caffeine anhydrous Glycyrrhizinate monoammonium
適應症	緩解過敏性鼻炎、枯草熱所引起之相關症狀（鼻塞、流鼻水、打噴嚏、眼睛及喉部搔癢）		

🍊 商品

　　本書舉例的藥品為台灣與日本常見的藥品，並不代表銷售第一或效果第一，是根據我十多年來的銷售與指導用藥經驗所做的選擇，以及成分類似之藥品。

🍊 藥品類別

台灣

　　藥品分級制度與電影的限制級、輔導級與普遍級很相似。台灣藥品分為三級：「處方藥」、「指示藥」與「成藥」。處方藥像是「限制級」藥品，需經醫師診斷，確定病因後開立處方箋，才能到藥局取藥，如高血壓、糖尿病用藥、抗生素等。指示藥像是「輔導級」藥品，可以由醫師或藥師來指導民眾使用，購買時不需要有

處方箋，如普拿疼、胃藥制酸劑等。成藥則是人人可以自行選購的「普遍級」藥品，不但不需要醫師處方箋，也不必經過藥師指示，但使用前須詳細閱讀藥品說明書與用法用量，如綠油精、萬金油等。

日本

　　日本對於一般醫藥品的分級主要可分為三大類：醫療用醫藥品（處方藥）、要指導醫藥品、一般用醫藥品。一般用醫藥品分為：第 1 類醫藥品、指定第 2 類醫藥品、第 2 類醫藥品、第 3 類醫藥品。

　　一般我們在日本藥妝店的開放式陳列架上可以拿到的是第 2 類與第 3 類醫藥品，其餘的藥品需要經由藥師指導用藥，確認禁忌症或是有特殊副作用。

✳ **主成分**

　　表中的藥品成分只列出有效成分（主成分），並無列出賦形劑或其他添加物。

✳ **適應症**

　　藥品適合運用的疾病或症狀。

2.精油處方解說

成人精油處方：13 歲以上		
配方濃度：3%	主要化學成分	作用
德國洋甘菊 5 滴	倍半萜烯、倍半萜醇	抗發炎
25% CO₂金盞花 20 滴	三萜類、類黃酮	抗發炎、促傷口癒合
穗狀薰衣草 3 滴	氧化物、單萜醇、單萜酮	緩解鼻塞、乾化黏液、抗發炎、提振精神
藍膠尤加利 3 滴	氧化物	緩解鼻塞、乾化黏液、抗發炎、提振精神
乳香 2 滴	單萜烯	抗菌、促傷口癒合、鎮靜安撫
基底成分		
金盞花浸泡油 30ml	微量精油、胡蘿蔔素、三萜類、類黃酮、葉黃素	抗發炎、促傷口癒合

※表格中的基底成分，如杏仁椰子外用調合劑、卵磷脂乳化劑、雙倍蘆薈酵母膠、十倍濃縮蘆薈原液、精油專用基底霜、基底膏、特清按摩調合油、精油專用洗髮精，詳細參考 DIY 原料和基底製作章節（第 76～85 頁）。

✳ **濃度**

　　精油添加於基底油或基劑後的濃度。精油處方濃度以 1ml＝20 滴計算。

　　4 滴 25% CO₂ 金盞花精油等於 1 滴 100% CO₂ 金盞花精油。

✳ **主要化學成分**

　　精油處方表格中的主要化學成分，是針對各帖處方中主要作用的代表成分，並非精油的全部化學成分組成。

✳ **基底成分**

　　基劑製作參考第 82-85 頁，包含噴霧、凝膠、凍膜、基底霜、軟膏、油膏。

✳ **使用年齡**

　　成人精油處方：13 歲以上
　　兒童專用處方：2-12 歲以上
　　（孕婦不建議使用本書處方）

✳ **作用**

　　精油處方表格中精油的主要藥理作用，是針對各帖處方中主要代表的作用，並非精油的所有功效。

快速查詢PART 2 精油處方

症狀	成人精油處方	頁碼	兒童可用	兒童處方	頁碼
Ch.1 皮膚篇					
燒燙傷	燒燙傷冷卻急救凝膠	97	❤		
蚊蟲叮咬	蚊蟲叮咬止癢乳霜	101		☆	104
濕疹、過敏、感染	多功能乳霜	106		☆	109
乾燥、敏弱肌膚	全天然舒敏乳霜	110	❤		
青春痘、成人痘	抗痘凝膠	113			
	礦泥抗痘敷膜	115			
割傷、擦傷、刺傷、抓傷	外傷急救膏	116	❤		
疤痕、瘀青	淡疤化瘀養護油	120	❤		
黴菌感染	殺無赦除黴噴劑	124		☆	126
病毒感染	奇蹟養護油	127		☆	130
痔瘡	消腫止痛栓劑	132			
Ch.2 綜合感冒篇					
鼻炎、鼻過敏	鼻腔減敏油	136		☆	138
	鼻腔潔淨噴劑	140	❤		
喉嚨不適	喉嚨舒緩噴劑	143		☆	144
	口腔喉嚨潔淨凝露	146	❤		
	精油口含錠	150			
咳嗽、濃痰	舒咳化痰養護油	155		☆	158
綜合感冒	日夜加強養護油	160		☆	163
流行性感冒	守護者養護油	165	❤		
發燒	精油退熱貼	168	❤		

症狀	成人精油處方	頁碼	兒童可用	兒童處方	頁碼
Ch.3 肌肉、神經、骨骼篇					
肌肉酸痛、緊繃	勁涼舒痠噴劑	171			
拉傷、扭傷、落枕	脫痛寧養護油	175			
慢性疼痛、痠痛	鎮痛油貼布	179			
免疫性、全身性疼痛	免痛安神養護油	185			
抽筋、成長痛	媽寶舒筋按摩乳霜	190	❤		
Ch.4 胃腸消化篇					
胃脹氣、消化不良、食慾不振、噁心	萬用消化道養護油	195		☆	197
胃痙攣	解痙舒緩養護油	199			
綜合消化道問題	沙棘油修復油飲	202			
	消化純露飲	202			
便祕	胃腸通樂養護油	206		☆	211
	油飲潤腸法	208	❤		
	催便噴霧劑	208	❤		
腹瀉	抗菌止瀉舒緩油	213		☆	217
	錫蘭肉桂純露	217	❤		
Ch.5 婦科・內分泌篇					
經前症候群	月經調理油	220			
	月見草油	223			
	大馬士革玫瑰純露	223			
生理痛	舒緩經痛養護油	225			
	亞麻仁油	229			
	永久花純露	229			

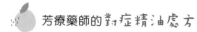

症狀		成人精油處方	頁碼	兒童可用	兒童處方	頁碼
更年期	女性更年期	更年期舒緩精油	231			
		石榴籽油	235			
		絲柏純露	236			
	男性更年期	養腎固精泡澡油	238			
		恢復身心平衡的薰香	240			
		純露飲處方	240			
		植物油飲處方	241			
私密處感染		陰部抗異味噴劑	243			
		陰部強效止癢油	245			
失溫的私密處		初階版縮得妙——歡愉之夢	248			
		進階版縮得妙——危險愛神	249			
Ch.6 頭皮保健篇						
落髮		髮肌養護液	252			
禿髮		賦活生髮液	255			
頭皮毛囊炎		抗菌洗髮精	258			
		頭皮與舒壓兩用噴霧劑	260			
		毛囊炎舒緩凝膠	261			
頭皮濕疹（脂漏性皮膚炎）		抗菌、抗炎、抗壓噴劑	264			
		頭皮淨化凍膜	266			
Ch.7 眼部保健篇						
眼部疲勞、不適		純露舒視滴露	271			
		晶亮純露洗眼露	272			
眼壓高		降壓濕敷片	273			
眼部感染		抗菌濕敷片	273			
識人不清、鬼遮眼		清澈之眼濕敷片	274			
黑眼圈、泡泡眼		循環濕敷片	274			

芳療藥師的對症精油處方

症狀	成人精油處方	頁碼	兒童可用	兒童處方	頁碼
情緒的點點滴滴系列	戒斷購物癮、暴飲暴食	309			
	消除內心的憤怒	309			
	修補失去的傷痛	310			
	打開封閉的內心	310			
	不再抱怨的香氣	310			
	適應環境、減少焦慮	311			
	提升女王般的自信（女性專用）	311			
	提升國王般的自信（男性專用）	311			
睡眠障礙系列	【失眠原因一】害怕、恐懼陌生環境	312			
	【失眠原因二】想太多，大腦停不下來	312			
	【失眠原因三】更年期煩躁	312			
	【失眠原因四】情緒因素：焦慮、緊張、擔心、憤怒、壓力	313			
	【失眠原因五】累到睡不著	313			
	【失眠原因六】時差	313			
奇門遁甲系列	卡到陰避邪噴霧	314			
	轉運與消災解厄噴霧	314			
	招財運	314			
	招人緣、招桃花	315			
	新月許願	315			

症狀	成人精油處方	頁碼	兒童可用	兒童處方	頁碼
脈輪能量強化系列	旋轉能量盤的啟動	316			
	【第一脈輪海底輪】	316			
	【第二脈輪生殖輪】	316			
	【第三脈輪太陽神經叢】	316			
	【第四脈輪心輪】	317			
	【第五脈輪喉輪】	317			
	【第六脈輪眉心輪】	317			
	【第七脈輪頂輪】	317			
安心防護系列	5%提升免疫金鐘罩油	318			
	2%防疫金鐘罩噴霧	318			
	加強保濕版乾洗手	318			
	香水奢華版乾洗手	318			
	芳香口罩	319			
	隱形口罩	319			

Chapter 01

外用皮膚篇

01 燒燙傷

芳療藥師的真心話

我曾經請日本人推薦一款好用的燙傷藥膏，他們拿出了一罐，令我驚訝且懷疑的商品：大塚製藥株式會社「娥羅納英®H軟膏」（「オロナインH軟膏」）。甚至，國內外廚師也對這支軟膏好評不已。這款藥膏在日本銷售已長達60年以上，是日本家庭必備的萬用藥膏和國民常備藥。去日本人家裡作客，也可以在他們的客廳、廁所和廚房看到它的蹤影。除了能舒緩輕微燙傷，也能緩和痔瘡、皮膚炎和皮膚龜裂。

不過，根據我的使用經驗，它舒緩燙傷的效果有限，反而是台灣醫院和藥局常用的使立復和灼膚星乳膏比較好用。這三款用來處理燙傷的藥膏主要成分為抗菌劑，用來治療或預防輕微的傷口感染。

每次我先生用「娥羅納英®H軟膏」來擦燙傷部位，我都會忍不住開玩笑跟他說：「塗這個軟膏，你還不如直接抹台灣的本土偏方：黑人牙膏」（當然這是錯誤行為！）事實上，無論是日本的娥羅納英®H軟膏，或台灣常見的使立復和灼膚星燙傷乳膏，重點都在抗菌作用。

西藥：オロナインH軟膏、使立復乳膏、灼膚星乳膏

商品	オロナインH軟膏（娥羅納英®H軟膏）	使立復乳膏	灼膚星乳膏
藥廠	大塚製藥	寶齡富錦生技	榮民製藥
藥品類別	第2類醫藥品	醫師處方藥	醫師處方藥
主成分	Chlorhexidine gluconate	Sliver sulfadiazine	Sliver sulfadiazine
適應症	痤瘡、粉刺、單純糠疹、輕度燒傷、龜裂、凍瘡、傷口、乾性香港腳、白癬、股癬、頭癬	二級及三級燙傷之預防感染、燙傷及一般性外傷傷口之感染、皮膚粘膜之感染	治療或預防燒、燙傷引起之感染症

藥品主成分與作用類別

抗菌劑—— Chlorhexidine gluconate、Sliver sulfadiazine

 成人精油處方：燒燙傷冷卻急救凝膠

精油成分		
配方濃度：5%	主要化學成分	作用
穗狀薰衣草 90 滴	氧化物、單萜醇、單萜酮	止痛、抗菌、促傷口癒合
茶樹 10 滴	單萜醇、單萜烯	抗菌、抗發炎
100ml 基底成分		
雙倍蘆薈酵母膠 50ml	200%蘆薈、酵母膠	保濕、促傷口癒合
真正薰衣草純露 50ml	酯類	抗發炎、抗菌

※以上精油處方濃度以 1ml＝20 滴計算。

使用方式

局部使用。燙傷部位冷卻後，每小時塗抹一次，至灼熱疼痛感消失。可擦在兒童身上。

注意事項

建議小面積輕度燙傷使用，如果配方有分層，使用前攪拌均勻。請放置於冰箱保存。大範圍嚴重燙傷，千萬不要忘記燒傷急救五步驟「沖、脫、泡、蓋、送」，並立即送醫。

處方解析 Important Note

對燒燙傷的部位，我們必須選擇針對抗菌效果好，且抗菌範圍大，既溫和又不刺激的精油種類。這裡隆重介紹芳香療法中的精油始祖——薰衣草和茶樹精油，是少數可用純劑直接塗抹於皮膚的精油。1920 年代，法國化學家蓋特佛賽（Rene-Maurice Gattefosse）在某天實驗中發生了一場小爆炸，化學反應所產生的瞬間高溫十分驚人。當時蓋特佛賽的手被嚴重燒傷，在緊急的狀況下，身旁剛好有一桶精油，他立刻把手浸入精油桶中。此時，發生神奇的事情——他的手竟然沒有燒傷的痕跡，也沒有起水泡，連疼痛的感覺都很小，最後傷口癒後也沒有留下任何疤痕。傳說中，這個厲害的奇蹟油就是薰衣草精油。這個神奇的過程，也讓蓋特佛賽進一步提出芳香療法理論，因此被後代譽為「芳香療法之父」。

薰衣草精油在芳療圈被稱為「萬用油」，甚至有如「萬金油」般存在。全世界的需求量，遠大於生產量。然而，薰衣草家族成員眾多，在相同的薰衣草屬之下，就有 30 多種以上的薰衣草品種，而且在氣味、成分組成、功效和使用禁忌上，大多有天壤之別。氣味從香甜溫暖到尖銳刺鼻；作用從安神助眠到提神醒腦。

芳療常用的薰衣草種類有真正薰衣草、醒目薰衣草及穗狀薰衣草。位於法國東南部的普羅旺斯是薰衣草的故鄉，沿著地中海的海岸向北走，會見到漫山遍野的薰衣草。在下普羅旺斯會遇見穗狀薰衣草，繼續向北行進，就會看見中普羅旺斯的醒目薰衣草，再繼續往北，便到達上普羅旺斯，在海拔 800 公尺以上的地區，即見真正薰衣草。

真正薰衣草（Lavender True／*Lavandula angustifolia*），又名高地薰衣草、狹葉薰衣草、英國薰衣草、安古拉斯薰衣草，是薰衣草家族中，生長於最高海拔的品種。化學結構上歸屬於酯類，組成：沉香醇 30～40%、乙酸沉香酯 40～50%、1,8-桉油醇＜3%、樟腦＜1%。功效最為廣泛多元，有時候反而讓人覺得好像沒有特別突出的療效。儘管如此，因為性質溫和，肌膚耐受度極高，可放心使用在各種緊急創傷情況下的處理，甚至不用稀釋，直接純劑使用。這樣與生俱來的全能呵護、滋養特質，讓它享有「精油之母」的美名，彷彿像一位貼心的母親一樣，使命必達，解決所有疑難雜症。在心理層面，可作為各種負面情緒的急救良藥。對於自律神經系統有良好的放鬆、鎮靜作用，非常適合睡眠前使用。

醒目薰衣草（Lavender Super／*Lavandula×intermedia*），又名雜交薰衣草，生長於中海拔，約 500 公尺處，介於真正薰衣草與穗花薰衣草的中間地區。在薰衣草家族的「扮家家酒」遊戲中，真正薰衣草是慈祥的媽媽，穗狀薰衣草是堅韌

的爸爸，而醒目薰衣草是爸媽愛的結晶。因為綜合了爸媽的優點，對環境的抗性與適應能力都很強，且精油萃取率也高出很多。化學結構上偏向母系的真正薰衣草，歸屬於酯類，組成：沉香醇 30～40%、乙酸沉香酯 30～40%、1,8-桉油醇 5～20%、樟腦 5～10%。相較於母系真正薰衣草，多了父系的顯性基因，有較高含量的氧化物類（1,8-桉油醇）和酮類（樟腦）成分，其清新舒爽的氣味符合其名「醒目」，特別適合用於提振呼吸道、免疫力和肌肉疼痛等問題。

在這裡要提醒你，市售的薰衣草品種大多為醒目薰衣草，甚至會以高價偽裝成真正薰衣草販售。醒目薰衣草精油用於低濃度下，才能放鬆助眠，反之，會越用越有精神喔！很多睡眠有障礙的人，因睡前使用過多的醒目薰衣草，反而更不易入眠。

穗狀薰衣草精油（Spike Lavender／ *Lavandula latifolia*），又名寬葉薰衣草，生長於低海拔約 200～500 公尺處。以前，法國用於皮膚各種創傷，甚至農民被毒蛇咬傷後，會立即搗碎它，敷在傷口上解毒、消炎、止痛。因此，在穗狀薰衣草的拉丁學名中「spica」一字就是源自於一種毒蛇的名稱。不過，各位要注意，被毒蛇咬可不比輕微燒燙傷，趕快去急診，千萬不要真的只用穗狀薰衣草就算了！

穗狀薰衣草代表家族中捍衛家庭的爸爸與溫柔的媽媽相當不同，化學結構上歸屬於氧化物類，組成：1,8-桉油醇 25～35%、樟腦 10～20%、沉香醇 30～40%、乙酸沉香酯＜2%。含有更高量的 1,8-桉油醇及樟腦成分，較為霸氣、刺激，但卻帶來傑出的呼吸道效益，可止咳、祛痰，並抗黏膜發炎；亦具有較強效的抗感染和皮膚再生能力，在抗菌和傷口修復的效果也來得更顯著。此外，它還能處理神經疼痛方面的問題，如神經炎、神經痛等。綜合以上，更優異的抗菌、止痛和傷口修復能力，若要處理燒燙傷的傷口問題，在皮膚降溫後，穗狀薰衣草精油會是首推的最佳良方。氣味上，全株植物帶著鮮明的樟腦香氣，氣味更涼嗆，可以提神醒腦，趕走睡意，提振低迷的精神。如果要睡前助眠，千萬不要選這味讓情緒振奮的穗狀薰衣草喔！

茶樹精油（Tea Tree／ *Melaleuca alternifolia*）是最溫和的天然抗生素。桃金孃科的澳洲茶樹從遠處觀看，像似針葉樹，氣味中有清新的木質香，也略帶點辛香氣息。花期大多落在春末或夏初，蓬鬆細緻的雪白花朵，猶如春雪般美麗，因此也稱為 snow-in-summer。茶樹精油含有豐富的單萜醇類：萜品烯四醇（Terpinen-4-ol）、單萜烯：萜品烯（Terpinene）以及少量的倍半萜烯和氧化物，性質溫和，一般不易刺激皮膚。

茶樹的治療用途很廣，常見於藥品與護膚保養品中，芳香療法上多用於消炎、抗感染、提升免疫、緩解感冒及呼吸道的

不適症狀。雖然茶樹是少數可以直接用純劑的精油，不過，對它產生過敏的人也不少。依據我的經驗，大部分的原因是精油儲存不當，用了變質的精油才造成過敏。茶樹精油的化學組成中，含有較高量的單萜醇與單萜烯，兩者皆容易與空氣反應，氧化變成氣味刺鼻、刺激性高的化學物質。因此保存上要小心，若氣味改變，有明顯的刺鼻味，請勿再使用，以免造成皮膚過敏喔！

雖然穗狀薰衣草有很好的抗菌特性，但我還是加上一點溫和的茶樹精油（比例 4：1）來提升廣泛的抗菌力。整個燒燙傷的冷卻急救凝膠處方，可以說是以薰衣草主止痛修復，茶樹主殺菌剋敵，一柔一剛更顯完美協調。至於基底凝膠的部分，我選擇對燙傷有很好的舒緩效果：雙倍蘆薈酵母膠和真正薰衣草純露，以一比一調製後放冰箱保存，降溫效果很好。

這款冷卻急救凝膠的處方稍為更改一下，如移除茶樹精油，然後穗狀薰衣草濃度降至 2%。就會成為用於放射線治療之前和之後的保護凝膠。大部分的個案都會回饋說：真的不會有放射線治療後的發紅、刺痛和燒灼的不舒服感。十多年來，分享這帖精油處方給多到數不清的個案，有些人因此被芳香療法的神奇療癒效果感動，變得跟我一樣癡迷於精油。這也是我身為芳療藥師執業多年來，最開心、最感動的事情。

02 蚊蟲叮咬

芳療藥師的真心話

「曼秀雷敦 AD 安膚康軟膏」和「護那酷涼液」這兩瓶是去日本旅遊的必買聖品，相信大家一定不陌生。說真的……這兩款藥品的止癢和抗發炎效果還不錯！我曾經在日本藥妝店看到一位年紀稍長的大姐，她一次買了 20 瓶護那酷涼液！這樣可怕的消費行為，當然引起我的好奇，

我問她：「買這麼多，送人嗎？」

她卻回我：「自己用啦！我家裡和外面蚊子超多，一天到晚被叮。」

這回答讓我很震驚，我好心告訴她：「這瓶是藥品，裡面還有『局部麻醉劑』，不要把它當保養品擦！」我心想回到台灣，一定要立馬打電話給她家附近的衛生局去滅蚊。這樣做，應該可以讓這位大姐減少一些因藥物濫用造成的傷害吧！

不管是曼秀雷敦 AD 安膚康軟膏或護那酷涼液，都主打二大效果：抗發炎和止癢。抗發炎的作用，是透過抗組織胺藥物，降低組織胺所引起的皮膚發紅及發癢現象，或者透過三萜類活性物質調控發炎相關因子產生的炎症，如甘草酸（Glycyrrhetinic acid）這類的抗發炎劑。止癢的作用分別由局部麻醉劑（Lidocaine）、止癢劑（Crotamiton）和薄荷腦（*l*-Menthol）、和樟腦（*dl*-Camphor）來輔助。

西藥：**曼秀雷敦 AD 安膚康軟膏、護那酷涼液**

商品	メンソレータムＡＤクリーム （曼秀雷敦 AD 安膚康軟膏）	新ウナコーワクール （護那酷涼液）
藥廠	樂敦製藥	興和製藥
藥品類別	第 2 類醫藥品	第 2 類醫藥品
主成分	Lidocaine Diphenhydramine Crotamiton Glycyrrhetinic acid	Lidocaine Diphenhydramine l-Menthol dl-Camphor
適應症	皮膚搔癢、皮膚炎、紅疹、蕁麻疹、蚊蟲叮咬、濕疹、皮膚潰瘍、汗疹、凍瘡	暫時緩解皮膚刺激引起之搔癢、蚊蟲咬傷

藥品主成分與作用類別

（1）抗組織胺藥—— Diphenhydramine

（2）抗發炎劑—— Glycyrrhetinic acid

（3）局部麻醉劑—— Lidocaine

（4）止癢劑—— Crotamiton

（5）清涼、止癢、消炎劑—— l-Menthol、dl-Camphor

 成人精油處方：**蚊蟲叮咬止癢乳霜**

精油成分		
配方濃度：5%	主要化學成分	作用
25% CO_2 金盞花 60 滴	三萜類、倍半萜烯、類黃酮	抗發炎、促傷口癒合、抗發炎
丁香花苞 10 滴	酚類、倍半萜烯	止癢、止痛、抗菌、抗發炎
胡椒薄荷 10 滴 （或日本薄荷）	單萜醇、單萜酮	止癢、止痛、清涼感
樟樹 5 滴	單萜酮	止癢、止痛、清涼感、抗菌
穗狀薰衣草 10 滴	氧化物、單萜醇、單萜酮	止痛、抗菌、促傷口癒合

50ml 基底成分		
金盞花浸泡油 5ml	微量精油、胡蘿蔔素、三萜類、類黃酮、葉黃素	抗發炎、促傷口癒合
精油專用基底霜 45ml（參考第 83 頁）	澳洲堅果油、特清按摩調合調合油（椰子油、荷荷芭油、山茶花油）、真正薰衣草純露、羅馬洋甘菊純露	舒緩發炎、滋潤、修復肌膚

※以上精油處方濃度以 1ml＝20 滴計算。
※CO_2 金盞花精油為 25%，所以 4 滴等於 1 滴 100% CO_2 金盞花精油。

使用方式

局部使用。

處方解析 Important Note

處方中的金盞花精油（Calendula／*Calendula officinalis*）和金盞花浸泡油，可以同時扮演抗組織胺藥物和抗發炎劑的角色。金盞花屬菊科植物，頭狀金黃色花序，耐寒性強，於開花時剪下，仍保持盛開狀。藥草功效的主要成分，包括類黃酮類（Flavonoids）、三萜類（Triterpenes）、胡蘿蔔素（Carotene）、葉黃素（Lutein）等。類黃酮類物質在細胞內的生理活性，如抗發炎、清除自由基等功效，一直以來都備受肯定。三萜類化合物在結構上和固醇類物質有很高的相似性，在人體生理內可抑制細胞中的發炎相關因子，調控發炎反應。

市售藥物中常出現的抗發炎劑：甘草酸成分（如 Glycyrrhetinic acid），即為三萜類物質。金盞花成分中也有三萜烯醇（Triterpenoid），尤其款冬二醇單酯（Faradiol monoester）有顯著的抗發炎特性。在國外研究顯示（Loggia et al 2006），CO_2 萃取的金盞花精油，與藥品成分 Indomethacin（NSAIDs 非類固醇消炎止痛藥）有著類似消炎作用機轉。金盞花更具有多元的生理活性，如抗氧化、抗菌、止痛、抗腫瘤等效益。另外，在傷口修復上會促進皮膚再生，透過提升纖維細胞活性，加速膠原蛋白合成，縮短上皮的重建階段。

台灣和日本藥妝市場中，天然的金盞花成分經常出現在嬰兒的屁屁霜、雪花霜或舒敏修復乳膏中，也應用於藥品，如痠痛或跌打損傷膏、皮膚炎製劑等。在乾燥和敏感皮膚的保養品裡，也會添加金盞花精油，常見於面霜、防曬乳液、護唇膏、洗髮精和沐浴乳。在芳香療法上，更是經常用來抗菌、抗痘、止癢、抗發炎和抗過敏等相關應用。

AD 霜和酷涼液之所以可以很快止癢，裡面的局部麻醉劑 Lidocaine 是很大的功臣。之前曾經發生過，我用 AD 霜擦在被蚊子叮到的嘴唇上，結果整個嘴巴麻掉。在這帖處方中，我特別推薦丁香花苞精油（Clove Bud／*Syzygium aromaticum*）來扮演局部麻醉、止癢、止痛的角色。化學屬性歸類為酚類，其氣味與消炎止痛功效源自於丁香酚（酚類）和 β-丁香油烴（倍半萜烯類）成分。很多人聞到它的氣味，腦中會冒出牙醫診所的畫面。小時候牙痛時，牙醫會把丁香酚滴在棉花球裡，塞在牙齒上，會覺得麻麻的，舒緩牙痛的效果很好。止痛的機制像熱敷一樣，透過調整痛覺訊號，短暫麻痺末梢神經。當然，阻斷感覺神經的訊息傳遞，自然也接受不到癢的訊息，輕鬆達到止癢效果。

唇形科薄荷屬的胡椒薄荷植物，是水薄荷與綠薄荷的雜交種。胡椒薄荷精油（Peppermint／*Mentha×piperita*）又名歐薄荷，化學組成含有約 40%薄荷腦（單萜醇類：Menthol）和 20%薄荷酮（單萜酮類：Menthone）。另一種薄荷，日本薄荷精油（Peppermint Arvensis／*Mentha arvensis*），又名野薄荷、玉米薄荷，是薄荷腦含量最高的薄荷品種，可高達 80%以上，為其他薄荷品種的 1.5 倍左右。由於日本曾經是世界最大產地，因此被命名為日本薄荷。如果處方中想達到更高的清涼和鎮痛境界，進而有更強力的止癢、止痛效果，則可以選擇日本薄荷精油。

與薄荷腦有類似效益的化學物質——樟腦（單萜酮類：Camphor），這成分具有芳香、清涼、止癢、止痛、輕微局部麻醉、驅蟲和抗菌的作用，也常運用於藥物製劑中。市售中的樟樹精油（Camphor Tree／*Cinnamomum camphora*），又名本樟，含有相當高量 50～70%的樟腦成分，也可調入於處方中。這帖處方有了天然的薄荷腦和樟腦，再加上丁香酚的局部麻醉作用，就會像 AD 膏和酷涼液一樣，帶來清涼感，以及止癢、止痛的效果。

最後，我很喜歡在每帖精油處方裡加上不一樣品種的薰衣草精油，除了會增加整體處方的效益之外，精油的協同作用也會使處方發揮更大的效力。這裡我特別選擇穗狀薰衣草精油，比起真正薰衣草精油，桉油醇和樟腦的含量更高，有較顯著的止痛、抗菌和傷口癒合能力。

綜合上述的精油處方組成，涵蓋了 AD 安膚康軟膏和護那酷涼液的抗發炎、抗過敏、止癢、止痛和清涼效果。當然，無論是金盞花、穗狀薰衣草、丁香花苞、胡椒薄荷和樟樹精油本身有額外的抗菌和傷口癒合功效，是 AD 安膚康軟膏和護那酷涼液裡沒有的，這也是既溫和又強大的芳香療法最吸引人的地方喔！

注意事項：5%濃度較高，不建議塗抹全身。另外，對付極癢的小黑蚊或跳蚤，我的經驗是需要調整至 10%濃度。

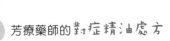

⚘ 兒童專用處方：**蚊蟲叮咬止癢乳霜（兒童版）**

精油成分	
配方濃度：5%	
25% CO$_2$ 金盞花 ·················	60 滴
醒目薰衣草或真正薰衣草 ·······	35 滴
金盞花浸泡油 ·················	5ml
精油專用基底霜 ·············	45ml
處方解析	
處方濃度仍維持 5%，但移除刺激性精油，丁香花苞、胡椒薄荷和樟樹。穗狀薰衣草含較高的單萜酮成分，不適合小孩，建議換成較溫和的醒目薰衣草或真正薰衣草。	

03 濕疹、過敏、感染

芳療藥師的真心話

　　許多人的家用醫藥箱都會有一條綜合型萬用藥膏！這類型藥膏作用相當廣泛，集合了類固醇、抗生素、抗黴菌藥物，同時具有止癢、抗發炎、抗菌和抗黴菌之四種不同作用，如：四益、四聯、益四聯、杏聯、美康、康可麗、康淨膚等藥膏。使用於過敏性和發炎性皮膚病，預防及減緩皮膚燒燙傷、刀傷、刮傷的感染，以及表淺性黴菌感染（如足癬、股癬、汗斑等）。

　　尤其是輕微皮膚炎，致病原因有可能是濕疹、細菌感染、黴菌及念珠菌感染等。在台灣緊縮的全民健保制度下，醫師通常會開立一條上述的綜合型萬用藥膏，以便應對各種可能性。不過，雖然萬用藥膏的都是由類固醇、抗生素、抗黴菌藥物組成，但其實包含不同的藥物成分，因此成分比例、功效也不同，所以選錯藥膏則效果不彰。這概念像是拿小水果刀去切豬骨頭，會切不太動。某些較嚴重的皮膚炎可能對某些類固醇反應不佳，或者感染的細菌對藥膏裡的抗生素已經產生抗藥性，這些都需要專業人員判斷。

　　在藥局工作時，我發現常有人會買這類萬用藥膏來擦痘痘。千萬不要嘗試！基本上，萬用藥膏裡的抗生素對於痤瘡桿菌沒太大的嚇阻效果，而且所含的類固醇還

可能讓皮膚更敏感，反而讓痘痘變嚴重。除此之外，很多媽媽從小兒科拿到的萬用藥膏含有中效等級的類固醇成分，所以能有效舒緩輕微的尿布疹、濕疹和過敏。然而，有些是因細菌和黴菌感染而引起的尿布疹，使用萬用藥膏起初會很快止癢及消腫，卻可能使感染更嚴重。因為類固醇具有免疫抑制作用，會使抹藥的患部慢慢失去抵抗力，正好提供了病菌良好的生存環境。提醒各位，類固醇並不是萬惡藥物，許多皮膚疾病，用對了類固醇，就會有很好的治療效果，但若不知皮膚疾病的病因就自行亂用，反而會越用越糟。因此，有皮膚問題最好找皮膚專科醫師診治，若是黴菌感染則用抗黴菌藥膏，細菌感染則須使用抗生素藥膏，並遵照醫囑使用一個完整療程，千萬不可自行判斷，而擅自停藥。

 西藥：**四益乳膏、四聯親水性軟膏、美康乳膏**

商品	四益乳膏	四聯親水性軟膏	美康乳膏
藥廠	寶齡富錦生技	中生生技製藥	杏輝藥品工業
藥品類別	醫師藥師藥劑生指示藥	醫師藥師藥劑生指示藥	醫師處方藥
主成分	Betamethasone Gentamicin Tolnaftate Iodochlorhydroxyquin	Betamethasone Gentamicin Tolnaftate Iodochlorhydroxyquin	Triamcinolone Neomycin Gramicidin Nystatin
適應症	急救、預防及減緩皮膚刀傷、刮傷、燙傷之感染；治療皮膚表淺性黴菌感染，如足癬、股癬、汗斑；濕疹或皮膚炎。	濕疹和其他過敏，感染及發炎性皮膚病。	濕疹、過敏性和發炎性皮膚病、續發性細菌或黴菌感染（念珠菌感染）。

藥品主成分與作用類別

（1）類固醇—— Betamethasone、Triamcinolone

（2）抗生素—— Gentamicin、Neomycin、Gramicidin

（3）抗黴菌劑—— Tolnaftate、Nystatin

（4）抗菌劑—— Iodochlorhydroxyquin

成人精油處方：多功能乳霜

精油成分		
配方濃度：5%	主要化學成分	作用
德國洋甘菊 15 滴	倍半萜烯、倍半萜醇	抗發炎、止癢
沒藥 15 滴	倍半萜烯	抗發炎、止痛、促傷口癒合、抗菌
野馬鬱蘭 5 滴	酚類	抗菌、抗黴菌、抗病毒、抗寄生蟲
茶樹 5 滴	單萜醇、單萜烯	抗菌、抗黴菌、抗發炎
醒目薰衣草 10 滴	酯類、單萜醇、單萜酮	抗發炎、抗菌
50ml 基底成分		
精油專用基底霜 50ml（參考第 83 頁）	澳洲堅果油、特清按摩調合油（椰子油、荷荷芭油、山茶花油）、真正薰衣草純露、羅馬洋甘菊純露	舒緩發炎、滋潤、修復肌膚

※以上精油處方濃度以 1ml＝20 滴計算。

使用方式

局部使用。每日塗抹 3 至 4 次。

處方解析 Important Note

我相信在了解萬用藥膏的成分組成邏輯，消炎、止癢、抗黴菌及抗細菌後，要選出相似藥理作用的精油，自製天然萬用膏，應該不難吧！芳香療法的神奇特色就是一種精油可能同時具備抗炎、抗細菌、抗黴菌、抗病毒等作用，甚至還有安撫情緒的效益，而且不需要擔心到底是被細菌感染，還是被黴菌感染，以及是否會產生抗生素的抗藥性或類固醇的反彈現象。把每一種精油中的化學成分調合在一起，還會產生協同作用，發揮更大、更強的功效。

這帖多功效乳霜中我調入了兩個強效的抗發炎、抗過敏精油——德國洋甘菊和沒藥精油。處方中，德國洋甘菊和沒藥是扮演類固醇的重大角色，以我十多年來的調劑經驗來看，沒有比這組合有更強的消炎效果了。

第一味，先介紹在芳療醫藥箱中必備的精油：德國洋甘菊精油（German chamomile／*Matricatia recutita*），既神奇又威力無比的自然界深藍色寶藏。在歐

洲，是最被廣泛使用的藥草，我們常喝的洋甘菊茶便是德國洋甘菊，可以消除緊張的情緒和胃腸，甚至心靈上的敏感不安。德國洋甘菊精油的深藍色澤並不是原本就存在於植物本身，而是芳香物質在水蒸氣蒸餾過程中，經過熱與水淬鍊後，母菊素（Matricine）產生化學轉變而形成的物質：母菊天藍烴（Chamazulene）。在芳療界，只要是藍色的精油，都有很強的抗發炎效果，如德國洋甘菊、摩洛哥藍艾菊、西洋蓍草、藍絲柏等。

在構思精油處方時，我都會把德國洋甘菊奉為植物界的類固醇、非類固醇消炎止痛藥（NSAIDs）及抗組織胺來用，因為它幾乎是一手包辦所有身體、皮膚、呼吸道等的發炎過敏症狀。德國洋甘菊所含的珍貴深藍色的母菊天藍烴（倍半萜烯類）與 α-沒藥醇（α-Bisabolol：倍半萜醇類）成分，其作用似消炎止痛藥（NSAIDs），可抑制環氧合酶（cyclooxygenase），進而抑制促發炎物質：前列腺素（prostaglandins）的合成。亦有阻斷促發炎物質：白三烯素（Leukotriene）的生成，中斷一連串的過敏反應。對於組織胺引起的相關過敏反應，也有紓解穩定作用。

第二味，沒藥精油（Myrrh／*Commiphora myrrha*）與德國洋甘菊精油一樣，擁有倍半萜烯類的強力消炎特性。亦能抑制 5-脂氧合酶（5-lipoxygenase）產生發炎物質：白三烯素，對病原體誘發的一連串免疫抵抗機制，能有效緩解急性發炎、過敏反應。許多研究也特別指出它的抗菌特質，尤其針對泌尿道、口腔、喉嚨，以及對膿瘡與潰爛的清創效果。

橄欖科的沒藥樹，生長在乾燥險惡的沙漠，樹幹會滲出芳香樹脂，深黃色黏稠的結塊物質，經過蒸餾後得到精油。沒藥的止痛、麻醉效果很好，耶穌在背著自己的十字架，走上永生的道路時，曾有人提供沒藥醋，希望能為耶穌減少釘刑之苦。除了消炎、止痛特性外，如同樹脂類的乳香精油，也能促進傷口癒合。

第三味，野馬鬱蘭精油（Oregano／*Origanum compactum*），又名奧勒岡或牛至，是強而有力的全面抗感染精油。其組成中含有高比例的酚類成分，香荊芥酚（Carvacrol）與百里酚（Thymol），扮演萬用藥膏裡的核心功效——抗生素和抗黴菌劑。一般酚類對皮膚刺激性大，如百里酚百里香、錫蘭肉桂、冬季香薄荷精油等。不過，野馬鬱蘭在適當的濃度之下，與其他溫和的精油調合，並不會帶來太大的刺激感，而且利用精油之間的協同力，讓整體處方發揮高效的殺菌、殺病毒、殺黴菌、殺寄生蟲的作用。或許有人會想，既然有了強效的酚類精油，為何還要加入有些弱的單萜醇類的茶樹精油。我的用意是，因為酚類的野馬鬱蘭還是有可能刺激敏弱型皮膚，所以加入茶樹精油是為了要降低野馬鬱蘭的濃度。茶樹也是一支相當

優秀的抗菌和抗黴菌精油。

很多皮膚藥膏和口服藥的處方設計，都會利用一剛一柔的概念，來減少主成分的副作用。

最後，我一樣習慣加入薰衣草精油，這裡我選的是醒目薰衣草精油。醒目薰衣草是真正薰衣草和穗狀薰衣草混種而來，精油產量高，故價格較親民一些。它不像穗狀薰衣草一樣有很高比例的桉油醇和樟腦成分，是最接近真正薰衣草的品種。除了扮演安撫、鎮靜皮膚的角色外，也跟茶樹一樣，可以降低野馬鬱蘭的刺激性和增強抗菌功效。

注意事項

本處方設計是為了符合多功能藥膏概念。除了濃度偏高，精油屬性也是屬強效類型。我建議像四聯藥膏一樣，短期且局部使用。

如果你調製的多功能乳霜，是給目前正在使用或長期使用類固醇藥膏的人，必須要小心，不可以讓這樣的類固醇使用者，忽然停掉藥物治療。類固醇是需要階段式調整來停藥，否則可能會產生嚴重的疾病反彈現象，使皮膚狀況更惡化。建議請他先完成醫生開立的藥物療程。

多功能乳霜的其他用法

除了上述適應症，這款強力的精油處方也可以拿來處理初期發作的「疔瘡」，就是老一輩所說：「我生釘子啦！」。疔瘡是由於數個相鄰的毛囊接連被感染，產生發炎，甚至會液化呈膿的症狀。有時年輕人來藥局詢問時，還會害羞難以啟齒。疔瘡常常長在大腿內側和屁股附近，一摩擦到或壓到，就會像碰到釘子的強烈刺痛感，讓人走路的姿勢變得有些奇怪。通常會以口服抗生素、消炎藥和外用抗生素藥膏來治療。要注意如果感染到皮下脂肪而範圍變大，可能會演變為蜂窩性組織炎。

另一種毛囊炎，像是長在背上的痘痘和粉刺。這其實是因細菌或黴菌感染的毛囊炎，除了要清潔乾淨，一般醫生會建議使用 A 酸或是杜鵑花酸。初期可以使用這款多功能乳霜來舒緩，能夠消炎、抗細菌與黴菌。但仍需注意，千萬不能小看背上突起的小粉刺或痘痘，這種毛囊炎若處理不當，亂摳、亂擠又不消毒，容易產生發炎反應。尤其是在免疫低下的患者，更容易併發嚴重感染。所以，務必慎重！如果初期使用這帖精油處方沒有獲得舒緩，請儘快就醫，千萬不要拖延。

✿ 兒童專用處方：多功能乳霜（兒童版）

精油成分
精油濃度：3%
德國洋甘菊 ·········· 10 滴
沒藥 ·················· 5 滴
茶樹 ················· 10 滴
醒目薰衣草 ··········· 5 滴
精油專用基底霜 ······ 50ml
處方解析
處方濃度降至 3%，移除刺激性精油「野馬鬱蘭」，其作用由溫和的茶樹取代。

04 乾燥、敏弱肌膚

芳療藥師的真心話

　　前兩篇都是介紹局部乳膏，精油處方較為刺激且濃度偏高，並不適合身體大範圍使用，或是當小孩的屁屁霜、全身乳液，以及患部範圍比較大的輕微皮膚炎。在一些育嬰的部落格討論區中，常會有媽咪們介紹以金盞花藥草，以及其他天然藥草為主成分的舒緩敏感、乾燥肌的護膚產品。這裡來教大家調製一帖安全溫和又保濕止癢，甚至能安撫大人、小孩情緒的全天然舒敏乳霜。

💊 西藥：**金盞花全效乳膏、金盞花嫩膚霜、金盞花寶貝柔護身體乳**

商品	金盞花全效乳膏	金盞花嫩膚霜	金盞花寶貝柔護身體乳
藥廠	法國布瓦宏大藥廠	義大利維奇草本	法國薇蕾德
藥品類別	外用護膚品	外用護膚品	外用護膚品
主成分	金盞花萃取物 聖約翰草萃取物 西洋蓍草萃取物 格陵蘭喇叭茶萃取物	金盞花萃取物 聖約翰草萃取物 錦葵萃取物 薰衣草精油 荷荷芭油 向日葵油 蘆薈膠	金盞花萃取物 甜杏仁油 芝麻油

外用護膚品主成分與作用類別

（1）舒緩發炎特性 —— 金盞花、聖約翰草、西洋蓍草、格陵蘭喇叭茶、錦葵等萃取物、薰衣草精油

（2）保濕滋潤肌膚 —— 荷荷芭油、向日葵油、甜杏仁油、芝麻油、蘆薈膠

🧴 成人精油處方：全天然舒敏乳霜

精油成分		
配方濃度：1%	主要化學成分	作用
真正薰衣草 10 滴	酯類、單萜醇	抗發炎、安撫鎮靜
羅馬洋甘菊 10 滴	酯類	抗發炎、安撫鎮靜
100ml 基底成分		
金盞花浸泡油 5ml	微量精油、胡蘿蔔素、三萜類、類黃酮、葉黃素	抗發炎、促傷口癒合
胡蘿蔔根浸泡油 10ml	微量精油、胡蘿蔔素、茄紅素	抗發炎、促傷口癒合
精油專用基底霜 85ml（參考第 83 頁）	澳洲堅果油、特清按摩調合油（椰子油、荷荷芭油、山茶花油）、真正薰衣草純露、羅馬洋甘菊純露	舒緩發炎、滋潤、修復肌膚

※以上精油處方濃度以 1ml＝20 滴計算。

使用方式

兒童可使用；適用於大面積皮膚部位，包括臉部。

處方解析 Important Note

市面上有許多以金盞花萃取物為主打特色的天然草本護膚產品，可見金盞花有相當優越的舒緩敏感效果。我、兒子和先生都是屬於過敏體質，尤其壓力爆表時，常常會皮膚發紅搔癢。當然，也有許多芳療個案也跟我們一樣有這樣的困擾。這裡來分享，兼具身心照護的特調乳霜處方，已征服千名敏弱肌膚的個案，經歷多年驗證，就是好用！

市售的舒敏乳液，依照各廠商的商品特色，添加不同的消炎萃取物，如金盞花、聖約翰草、西洋蓍草萃取物、格陵蘭喇叭茶、德國洋甘菊和錦葵等萃取物。首先，這帖自製的舒敏乳霜一定要加入金盞花浸泡油。但是我並沒有再添加抗發炎效果更強的 CO_2 金盞花精油在乳霜中。主因是金盞花精油顏色太深黃了，局部擦可以，但大範圍擦身體或臉，皮膚會變得泛黃。曾經有位年長的個案，請我幫她調製舒敏的面霜。過幾天，這位愛漂亮的大姐很生氣地跑回來唸我「吼！朋友都問我是不是黃疸或肝硬化，臉好黃。」為了不讓她變成黃臉婆，我立馬幫她更改處方。還

有這瓶乳霜是用來塗抹大範圍，甚至全身的護膚品，並不建議加入較強效的精油。金盞花精油的強效力，我們把它留在皮膚炎時，再使用就好。

這裡我多增加了一味植物浸泡油，女性必備抗老修護聖品「胡蘿蔔根浸泡油」（Carrot／*Daucus carota*），浸泡油顏色是淡黃，不會像精油是深黃色。胡蘿蔔根浸泡油含有大量的胡蘿蔔素與茄紅素可以清除自由基，因此常添加於各種護膚保養品中。適用於乾燥和敏感性皮膚，也是老化、失去彈性肌膚的救星。經常用於曬傷或曬後保養，可抗發炎，促進傷口癒合。只需10%濃度就很好用喔！

精油的成分，我選擇的是舒壓界的妙手神醫──真正薰衣草，而不是選擇用來抗菌、癒合傷口的醒目薰衣草和穗狀薰衣草。多數的皮膚發炎和過敏原因是來自於壓力和情緒，因此若要以心理層面著手處理，真正薰衣草絕對是首選。酯類的真正薰衣草精油，除了有舒緩炎症效益外，對身心放鬆和壓力釋放有很大的輔助。我喜歡在晚上洗完澡後，幫自己和小孩全身擦這瓶全天然舒敏乳霜。對於晚上睡眠也幫助很大。

第二味，羅馬洋甘菊（Roman Chamomile／*Anthemis nobile*），強大又溫和的老幼良方。你可能會問，那德國洋甘菊精油呢？事實上，兩種洋甘菊精油都蒸餾自花瓣，且都具有鎮靜和抗發炎的效果。不過相較之下，德國洋甘菊的主要成分是倍半萜烯類和倍半萜醇類，比較常被用來處理身體發炎；羅馬洋甘菊的主要成分是酯類，更多用於情緒發炎。照這樣的邏輯，我們就等身體和皮膚真正發炎時，再把德國洋甘菊精油亮出來使用吧！

羅馬洋甘菊精油香氣中有淡淡的青草味，同時也帶點酸酸甜甜的蘋果香，因此被譽為「地上的蘋果」。它周圍的植物會日漸茁壯，而且不易有病蟲害，如此療癒的照護性格，也讓羅馬洋甘菊享有「植物的醫生」的美名。其蘋果酸甜氣味來自於一種特殊的脂肪族（酯類），如當歸酸異丁酯。此成分在精油中並不常見，卻占了羅馬洋甘菊80%以上的比例，鎮靜、止痛效果很顯著，也有助於因負面情緒和壓力引起的皮膚過敏。

如果你跟我一樣，因家中有好動的小孩，常常生氣，甚至壓力大到臉上長皺紋、皮膚癢。那這瓶舒敏乳霜絕對會是妳和小孩的好幫手。晚上洗澡後，塗抹臉部和全身，能舒緩敏感、滋潤皮膚，又能放鬆緊繃的身心，讓你和孩子都一夜好眠。最重要的是，皺紋會減少很多喔！

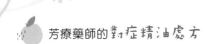
05 青春痘、成人痘

芳療藥師的真心話

　　你是否有這樣的疑惑：為何明明過了青春期的年紀，卻常常冒出痘痘？而且這些痘痘特別愛長在嘴巴下緣或下巴附近。這些擾人的成人痘與青春痘不同，並非是因為油脂過剩！大多是由於荷爾蒙失調、皮膚敏感、乾燥或壓力太大等原因才會誘發的成人痘。

　　日本治療痘痘的人氣商品真的比台灣多，多到讓人眼花撩亂，藥品療效設計上也與台灣相當不同。台灣人討論度最高的二款日本商品——曼秀雷敦 Acnes25 藥用抗痘霜和獅王 PAIR Acne，是專治成人痘的第 2 類醫藥品，同時具有消炎與抗菌作用。台灣的抗痘藥物則是以單方抗生素，或其他單方角質代謝成分為主軸。

 西藥：Acnes25 藥用抗痘霜、獅王 PAIR Acne、祛痘素凝膠

商品	アクネス25メディカルクリーム（Acnes25 藥用抗痘霜）	ペアアクネクリームW（獅王 PAIR Acne）	祛痘素凝膠
藥廠	樂敦製藥	獅王株式會社	人人化學製藥
藥品類別	第 2 類醫藥品	第 2 類醫藥品	醫師處方藥
主成分	Ibuprofen piconol Isopropyl methylphenol	Ibuprofen piconol Isopropyl methylphenol	Clindamycin
適應症	痤瘡、粉刺	痤瘡、粉刺	痤瘡

藥品主成分與作用類別

（1）消炎劑—— Ibuprofen piconol

（2）抗菌劑—— Isopropyl methylphenol

（3）抗生素—— Clindamycin

🫙 成人精油處方：抗痘凝膠

精油成分		
配方濃度：3%	主要化學成分	作用
月桂葉 8 滴	氧化物、單萜烯、單萜醇、酯類、酚類	抗發炎、抗菌
綠花白千層 5 滴	氧化物	抗發炎、抗菌、促進角質代謝
玫瑰草 5 滴	單萜醇	抗菌
真正薰衣草 6 滴	酯類、單萜醇	抗發炎、抗菌、安撫鎮靜
40ml 基底成分		
雙倍蘆薈酵母膠 10ml（參考第 78 頁）	200%蘆薈、酵母膠	抗發炎、抗菌、平衡油脂、促進循環、促進傷口癒合
波旁天竺葵純露 10ml	單萜醇、酯類	抗發炎、抗菌、調節荷爾蒙、平衡神經系統、平衡油脂分泌
快樂鼠尾草純露 10ml	酯類	抗發炎、調節荷爾蒙、平衡神經系統、平衡油脂分泌
卵磷脂乳化劑 10ml（參考第 76 頁）	大豆卵磷脂、蔗糖醇	使精油乳化，溶解於水溶液中

※以上精油處方濃度以 1ml＝20 滴計算。

調製方式

先將全部精油加入卵磷脂乳化劑中，再加入純露，均勻攪拌後，最後加入雙倍蘆薈酵母膠。

使用方式

局部使用，每日塗抹 3～4 次在痘痘上。

注意事項

因為凝膠式的精油處方可能會產生刺激感，所以我將處方的精油濃度降至 3%。如果皮膚屬於敏感者，可以調降至 1.5%。

使用前如有分層，請再次攪拌均勻。

處方解析 Important Note

我算是幸運的人，雖然身體會長痔瘡、長皰疹、長皮蛇、長疔瘡、長針眼……就是不長痘痘、粉刺。以我長期為個案調配精油的經驗，我對臉部上的各種問題，尤其對付面皰、粉刺，非常拿手。所以，我在這裡分享一款十多年來廣受好評的獨家處方。

市面常見的抗痘藥膏，成分有分為：

抗菌劑、消炎藥、抗生素、角質軟化劑和氧化剝落劑等。我們可以綜合以上成分功效，設計具有以下四大重點的成人精油處方：抑制毛囊發炎反應、抑制痤瘡桿菌繁殖、平衡皮脂腺分泌、促進角質代謝。本帖精油處方，無論是成人痘或青春痘，皆一網打盡。

第一味，月桂葉精油（Bay Laurel／*Laurus nobilis*）是這帖處方的重點，有明顯的消腫、消炎和抗菌能力。月桂葉雖然歸類於氧化物類分子，但含有多樣的芳香分子，精油成分幾乎包含所有化學族群，如氧化物、單萜烯、單萜醇、酯類、酚類等。如此豐富多元的芳香分子，便是月桂葉擁有廣泛且強大療癒力的最大因素。

第二味，綠花白千層（Niaouli／*Melaleuca quinquenervia*）。與月桂葉精油同屬於氧化物類，亦有抗發炎、抗菌效益。綠花白千層的樹木有很強的更新作用，會把較老的樹皮一層層推擠出來。對應在皮膚上有很好的促進新陳代謝的能力，幫助角質正常代謝與減少堆積；而白色絨毛狀的花序像極了清汗專用的小奶瓶刷，讓它更具刷洗般的皮膚淨化特性。

第三味，玫瑰草（Pamarosa／*Cymbopogon martini var. motia*），又名馬丁香，出現在這帖處方中，目的是為了取代大家常用來處理痤瘡桿菌的茶樹精油。這也是十多年來，我為個案製作護膚產品所獲得的寶貴經驗。以神農嘗百草的精神，

實驗了 10 種以上的抗菌精油，發現單萜醇類的玫瑰草精油最有效！不過，玫瑰草的缺點就是容易刺激皮膚，所以處方加入真正薰衣草精油來降低皮膚刺痛和發紅的機率。真正薰衣草也是消炎、鎮靜、安撫神經系統的重要角色，有助於對抗難纏的壓力型成人痘，讓人聞到就放鬆不已。而用來稀釋精油的基底凝膠，則以蘆薈膠來增強保濕皮膚和修復傷口。純露與蘆薈膠以 1：1 比例調合，製成清爽好吸收的基底凝膠。

消除成人痘的祕訣，除了塗抹這款抗痘凝膠外，還記得要溫和清潔臉部，然後你可以選擇波旁天竺葵純露和快樂鼠尾草純露，以 1：1 比例調成洗臉後的化妝水（用途：再次清潔殘留的汙垢）。

波旁天竺葵純露的氣味有如香甜青草般氣息，並不像精油那樣有引人注意的濃郁花香味。化學分子組成上，純露雖然以有機酸成分為主，但也有抗發炎和抗菌的單萜醇類，以及安撫情緒的酯類化合物的作用方向，用來平衡交感和副交感神經系統。波旁天竺葵純露更是調節女性荷爾蒙的重要純露之一，特別適合熟女們。不但可以避免經前症候群，還能改善生理期前長出的膿皰型痘痘。臉部保養上常用來平衡各類型肌膚問題，也加強皮膚對環境與生理變化的順應性效果。

另外，快樂鼠尾草純露是平衡女性荷爾蒙的佼佼者，具有激勵、振奮精神的作

礦泥抗痘敷膜

材料｜50ml

- **精油 1%**：月桂葉 4 滴、綠花白千層 2 滴、玫瑰草 2 滴、真正薰衣草 2 滴
- **純露**：波旁天竺葵純露 10ml、快樂鼠尾草純露 10ml
- **杏仁椰子外用調合劑 5ml**
- **雙倍蘆薈酵母膠 5ml**
- **綠泥岩粉 20ml**（約 4 茶匙）

製作方法｜

1. 將所有精油加入杏仁椰子外用調合劑中，均勻混合成 ❶。

2. 將純露加入 ❶，充分混合成 ❷。

3. 將雙倍蘆薈酵母膠加入 ❷，充分混合成 ❸。

4. 混合成 ❸ 的水溶液，再加入綠泥岩粉中，攪拌均勻即可。

功效｜舒緩青春痘、成人痘，平衡油脂、消炎，清潔、軟化角質。

使用方式｜均勻敷抹於全臉或其他部位，靜待 10～15 鐘後，清洗。每週使用 2～3 次。

用，同時又能化解焦慮與深層壓力。在皮膚上，能夠消炎和消腫、收斂毛孔、和抑制皮脂過度分泌。我也非常推薦內飲這兩味有機純露，對於荷爾蒙不平衡造成的成人痘，由內而外調整，效果更快。

06 割傷、擦傷、刺傷、抓傷

芳療藥師的真心話

　　割傷、擦傷、刺傷或抓傷等皮肉傷是很常見的小意外，因此我的外出包中一定會放一小罐自製的外傷急救膏。談到外傷軟膏，我一定要提到 KIP PYROL-HI 和 TOFUMEL A 外傷用軟膏，這二款是日本歷史相當悠久的家庭藥膏。想起在美國留學時，看到日本留學生的背包裡都會備有這類紅色藥膏。就讓我們來看看，外傷軟膏裡面藏著什麼厲害的藥品吧！

西藥：キップパイロールHI、トフメルＡ、利膚外傷軟膏

商品	キップパイロールHI（KIP PYROL-Hi）	トフメルＡ（TOFUMEL A 外傷用軟膏）	利膚外傷軟膏
藥廠	KIP 藥品	三寶製藥	西德有機化學製藥
藥品類別	第 2 類醫藥品	第 2 類醫藥品	醫師藥師藥劑生指示藥
主成分	Isopropyl methylphenol Zinc oxide Phenols Salicylic acid	Chlorhexidine hydrochloride Zinc oxide *dl*-Camphor	Neomycin Bacitracin
適應症	輕度灼燙傷、割傷、擦傷、皮膚龜裂、乾裂、刮傷、陽光曬傷、雪地曬傷	擦傷、切傷、刺傷、灼燙傷、皮膚龜裂、乾裂、凍瘡、殺菌、消毒	刀傷、擦傷、刺傷、抓傷、磨傷、輕微燙傷

藥品主成分與作用類別

（1）抗菌劑—— Isopropyl methylphenol、Chlorhexidine hydrochloride、Phenols

（2）抗生素—— Neomycin、Bacitracin

（3）消炎劑—— Zinc oxide、Salicylic acid、*dl*-Camphor、Phenols

成人精油處方：外傷急救膏

精油成分		
配方濃度：5%	主要化學成分	作用
岩玫瑰 15 滴	單萜烯	止血、抗菌、促傷口癒合
穗狀薰衣草 10 滴	氧化物、單萜醇、單萜酮	止痛、抗菌、促傷口癒合
西洋蓍草 5 滴	倍半萜烯、單萜酮、單萜烯	止血、抗發炎、促傷口癒合

30g 基底膏成分		
基礎軟膏 30g （總重）	（參考第 84 頁）	基劑
沙棘油 10g （於 30g 基礎軟膏中的量）	棕櫚油烯酸、類胡蘿蔔素、 沙棘黃酮和植物固醇等	抗發炎、抗菌、促傷口癒合
荷荷芭油 10g （於 30g 基礎軟膏中的量）	植物蠟酯	增加皮膚保護性、延長保存

※以上精油處方濃度以 1ml＝20 滴計算。

使用方式

局部使用，每日 3～4 次塗抹在傷口上，直至傷口癒合為止。成人與兒童皆可使用。

處方解析 Important Note

外傷軟膏的主要重點就是抗菌，因此藥膏的主成分為抗生素或合成抗菌劑。若你是屬於對某些抗生素或抗菌劑過敏的人，家裡的芳療藥箱中，不妨備上這罐同時具抗菌、抗炎、止血又能快速癒合傷口的重磅級外傷急救膏。

首先，第一味要介紹在芳療圈中享有「止血第一」聖名的岩玫瑰精油（Cistus／*Cistus ladaniferus*）。神奇的外傷止血效果，讓我想起小時候那瓶長輩專用的仙藥「雲南白藥」。印象中，長輩們只要看到流血的傷口，就會拿起來四處噴，有時連痔瘡流血也都會用它來止血。不過，雲南白藥的抗菌效果並不好，常常聽到他們抱怨傷口有「金包銀」的現象，就是表面皮膚好了，但傷口裡面還在持續發炎。若你真要

使用雲南白藥，一定要注意傷口的變化！

提醒你，岩玫瑰屬於樹脂類精油，葉片會流出如黏液的膠狀樹脂，它與我們熟知的玫瑰花是不同科屬的植物，完全沒關係喔！岩玫瑰精油的主要化學成分是單萜烯類，但其芳香分子種類豐富，因此療癒作用十分強大且多元。所以，我幾乎隨身攜帶岩玫瑰精油純劑。除了抗感染、止血、癒合傷口的能力，它那股濃郁的酸甜鳳梨味，讓人瞬間跳脫憂傷。斷捨離負面情緒的速度，就像它的止血作用一樣快！

有時候不小心被尖銳的東西割傷，一直滲出鮮紅血液時，我會緊急使用岩玫瑰精油純劑，滴 1～2 滴在傷口上，大約 5 分鐘左右，很快就會止血，而且傷口癒合快得有如奇蹟。

第二味，我選擇含有較多桉油醇（氧化物類）和樟腦（酮類）成分的穗狀薰衣草精油。因為薰衣草精油也常被用來緊急處理傷口，十分符合抗菌與快速癒合傷口的訴求。

第三味，西洋蓍草精油（Yarrow／*Achillea millefolium*），神話般的經典藍色精油。西洋蓍草是非常古老的藥草，拉丁學名 Achillea 就是源自希臘神話中的阿基里斯（Achilles）。相傳阿基里斯全身唯一的弱點就是腳踝；結果，在戰爭時，他因為不慎被箭射中腳踝而死。因此，後人就以他的名字來命名後腳踝的這條肌腱——阿基里斯腱。阿基里斯的腳踝（Achilles' Heel）更被引申為致命弱點、罩門、要害。在特洛伊戰爭中，這位希臘第一戰神使用西洋蓍草為士兵療傷，所以西洋蓍草也被稱作「戰場藥草」與「阿基里斯之藥」。

西洋蓍草與德國洋甘菊精油都有著亮眼的經典深藍色澤，二者皆含有強力抗發炎作用的珍貴成分——母菊天藍烴（Chamazulene）。不同的是，西洋蓍草的化學組成含有較多比例的單萜烯和單萜酮，所以相對於德國洋甘菊的青草味，它的氣味則多了樟腦的清涼透徹感。從這個神話故事裡，大家會不會覺得，西洋蓍草讓整個創傷膏變得很有分量，在外傷處理上既完美又有力道呢？

外傷藥膏中的植物油選擇也很關鍵。處方中，第一味介紹是橘黃色的植物油——沙棘油（Sea Buckthorn oil／*Hippophae rhamnoides*）。這款高 CP 值的植物油，幾乎是一款能夠跨越藥品、保健食品和美容保養品的奇效植物油。沙棘油中含有高量不飽和脂肪酸、類胡蘿蔔素、類黃酮、植物固醇及多種維生素等的高療癒價值成分。在皮膚保養上，對於各年齡層的皮膚問題，如脫屑、乾燥、發炎敏感和皮膚潰瘍等都可以使用。沙棘油成分中，有與人體皮脂成分相近的棕櫚油烯酸，更是加強皮膚再生和修復受傷黏膜組織的專家。經常被建議用來作為放射線治療前後的皮膚保護油之一，同時對於灼燒、開放性傷口和極難癒合的傷口有幫助。

另一味關鍵植物油是來自美國南部沙漠，號稱液態黃金，專治皮膚疾病的萬用仙丹——荷荷芭油（Jojoba／*Simmondsia chinensis*）。事實上，它是一種液態的植物蠟酯，非常不容易氧化，所以可以讓整帖調劑後的芳療處方長期存放，不易油耗壞掉。蠟酯成分似人體皮膚中含有的油脂成分，分布在皮膚、毛髮等部位，有很好的保護作用。我經常會搭配荷荷芭油和玫瑰果油來處理新舊疤痕和妊娠紋等問題。

這帖外傷急救膏也是「身心靈療癒膏」，除了處理身體表面的發炎、過敏和傷口外，也能拯救心靈上的焦躁和創傷。建議家裡的芳療醫藥箱中，一定要備有這款急救膏，在處理身體皮肉創傷時，也能安撫遭逢意外的恐慌，或內心揮之不去的恐懼和焦慮。

注意事項

適合小範圍的皮肉創傷和輕微燙傷，不建議大面積感染的傷口。

07 疤痕、瘀青

芳療藥師的真心話

　　除疤產品的成分很廣泛，分為三種類型：藥品類、醫療器材類及化妝品類。這三類型的除疤原理並不相同，因此使用的時間點和方式也有差異。常見的除疤商品，如日本藥品 Atnon EX 凝膠、德國新美德除疤凝膠等，並不適合使用於開放性傷口，須等傷口癒合才可使用。其成分功效著重在舒緩炎症，促進皮膚更新作用，幫助組織受損修復，提供肌膚營養及保濕效果。另外，對於有開放性的傷口的除疤藥品，則是選擇含有局部消毒殺菌的製劑，如寧疤寧治疤乳膏，除了含有重建受傷組織的成分，也含有抗生素，使傷口不致於感染，減少因感染而產生的疤痕。

 西藥：Atnon EX 修復凝膠、新美德除疤凝膠、080 寧疤寧治疤乳膏

商品	アットノンEXジェル（Atnon EX 修復凝膠）	MEDERMA新美德除疤凝膠	080 寧疤寧治疤乳膏
藥廠	小林製藥	麥斯大藥廠	救人實業化學製藥廠
藥品類別	第 2 類醫藥品	化妝品	醫師藥師藥劑生指示藥
主成分	Heparinoid Allantoin Glycyrrhizinate dipotassium	Allium Cepa Bulb Extract（洋蔥萃取物） Aloe Barbadensis Leaf Juice（蘆薈葉汁液）	Acexamic acid Neomycin Sorbic acid
適應症	促進正常皮膚再生、修復組織異常生長而受損的肌膚、緩解炎症	修復肌膚疤痕	燙傷、疤痕、瘻管性骨炎、潰瘍性褥瘡及靜脈曲張、預防外傷及手術後傷口癒合後引起之皮膚萎縮及瘢瘤。

藥品主成分與作用類別

（1）促進皮膚更新作用—— Heparinoid

（2）抗發炎劑—— Glycyrrhizinate dipotassium

（3）組織受損修復—— Acexamic acid

（4）抗生素—— Neomycin

（5）抗菌劑—— Sorbic acid

（6）天然植物萃取物—— 洋蔥萃取物、蘆薈葉汁液、Allantoin

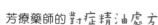

成人精油處方：淡疤化瘀養護油

精油成分		
配方濃度：5%	主要化學成分	作用
義大利永久花 20 滴	雙酮、倍半萜烯、酯類	抗血腫、抗發炎、抗菌、促傷口癒合
乳香 20 滴	單萜烯、酯類	抗發炎、抗菌、促傷口癒合
醒目薰衣草 10 滴	酯類、單萜醇、單萜酮	抗發炎、抗菌、促傷口癒合
50ml 基底成分		
玫瑰果油 15ml	不飽脂肪酸、全反式維甲酸	抗發炎、促傷口癒合
荷荷芭油 35ml	植物蠟酯	增加皮膚保護性、使穩定不易變質

※以上精油處方濃度以 1ml＝20 滴計算。

使用方式

局部使用，每日 1～2 次塗抹在疤痕上。成人與兒童皆可使用。

處方解析 Important Note

常聽人說：「每道疤痕背後，都可能藏有一段刻苦銘心的故事。」說得真好！我身上藏著很多大大小小像蟹爪和蝴蝶形狀的突起疤痕，還有直條狀、橫條狀、和凹陷型的各式疤痕，像極了黑社會裡的有很多故事的狠角色。不過，我每道大型傷疤的故事一點也不英勇，反倒都很淒慘。

最長的開刀傷口是在我最重要的事業線上（胸口）。我已經相當習慣陌生人，張大眼睛，盯著我的胸部看，我知道絕對不是在欣賞我的 D 罩杯美胸。而是那長達 20 公分的開刀傷口，因不慎感染，危及生命，必須再度拆開，然後被活生生、血淋淋地塞入紗布來吸附傷口滲液。這種極度殘忍，如同生人活宰的疼痛，在每次換藥的折磨過程，真的會讓人不慎就咬舌自盡。或許是過度疼痛，身心靈皆受到驚嚇，再度癒合的疤痕形成了怵目驚心的蟹足腫，看起來很像立體凹凸版的往左、往右、往上、往下捷運路線圖。腿上還有一道凹陷深疤，是因藥物過敏性休克，急救處理後產生的烙印。這疤可是讓我的家人接了兩次醫院病危通知單，在鬼門關繞一圈回來的出入證明。

疤痕到底是什麼？疤痕是身體在癒合皮膚外傷時的正常結締纖維組織。在某些不理想的情況下，會演變成像紅腫、肥厚凸起的增生疤痕，又癢又脹痛，如蟹足腫。近期研究論文說明，增生性疤痕是由

真皮的下層或皮膚慢性炎症引起。所以，抗發炎機轉在這類型的疤痕是非常重要的關鍵。當然，疤痕不是那麼容易光靠塗抹精油或植物油就會消失不見，尤其像我有嚴重蟹足腫體質的人，是需要較長的時間去淡化平整，而且並不能真正地除掉它喔！

一般外用除疤藥物和護膚品來說，其成分功效著重在：保濕、軟化、促循環、止癢、舒緩發炎、促進皮膚再生、組織傷口修復、提供肌膚營養及淡化色素等，改善美化疤痕的外觀，有許多精油和植物油都有這些療癒效果。那什麼精油能淡化疤痕呢？首先推薦義大利永久花精油。

在除疤的功效上，稀少且獨特的雙酮類：義大利永久花精油（Everlasting、Immortelle／*Helichrysum italicum*），又名蠟菊和不凋花，可以說是占盡一切好處，涵蓋了所有市售除疤凝膠的特色功能。它得天獨厚的成分：乙酸橙花酯（Neryl acetate）、義大利酮（Italidione）、γ-薑黃烯（Curcumene）與黃酮類（Tiliroside、Arzanol）等，造就了它神奇且令人印象深刻的抗血腫、抗發炎、抗氧化、抗菌和傷口癒合能力。抗血腫聞名的效果，與知名藥品「喜療疨」和上述舉例的日本藥品AtnonEX凝膠的主成分Heparinoid的作用相似，可以祛黑青和瘀傷。而除疤最重要關鍵：抗發炎，則來自於植物中獨特化學成分的多重作用機轉，如抑制促發炎物質

的活性及清除自由基等。

乳香精油（Frankincense／*Boswellia carterii*），另一味芳療界的高人氣除疤聖品，其化學組成中：高量的α-蒎烯（α-Pinene：單萜烯類）成分，讓它成為抗發炎關鍵。除了緩解炎症，也有強大的傷口癒合力。乳香是一種樹脂類精油，割開乳香樹皮流出的黃色樹脂，經蒸餾萃取成精油。樹脂存在目的，就是為了保護植物抵擋病菌入侵與迅速修補傷口，因此也有益於修復人體皮膚。

在這帖淡疤精油處方上，乳香精油成分中所含的高比例酯類化合物也藏著更驚人的好處——修補重創心靈。有蟹足腫體質的人，在生病、憤怒、悲傷、焦躁、壓力大時，應該會特別感覺到疤痕出現發炎、腫賬和疼痛現象。乳香精油能療癒身心，無論是皮表可見的傷疤，還是刻在內心深處的疤痕。最後，調入由真正薰衣草與穗狀薰衣草雜交培育的品種：醒目薰衣草，同時具有兩者的抗發炎、抗菌、傷口癒合、止痛和放鬆特性，也是這帖淡化疤痕處方中的不可或缺的角色。

淡疤基底油，我首選：玫瑰果油（Rose Hip／*Rosa rubiginosa*），號稱肌膚的食物。千萬注意，別把它與玫瑰精油搞混了！玫瑰果油含有高單位的不飽脂肪酸與少量的脂肪伴隨物（全反式維甲酸），能維護和活化細胞組織運作，讓皮膚再生。還能調節控制油脂分泌，預防皮膚發炎。

不過，100%玫瑰果油有一個致命的缺點，非常不耐放，一開瓶與空氣接觸便快速氧化，就會產生可怕的油耗味。很多書籍都建議，加入10%的玫瑰果油在處方中淡疤功效就很好，但依我個人調劑經驗，使用濃度30%才有明顯的淡疤效果。由於玫瑰果油容易氧化而出現油耗味，所以，一定要搭配不易氧化的液態植物蠟酯——荷荷芭油。這樣整帖處方就能保存更久，荷荷芭油的蠟酯成分也可以保護、修復疤痕。

除非你跟我一樣每天使用，快速用完調製的除疤油，否則我強烈建議，少量調製，如10ml量。如果你跟我一樣怕麻煩，一次調製到50ml的量，最好放在冰箱保存。不然一大瓶昂貴又奢華的淡疤養護油，放常溫下氧化而油耗掉，會哭喔！

注意事項

本品容易氧化、產生油耗味，請注意存放空間的溫度變化。如產生刺鼻異味，請勿再使用，以免產生皮膚過敏反應。

適當調入迷迭香抗氧化劑（參考第78頁）可減緩植物油氧化或油耗的速度。

08 黴菌感染

芳療藥師的真心話

在日本藥妝店，你一定會看到一大片各式各樣、閃閃發亮包裝外盒的水虫治療藥，其實水虫指的就是香港腳（足癬）。日本夏日的氣候跟台灣一樣炎熱潮濕，很容易引發黴菌感染，造成胯下、腋下、足部、皮膚上的發炎掉屑，如脂漏性皮膚炎、皮癬、香港腳等問題，治療難度相當高。

日本水虫治療藥的設計很有趣，具有芳香療法的精神，面面俱到、無微不至。成分廣泛地涵蓋抗黴菌劑、抗菌劑、局部麻醉劑、抗組織胺藥、抗發炎劑和止癢劑。在台灣的香港腳藥膏成分相對簡單，相信年代跟我相近的人，都聽過這二則深植人心的廣告。由卡通粉紅豹當廣告主角，搭配著台詞：「香港腳、香港腳癢又癢，用了足爽就不癢⋯⋯」和「胯下癢，該逼啾，來擦益可膚⋯⋯益可膚，未油油，殺菌好⋯⋯」。除了藥膏和凝膠之外，現在為了民眾方便使用，也出了藥粉與噴劑等不同劑型。因為大多對抗香港腳的藥膏，主要為抗黴菌成分，所以也可以治療其他皮膚表淺性黴菌感染，如體癬、股癬、汗斑及灰指甲等。

西藥：足癬‧白癬噴劑、足爽香港腳乳膏、益可膚乳膏

商品	ブテナロックVαスプレー（足癬‧白癬噴劑）	足爽香港腳乳膏	益可膚乳膏
藥廠	久光製藥	五洲製藥	五洲製藥
藥品類別	指定第2類醫藥品	醫師藥師藥劑生指示藥	醫師藥師藥劑生指示藥
主成分	Butenafine Dibucaine Chlorpheniramine maleate Glycyrrhetinic acid *l*-Menthol Crotamiton Isopropyl methylphenol	Terbinafine	Econazole Triamcinolone
適應症	足癬、股癬、汗斑	治療皮膚淺表性黴菌感染，如足癬（香港腳）、體癬、股癬、汗斑	治療皮膚表淺性黴菌感染，如足癬（香港腳）、股癬、汗斑。緩解濕疹或皮膚炎

藥品主成分與作用類別

（1）抗黴菌劑——Terbinafine、Econazole、Butenafine

（2）類固醇——Triamcinolone

（3）局部麻醉劑——Dibucaine

（4）抗組織胺藥——Chlorpheniramine maleate

（5）抗發炎劑——Glycyrrhetinic acid

（6）殺菌劑——Isopropyl methylphenol

（7）止癢藥——Crotamiton

（8）清涼、止癢、消炎劑——*l*-Menthol、*dl*-Camphor

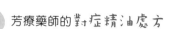
 ## 成人精油處方：殺無赦除黴噴劑

精油成分		
配方濃度：2%	主要化學成分	作用
丁香花苞 15 滴	酚類、倍半萜烯	止痛、止癢、抗菌、抗黴菌、抗發炎
玫瑰天竺葵 10 滴	單萜醇	抗炎、抗菌、抗黴菌
茶樹 5 滴	單萜醇、單萜烯	抗菌、抗黴菌、抗發炎
穗狀薰衣草 5 滴	氧化物、單萜酮、單萜醇	止痛、抗菌、促傷口癒合
胡椒薄荷 5 滴	單萜醇、單萜酮	止癢、止痛、清涼感
100ml 基底成分		
百里酚百里香純露 90ml	酚類	全面抗感染
杏仁椰子外用調合劑 10ml	杏仁、椰子油	使精油乳化，溶解於水溶液中

※以上精油處方濃度以 1ml＝20 滴計算。

使用方式

局部使用。每日噴 3～4 次。

處方解析 Important Note

台灣和日本的香港腳與皮癬藥膏或噴劑上的藥物成分，如：抗黴菌劑、抗菌劑、局部麻醉劑、抗組織胺藥、抗發炎劑、止癢劑和類固醇等，說穿了，重點就是殺菌、消炎和強力止癢。裡面的成分類固醇、局部麻醉劑、抗組織胺、清涼劑的共同功效就是止癢。而類固醇、抗組織胺和抗發炎劑，也能改善皮膚發炎。所以，這帖精油處方重點在於：抗黴菌、抗菌、止癢及舒緩發炎。

第一味，丁香花苞精油（Clove Bud ／ *Syzygium aromaticum*）是這帖抗黴菌噴劑中 CP 值最高的成分。高含量（約 >80%）的丁香酚（Eugenol），以及 β-丁香油烴讓它具有廣大且強效的藥理作用，如止癢、止痛、抗黴菌、抗菌及消炎等特性。有些日子我牙痛，胃痛到實在不想要吃止痛藥，就拿了丁香花苞精油滴在棉花上放在疼痛的牙齦上，就可以感受到麻麻的鎮痛效力。不過，缺點是精油會隨著口水流遍整個口腔，整張嘴都麻了！它可說是天然植物精油界的局部麻醉劑代表，稀釋後，塗在皮膚上，止癢效果很好。

第二味，茶樹精油（Tea Tree ／ *Melaleuca alternifolia*）擁有天然抗生素與消炎藥的美名，其用途與它的多方位抗菌

力，一樣多元多樣。在第二次世界大戰期間，茶樹對抗微生物的能力已十足受到肯定，軍醫會拿它來處理病人燒燙傷和感染的傷口。近幾十年來，可以在許多的消毒殺菌和皮膚感染製劑中，發現茶樹精油的身影，而它傑出的抗細菌、抗黴菌、抗病毒活性主要來自於精油中的單萜醇類的萜品烯-4-醇（Terpinen-4-ol），以及單萜烯類的萜品烯、對傘花烴等的協同作用。

以前當留學生時，總覺得國外看醫生或買條藥膏，不像台灣這麼方便。但買茶樹精油反而容易許多。因此，我都用茶樹精油來處理各類皮膚炎和感染，效果很好。茶樹是很溫和的精油，小量、小範圍純劑塗抹，並不會刺激。然而，看似極為溫和無害的茶樹，在我的諮詢經驗中，還是會遇到對它過敏的個案。所以，建議你還是盡量避免高濃度或未稀釋下使用。另外，茶樹容易與空氣氧化，產生對肌膚強烈刺激性的化學物質，也是過敏的主因之一，因此避免陽光直曬精油，妥善保存。

第三味，**玫瑰天竺葵精油**（Geranium／*Pelargoniumgraveolens*），其化學組成中的單萜醇：香茅醇（Citronellol）與牻牛兒醇（Geraniol），讓它既柔和又有抗炎與抗菌的效果。多元廣泛的用途幾乎可以媲美萬用精油「薰衣草」。另外，很多香港腳的精油處方，會選用另一種單萜醇類精油——玫瑰草（馬丁香）精油。它確實含有更高含量的牻牛兒醇，有更強的殺菌本

領。不過，這裡用玫瑰天竺葵是為了蓋住可怕的香港腳臭，用近似玫瑰的濃郁花香與青草甜味，讓你可以優雅的抗炎與抗菌。雖然玫瑰草的殺菌力更強更廣泛，但也相對較刺激。這帖處方的重大殺菌、殺黴工作，我們就交給丁香花苞與茶樹大將軍們吧！

第四味，**胡椒薄荷精油**（Peppermint／*Mentha×piperita*）高調做人，低調做事，又名歐薄荷。如果讓人形容它的功效，大部分會說：涼涼的、提神醒腦或消脹氣等。事實上，芳香味與清涼感都只是它的高調表面功夫。低調默默行善的胡椒薄荷精油，其化學組成中的薄荷腦（Menthol）與薄荷酮（Menthone），深藏著抗菌、抗發炎、放鬆平滑肌等多樣的生理作用。而其中的薄荷腦單體，更是廣為醫藥、清潔消毒、化妝品、食品添加的重要成分。自然界中的薄荷屬植物，大多會製造類似的物質，其目的是保護植物免受細菌與黴菌的侵害。知名「神話級」的乙類成藥——曼秀雷敦軟膏、虎標萬金油、萬應白花油和綠油精等，也都可以找到其成分。處方中，穗狀薰衣草與胡椒薄荷精油的搭配使用，可以相互加成彼此的單萜酮特性，讓抗炎、止癢、止痛及抗菌的療效力，奔向白色巨塔的頂端。

百里香家族中的「第一格鬥士」——百里香酚百里香精油（Thyme CT Thymol／*Thymus zygis*），化學屬性為酚類，性質

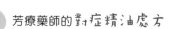

辛辣且熱感十足。「包青天等級」的殺無赦個性，如同強力消毒藥水一樣，讓它對所有病菌格殺勿論，為全面抗感染效果，帶來戲劇化的正面效果。其純露正如它的精油一般，有著剛烈炙熱特性，但純露本身並不像精油容易引起皮膚敏感與刺激反應。我在調製精油噴劑時，一定會使用純露作為水性基底，尤其是身體或傷口的噴劑，我是絕對不會使用水或蒸餾水，因為水容易有機會滋生細菌。

注意事項

黴菌感染的病灶，即使在用藥後仍會反覆得病，完全治癒有相當的難度。務必保持患部乾燥及注意個人衛生習慣，使用自製精油噴劑前，需妥善清潔患部。如感染部位已經影響外觀與生活，則應諮詢醫師作進一步的醫療處置。

❋ 兒童專用處方：殺無赦除黴噴劑（兒童版）

精油成分
精油濃度 2%
玫瑰天竺葵 ················· 15 滴
茶樹 ················· 15 滴
醒目薰衣草 ················· 10 滴
沉香醇百里香純露 ················· 90ml
杏仁椰子外用調合劑 ················· 10ml
處方解析
處方濃度仍維持 2%，但移除刺激性精油，丁香花苞與胡椒薄荷。含較高量單萜酮成分的穗狀薰衣草精油，與高量酚類成分的百里酚百里香純露，不適合小孩，建議換成較溫和的醒目薰衣草精油與沉香醇百里香純露。

09 病毒感染

芳療藥師的真心話

　　下列舉例的抗病毒乳膏是相同且單一成分，為治療單純疱疹引起之感染的醫師處方用藥。通常這類的抗病毒製劑的藥膏，在國外或台灣人常去的日本，是無法輕易取得的，必需由醫師開立處方才能拿到。以下三種乳膏是台灣醫療院所常見的單純疱疹藥膏。

 西藥：熱威樂素乳膏、剋疱乳膏、艾剋樂芙乳膏

商品	Zovirax Cream 熱威樂素乳膏	Virless Cream 剋疱乳膏	Aclovir Cream 艾剋樂芙乳膏
藥廠	荷商葛蘭素史克藥廠	永信藥品	杏輝藥品
藥品類別	醫師處方藥	醫師處方藥	醫師處方藥
主成分	Acyclovir	Acyclovir	Acyclovir
適應症	單純疱疹引起之感染		

藥品主成分與作用類別

抗病毒藥—— Acyclovir

成人精油處方：奇蹟養護油

精油成分		
配方濃度：10%	主要化學成分	作用
岩玫瑰 30 滴	單萜烯	抗病毒、抗發炎、促傷口癒合、調節免疫
羅文莎葉 30 滴	氧化物、單萜烯、單萜醇	抗菌、抗病毒、止痛
乳香 20 滴	單萜烯、酯類	抗發炎、促傷口癒合、抗菌
穗狀薰衣草 20 滴	氧化物、單萜酮、單萜醇	止痛、抗菌、促傷口癒合
45ml 基底成分		
瓊崖海棠油 45ml	多種脂肪酸、脂肪伴隨物質（樹脂、精油）	止痛、抗發炎、抗菌、靜脈循環

※以上精油處方濃度以 1ml＝20 滴計算。

使用方式

局部使用。每日塗抹 3～4 次。

處方解析 Important Note

我曾經發願，如果有出書的機會，一定要分享這帖「奇蹟養護油」。我因為患有自體免疫疾病，需長期服用類固醇和免疫抑制劑，所以免疫力特差，時不時就被病毒擊垮。無論是水痘、帶狀皰疹、單純皰疹和病毒疣，我都有慘痛的經驗。這帖處方是用血淚史換來的經典配方。

跟各位稍微解釋一下，這些不同病毒引起的感染，是用不同的藥物治療喔！上述舉例的抗病毒藥膏是針對**口唇皰疹**（單純皰疹病毒引起）。然而，另一個**帶狀皰疹**（水痘病毒引起，俗稱：皮蛇），在外用藥膏上，則是使用能夠避免細菌感染的抗生素藥膏。醫師除了會開立口服抗病毒藥物外，也會依照疼痛的程度以及患者的身體狀況，選擇適合的止痛藥物。有些患者引發的強烈神經病痛，甚至需要搭配抗癲癇藥物（減少神經放電）、抗憂鬱藥物（輔助止痛）、局部麻醉貼片或嗎啡類管制藥物，才能減緩疼痛不適。

芳香療法上，精油在對抗病毒引起的複雜感染症狀，反而有廣泛的療癒優勢，不會像藥品有較大的限制。但是，大自然植物精油中複雜的化學結構，雖然作用廣泛多元，卻也是無法像藥品一樣，有著專一明確的效力。在這帖養護油中，若要同時處理單純皰疹或帶狀皰疹病毒引起的病症，精油的選擇，必須把握幾個重要原則：強力止痛、強力抗病毒、抗菌與快速修復傷口。

半日花科的岩玫瑰精油（Cistus／*Cistus ladaniferus*），自葉子和莖幹滲出的樹脂。生命力極為強韌，喜歡生長在乾燥的山岩壁間，屬於耐火類植物。它的種子不僅耐火，在大火過後還能快速生長，而且長得更旺盛。岩玫瑰歸屬於單萜烯類，但精油中的芳香分子種類眾多，因此功效強大且廣泛。在外用創傷膏的芳療處方中，處理各類外傷的效果好，許多芳療師都被它的優異止血和傷口癒合效果折服。岩玫瑰也常被運用來處理病毒性的感染疾病，如**水痘、皰疹、腸病毒及輪狀病毒**等，更具有良好的調節免疫系統作用。

常見的口唇皰疹和皮蛇，除了容易在身體狀況不佳或抵抗力差時發作外，也容易發生在壓力大、身心過度疲勞，或受痛苦折磨的人身上。岩玫瑰精油的神聖香氣及療癒價值，在聖經中多次被提及，其神奇強大的力量，為心靈深處帶來了一縷芳香。深入心靈層面的岩玫瑰，能撫平受創者的心傷，如同在身體表面流血不止或化膿的傷口上，妥善包覆保護著傷口，並快速形成新生的皮膚組織，

第二味，強力抗病毒代表，羅文莎葉（Ravintsara／*Cinnamomum camphora ct. cineole*），又名桉油樟。馬達加斯加語

「Ravensara」，意為「美好的葉」，除了形容甜美香氣外，也稱讚其廣泛用途，從葉子、樹皮到果實皆可以被運用。高含量的1,8-桉油醇成分，讓它的清涼感和氣味與尤加利相似。無論是抗感染、抗病毒和止痛作用都是神之等級，而且精油性質相當溫和，是兒童與年長者的抗病毒第一首選。

在心靈層面，羅文莎葉是一味重要的「**轉運精油**」。人生總有不如意的時候，當人正在「衰」時，用它準沒錯，絕對可以消災解厄。舉個自己很衰的例子：隔天要去參加前男友婚禮，嘴巴卻長了一顆，比新娘更顯眼的口唇皰疹。此時此地，真的只有羅文莎葉可以幫我轉運，再度重生！

第三味，手持盾牌的戰士，乳香精油（Frankincense／*Boswellia carterii*）。其化學組成中的王牌，α-蒎烯（α-Pinene），造就了它戰士般的抗發炎與傷口癒合的能力。然而，乳香的保護力比我們想像的更威猛。無論在身體、內心，甚至靈魂上，乳香都像是一位手持巨大盾牌的強悍戰士，一無反顧，為你阻擋所有不懷好意的情緒與病毒。

最後一味精油，穗狀薰衣草（Spike Lavender／*Lavandula latifolia*）含有較高樟腦和1,8-桉油醇成分比例，對於皰疹病毒們產生的刺痛感，止痛作用更佳，比真正薰衣草與醒目薰衣草更適合調入這帖處方。

植物基底油首選舒緩疼痛的特效藥 —— 瓊崖海棠油（Tamanu oil／*Calophyllum inophyllum*）。瓊崖海棠油是太平洋嶼居民數千年來世代相傳的一種傳統藥油，運用於消炎、鎮痛及促進傷口癒合。極優異的止痛特效力，更讓它享有「dolno」之名，代表「沒有痛苦」之意。果仁經過初榨、冷壓後的油品呈現墨綠色，具濃厚的藥草味，油質濃稠且帶黏性。組成中除了含多種脂肪酸，最特別的是含有大量脂肪伴隨物質（尤其樹脂和精油成分：萜烯類、醇類、百里酚、芳香酸、吡喃香豆素衍生物）。

我認為處理各類皰疹，絕對是先止痛，所以基底油選擇高效止痛力的瓊崖海棠油，並沒有再添入其他植物油。如果沒親身經歷過皰疹病毒們殘害的人，絕對無法了解那種「刺刺、痛痛、麻麻、癢癢以及無臉見人」的痛楚。一但中標，你便會知道，邪惡的皰疹病毒會永遠陰魂不散跟著你。

另外，這帖處方也可以用來處理病毒引起的疾病，如顏面神經麻痺的**急性神經發炎**，以及擾人的**病毒疣**。有時候，SPA個案來護膚清粉刺時，我們偶爾會發現，個案說的痘痘，其實是扁平疣，而不是單純的痘痘，芳療師會立即停止護理。此時，就會建議她試試這帖奇蹟養護油。我的眼部周圍時常有扁平疣，也是靠這帖油來鎮壓病毒。而且，令我驚訝的是，我眼

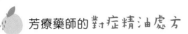
周的細紋都跟著病毒疣一起消失了，堪稱為「奇蹟養護油」。至今，我一直把這帖意外的抗皺油處方（濃度調降至 3%），當作臉部最重要的保養品。

結論，永不散去的皰疹病毒，會是你一生的威脅。潛藏在神經組織細胞當中，邪惡且面目猙獰的皰疹病毒，就像是日本恐怖片《七夜怪談》中的貞子，總是在你最脆弱、最衰的時候，爬出來攻擊你。此時，你的驅魔法寶就是這帖奇蹟養護油。當然最重要的是：「你看醫生了嗎？確認病因了嗎？」因為疾病本身可大可小，千萬別錯失治療黃金期！

注意事項

濃度高，請小心使用在敏感部位，如眼周和黏膜。如果使用後並無緩解，勿輕忽疾病的危機，請停止使用，由專業醫師正確診斷治療。

✺ 兒童專用處方：奇蹟養護油（兒童版）

精油成分
3%濃度精油成分
岩玫瑰 ⋯⋯⋯⋯⋯⋯⋯⋯⋯ 10 滴
羅文莎葉 ⋯⋯⋯⋯⋯⋯⋯⋯ 10 滴
乳香 ⋯⋯⋯⋯⋯⋯⋯⋯⋯⋯ 5 滴
穗狀薰衣草 ⋯⋯⋯⋯⋯⋯⋯ 5 滴
瓊崖海棠油 ⋯⋯⋯⋯⋯⋯⋯ 50ml
處方解析
處方濃度降至 3%，精油成分不變。提醒家長，如果兒童有單純皰疹病毒、水痘病毒或其他病毒引起的病徵，務必先就醫治療，確認病因。

10 痔瘡

芳療藥師的真心話

　　痔瘡是一種肛門內黏膜下靜脈曲張充血及局部脫出的腫塊。按照位置的不同，可分為內痔、外痔和混合痔。外痔長在肛門處，而內痔不易察覺，醫師需要依病患出現的症狀以及相關檢查來確認判斷，混合痔則是同時出現內痔與外痔。痔瘡常有的共同症狀，包括便祕、解便疼痛或出血、解便時出現腫塊垂出、肛門搔癢等症狀。其治療方式，輕度可使用痔瘡外用膏或栓劑，而對於較嚴重的痔瘡就必須以外科手術方式處理。市售的痔瘡藥品大致上有三種類型：注入軟膏型、軟膏類型及肛門栓劑型，其成分大致上含有類固醇、局部麻醉劑、抗菌劑、抗發炎劑等。

　　俗話有「十人九痔」之說，可見許多人都有痔瘡的經驗。雖然不是什麼大病，卻是許多人難以啟齒，心中有苦說不出的痛。女人總是比較害羞，不好意思告訴別人自己有痔瘡。不過，生產過的媽咪們應該都有經歷過痔瘡的摧殘吧！就讓我這位臉皮夠厚的芳療藥師來告知大家，個人患痔瘡的經驗已十隻手指數不清了。不過因禍得福，在學芳療時，調出這帖好用的精油消腫止痛栓劑。

 西藥：保能痔注入軟膏、利那痛痔軟膏、喜癒痔栓劑

商品	保能痔注入軟膏	利那痛痔軟膏	喜癒痔栓劑
藥廠	武田藥品	佐藤製藥	杏輝藥品
藥品類別	醫師藥師藥劑生指示藥	醫師藥師藥劑生指示藥	醫師藥師藥劑生指示藥
主成分	Prednisolone Lidocaine Tocopherol acetate Allantoin	Prednisolone Lidocaine Chlorhexidine HCL Tocopherol acetate ALCOXA	Hydrocortisone Lidocaine Aluminum acetate Zinc Oxide
適應症	緩解痔瘡與肛裂所產生之疼痛、出血、腫脹與搔癢	內痔、外痔、痔出血、肛門周圍炎	痔瘡、肛門裂傷、肛門周圍膿腫及脫肛

藥品主成分與作用類別

（1）類固醇—— Prednisolone、Hydrocortisone

（2）局部麻醉劑—— Lidocaine

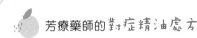

（3）抗菌劑 —— Chlorhexidine HCL

（4）組織修復 —— Allantoin、ALCOXA

（5）促進循環 —— Tocopherol acetate

（6）保護收斂劑 —— Zinc Oxide、Aluminum acetate

成人精油處方：消腫止痛栓劑

精油成分		
配方濃度：5%	主要化學成分	作用
德國洋甘菊 2 滴	倍半萜烯、倍半萜醇	抗發炎、止癢
丁香花苞 1 滴	酚類	止痛、止癢、抗菌
義大利永久花 1 滴	雙酮、倍半萜烯、酯類	抗血腫、抗發炎、抗菌、促傷口癒合
絲柏 1 滴	單萜烯	收斂、抗發炎、抗菌
穗狀薰衣草 1 滴	氧化物、單萜酮、單萜醇	止痛、抗菌、促傷口癒合
6g 基底膏成分		
基礎油膏 6g （6g 為三次分量）	（參考第 84 頁）	
瓊崖海棠油 3.6g （於 6g 基底膏中的量）	多種脂肪酸、脂肪伴隨物質（樹脂、精油）	止痛、抗發炎、抗菌、靜脈循環

※以上精油處方濃度以 1ml＝20 滴計算。

使用方式

將護唇膏瓶中的栓劑轉出，取出 1／3（約 2cm），塞入方式與肛門栓劑一樣。每日使用 1～2 次。

處方解析 Important Note

許多法國的芳療書籍都會提到精油栓劑，老實說真的很好用（個人立場）。不過，我還是要提醒讀者，栓劑可能有潛在副作用和危險。不熟悉栓劑製作方式或沒有良好衛生環境，建議還是使用乳霜或養護油劑型，或是利用芳香療法的坐浴方式，就能消解痔瘡的不適。先前有以藥師身分掛名推薦一本法國翻譯書籍《兒童芳香療法》，書中很頻繁地提到肛門栓劑，並建議讀者須至藥局調製。但是，台灣的藥事法規和法國不一樣，台灣藥師在藥局管轄範圍無法幫患者製作精油肛門栓劑！

自從懷孕生產後，在我家冰箱一定找

得到舒緩痔瘡的栓劑。我覺得以濃度 5%
可以較快速、明顯改善腫脹疼痛的不適，
甚至會調製 10% 來處理強烈的疼痛感。
無論日本和台灣的市售痔瘡軟膏，成分都
著重在抗發炎、局部麻醉（止痛、止
癢）、修復組織，並改善血液循環，而且
搭配高滋潤度的基劑，可以保護患處避免
傷害。

第一味，藍色珍貴精油，德國洋甘菊
精油（German chamomile ／ *Matrica
tiarecutita*），其主成分中的母菊天藍烴
（Chamazulene）與 α-沒藥醇（α-Bisabolol）
成分，擁有傑出的抑制發炎反應效力，堪
稱為植物界中的類固醇和非類固醇消炎止
痛藥（NSAIDs）。任何需要使用類固醇來
降低發炎反應的疾病，在精油處方中，都
可以請出這味神級的消炎精油（詳細的藥
理作用解說可見第 104 頁〈濕疹、過敏、
感染〉）。

痔瘡藥膏中的另一重點角色：局部麻
醉，當然要再次請出能強力止痛、麻醉、
消炎的丁香花苞精油（Clove Bud ／
Syzygium aromaticum）。大概是丁香花苞中
的丁香酚成分，有如藥物等級的作用，讓
我對它情有獨鍾。如果有那種對精油沒感
覺的個案，我一定會在處方中調上一味重
磅的酚類精油，如丁香花苞、百里酚百里
香或野馬鬱蘭等，讓他們試試驚人的療癒
威力。酚類精油在氣味上和效力上，都讓
人難以忘懷。當然，這類精油的皮膚刺激

性和毒性比較高，濃度的比例調整，需要
特別小心！

第三味，義大利永久花精油
（Everlasting、Immortelle ／ *Helichrysum
italicum*），其獨特的化學成分組成：乙酸
橙花酯（Neryl acetate）、義大利酮
（Italidione）和 γ-薑黃烯（Curcumene），
擁有極佳的抗血腫、抗發炎、抗菌和傷口
修復能力，為這帖痔瘡栓劑畫龍點睛。

第四味，絲柏精油（Cypress ／
Cupressus sempervirens），在芳香療法界以收
斂與乾化的特性聞名。在歷史久遠的古希
臘年代文獻中，只要是提到絲柏，幾乎都
會描述其止血的良效，也會使用它治療痔
瘡出血。芳療也常用絲柏來改善水腫以及
促進曲張的靜脈收縮。最後，穗狀薰衣草
精油在止痛、抗菌和傷口癒合的能力，比
真正薰衣草精油更適合用在這帖消腫止痛
栓劑中。

基底膏中的重要植物油，我特別推薦
瓊崖海棠油（Tamanuoil ／ *Calophyllum
inophyllum*），舒緩疼痛的特效藥。在前篇
〈病毒感染──奇蹟養護油〉中有介紹這
一味，墨綠色且帶著強烈藥草味的止痛聖
油；亦具有穩定靜脈功能，活絡體內各部
分血流，對於痔瘡或靜脈曲張等循環問題
很有幫助。有時候不加精油或不製成栓
劑，單獨使用瓊崖海棠油，塗抹於痔瘡患
處，就有止痛和消腫脹的效果。

與各位分享另一個較安全的方式──

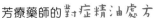
「芳香坐浴」，這確實能夠緩解痔瘡的不適。將精油（德國洋甘菊 3 滴、丁香花苞 2 滴、永久花 2 滴、絲柏 3 滴、穗狀薰衣草 3 滴）加入瓊崖海棠油 10ml 中，均勻混合後，塗抹於痔瘡腫帳部位。然後用小臉盆溫水坐浴 10 分鐘。精油溫水坐浴法可以促進局部的血液循環，加速靜脈回流，減緩痔瘡的疼痛腫脹感。

注意事項

自製的栓劑，請放置於冷凍庫中存放。如果使用後並無緩解，請停止使用。痔瘡初期與大腸直腸癌都可能發生血便，易混淆或者是輕忽危機，必須先由專業醫師正確診斷。

Chapter 02

綜合感冒篇

01 鼻炎、鼻過敏（一）

芳療藥師的真心話

談到鼻塞、鼻炎的藥品，就一定要提到那首從小聽到大的廣告歌：「感冒用斯斯（用斯斯）、咳嗽用斯斯（用斯斯）、鼻塞鼻炎用斯斯～～～」。

過敏性鼻炎在台灣和日本都是很常見的疾病。台灣屬於海島型氣候，潮濕悶熱且溫差大，再加上空氣汙染越見嚴重，因此過敏性鼻炎盛行率逐年上升。日本最常見的鼻炎則是花粉症，因此我每年春秋回日本度假時，一定會做好萬全準備，除了過敏藥，還有純露、鼻油、薰香精油等芳療防護品，一樣都不能少！才能避免流鼻涕、打噴嚏、咳嗽，甚至引發哮喘和結膜炎。

花粉症應該算是日本人的國民病，所以鼻炎藥的商品選擇很多，當然過敏性鼻炎盛行率高的台灣也不遑多讓。無論台灣或日本的鼻炎藥，其主要成分組成和訴求的藥理藥效，並不會差太多。大致上，鼻炎藥的組成為：抗組織胺藥，治療打噴嚏、鼻癢、流鼻水等症狀；血管收縮劑，解除鼻塞充血；副交感神經抑制劑，減緩鼻腔發炎和分泌物；中樞神經興奮劑，減少藥物的嗜睡副作用。

這裡舉例的日本鼻炎藥：佐藤製藥的司多安鼻炎膜衣錠和大正製藥的百保能鼻炎膠囊，目前台灣藥局通路業有販售。然而，由於台灣和日本藥事法規不同，會考慮到藥物副作用的問題，有時候會發現，相同的廠牌的藥物，在台灣藥局販售時卻少了一味或更改成分。

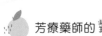

 西藥：司多安鼻炎膜衣錠、大正百保能鼻炎膠囊、斯斯鼻炎膠囊

商品	Sato 鼻炎ストナリニS（司多安鼻炎膜衣錠）	パブロン鼻炎カプセルSα（大正百保能鼻炎膠囊）	斯斯鼻炎膠囊
藥廠	佐藤製藥	大正製藥	五洲製藥
藥品類別	第 2 類醫藥品	第 2 類醫藥品	醫師藥師藥劑生指示藥
主成分	Chlorpheniramine maleate Phenylephrine HCL Datura extract	Carbinoxamine maleate Pseudoephedrine HCL Belladonna alkaloids Caffeine anhydrous	Chlorpheniramine maleate Pseudoephedrine HCL Belladonna alkaloids Caffeine anhydrous Glycyrrhizinate monoammonium
適應症	緩解過敏性鼻炎、枯草熱所引起之相關症狀（鼻塞、流鼻水、打噴嚏、眼睛及喉部搔癢）		

藥品主成分與作用類別

（1）抗組織胺藥——Chlorpheniramine maleate、Carbinoxamine maleate

（2）血管收縮劑——Phenylephrine HCL、Pseudoephedrine HCL

（3）副交感神經抑制劑——Belladonna alkaloids、Datura extract

（4）中樞神經興奮劑——Caffeine anhydrous

成人精油處方：**鼻腔減敏油**

精油成分		
配方濃度：3%	主要化學成分	作用
德國洋甘菊 5 滴	倍半萜烯、倍半萜醇	抗發炎
25% CO₂ 金盞花 20 滴	三萜類、類黃酮	抗發炎、促傷口癒合
穗狀薰衣草 3 滴	氧化物、單萜醇、單萜酮	緩解鼻塞、乾化黏液、抗發炎、提振精神
藍膠尤加利 3 滴	氧化物	緩解鼻塞、乾化黏液、抗發炎、提振精神
乳香 2 滴	單萜烯、酯類	抗菌、促傷口癒合、鎮靜安撫

30ml 基底成分		
金盞花浸泡油 30ml	微量精油、胡蘿蔔素、三萜類、類黃酮、葉黃素	抗發炎、促傷口癒合

※以上精油處方濃度以 1ml＝20 滴計算。

※CO_2 金盞花精油為 25%，所以 4 滴等於 1 滴 100% CO_2 金盞花精油。

使用方式

滴數滴調製後的油品於棉花棒，塗在鼻腔內側。每日塗抹 2 至 3 次。

處方解析 Important Note

普遍鼻炎藥會放入兩類主要成分：第一代抗組織胺藥和血管收縮劑（充血解除劑）。第一代抗組織胺藥物，脂溶性高，容易通過血腦障壁影響中樞神經系統，產生較強的鎮靜作用，如嗜睡、疲倦、暈眩、四肢無力等副作用。

相信當過媽媽的人，應該都會從小兒科診所拿過一瓶抗過敏藥水——希普利敏液。主成分即為第一代抗組織胺藥。之前搭飛機前往日本時，兒子曾經因鼻炎鼻塞，還有機艙壓力變化造成的耳鳴、耳痛和頭痛而放聲大哭。所以，上機前，我會讓他服用希普利敏液，除了減緩過敏鼻塞外，也一路睡到日本機場，睡醒後還會異常飢餓的大吃大喝，感覺是媽媽們都愛的天使藥品（大誤！）另一知名的非處方助眠藥品「夜夜寧」讓你一覺到天明，甚至利用這副作用化身成為助眠劑，可見其嗜睡的作用真的強大。

另一鼻炎藥的重點成分是血管收縮劑，可解除鼻塞充血，但副作用多，如心悸、呼吸急促、頭痛、失眠、血壓眼壓升高等。如果你擔心口服鼻炎藥的擾人副作用會影響工作和生活，就來試試這帖專為鼻過敏設計的天然ㄙㄙ鼻炎油吧！

你會發現從上一篇皮膚感染到本篇鼻炎、呼吸道炎症，都會運用到德國洋甘菊與金盞花精油的強力抗炎、抗敏特性。它們幾乎是一手包辦所有身體、皮膚、呼吸道等發炎過敏症狀。（詳細的藥理作用解說可參考第 102 和 206 頁）。尤其是德國洋甘菊與金盞花合併入處方，對於我來說，就是我的抗組織胺藥。另外，我也常跟學生說，德國洋甘菊加沒藥是我的類固醇。

在這帖精油處方中，穗狀薰衣草精油則扮演解鼻塞充血劑的重點角色。在薰衣草家族中，與溫柔的真正薰衣草（酯類）不一樣，精油組成含更高量的單萜酮類——樟腦成分，有明顯的清涼感與穿透力。除此之外，含有更多量的氧化物類——1,8-桉油醇成分，與處方中的另一個氧化物類精油——藍膠尤加利（Blue Gum Eucalyptus／*Eucalyptus globulus*），同

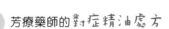

時具有的抗炎及乾化黏液效果。這組單萜
酮與氧化物的雙效合併效果，可以視為副
交感神經抑制劑，用來減緩鼻腔發炎及分
泌物；也有如鼻炎藥成分中的咖啡因
（Caffeine），讓人提神醒腦。

最後一味乳香精油，是扮演防禦盾牌
與情緒安撫的角色；用來阻擋病菌侵襲及
修復受傷鼻黏膜，也可以減少鼻塞引發的
焦躁不安。

不過，這幾瓶精油買下來，不便宜
喔！尤其每當處方中出現德國洋甘菊精油
時，價位就很容易飆高。有時候試著替換
成其他抗炎、抗敏的精油，但效果大大降
低。我有很多日本朋友，包括公婆，都靠
這特製鼻腔減敏油，度過難熬的花粉症季
節。因為太好用了，友人甚至懷疑我這位
「芳療藥師」會不會是摻了類固醇或抗組
織胺藥呢！

精油不會像上述藥品有嗜睡或心悸等
副作用，甚至還有安撫情緒和抗菌等效
果。不過，畢竟精油不是藥品，不可能完
全達到藥品的藥效。所以，面對過敏症狀
較嚴重的人，不想在白天服用會造成疲倦
嗜睡，影響工作的藥品，我反而建議白天
塗抹這鼻腔減敏油，晚上除了塗油外，也
服用鼻炎藥品。畢竟，一夜好眠對身體健
康和症狀恢復比較有利。對於長期過敏性
鼻炎患者，吃藥和塗油雖然可以得到緩解
的效果，但如果症狀持續惡化，建議還是
尋求專業醫師協助，找到改善方法，養成

健康的好體質喔！

注意事項

個人經驗濃度 3% 可以舒緩鼻炎，但
可以調整比例至濃度 5%。

✳ 兒童專用處方：鼻腔減敏油（兒童版）

精油成分
3%濃度精油成分
德國洋甘菊 ⋯⋯⋯⋯⋯⋯⋯⋯ 5 滴
25% CO$_2$ 金盞花 ⋯⋯⋯⋯⋯ 20 滴
澳洲尤加利 ⋯⋯⋯⋯⋯⋯⋯⋯ 4 滴
乳香 ⋯⋯⋯⋯⋯⋯⋯⋯⋯⋯⋯ 4 滴
金盞花浸泡油 ⋯⋯⋯⋯⋯⋯ 30ml
處方解析
處方濃度維持 3%。移除含較高單萜酮與氧化物成分的穗狀薰衣草及較高 1,8-桉油醇成分的藍膠尤加利，由澳洲尤加利共同取代。

02 鼻炎、鼻過敏（二）

芳療藥師的真心話

印象中，我拜訪的日本家庭中都一定會有一瓶鼻炎噴劑。在春秋兩季時，我也幾乎隨身攜帶。有時候不想服用那些會造成嗜睡的鼻炎藥物，又飽受鼻塞無法呼吸之苦時，鼻炎噴劑是最快速解緩的方式。

雖然有些鼻噴劑會標榜不含類固醇，強調其安全性，也比較沒有嚴重嗜睡的擾人副作用，大人兒童均可安心使用，但還是要相當小心。市售上含藥的鼻腔噴劑，有的是單方解除鼻塞充血的血管收縮劑，也有綜合抗組織胺藥和肥大細胞安定劑，減緩發炎過敏症狀，以及殺菌劑可減低因細菌產生的鼻竇炎併發機會。

 西藥：ナザールスプレー、アルガードＳＴ鼻炎スプレー、歐治鼻薄荷噴鼻液

商品	ナザールスプレー	アルガード ＳＴ鼻炎 スプレー	歐治鼻薄荷噴鼻液
藥廠	佐藤製藥	樂敦製藥	英商葛蘭素史克
藥品類別	第 2 類醫藥品	第 2 類醫藥品	醫師藥師藥劑生指示藥
主成分	Naphazoline HCL Chlorpheniramine maleate Benzethonium chloride	Naphazoline HCL Chlorpheniramine maleate Sodium cromoglycate Benzethonium chloride	Xylometazoline
適應症	過敏性鼻炎、急性鼻炎或鼻竇炎引起的鼻塞，流鼻涕，打噴嚏、頭重感症狀緩和	花粉、室內塵引起的鼻過敏、流鼻水、鼻塞、打噴嚏、頭重感症狀緩和	一般感冒、鼻塞、流鼻水、打噴嚏、過敏性鼻炎及由過敏所引起之鼻充血

藥品主成分與作用類別

（1）血管收縮劑—— Naphazoline HCL、Xylometazoline

（2）抗組織胺藥—— Chlorpheniramine maleate

（3）肥大細胞安定劑—— Sodium cromoglycate

（4）殺菌劑—— Benzethonium chloride

芳療藥師的對症精油處方

成人純露處方：**鼻腔潔淨噴劑**

45ml 純露成分		
40ml 純露成分	主要化學成分	作用
羅馬洋甘菊純露 10ml	酯類	抗發炎、抗過敏
真正薰衣草純露 10ml	酯類	抗發炎、抗過敏
馬鞭草酮迷迭香純露 10ml	單萜酮	消解黏液、緩解鼻塞
胡椒薄荷純露 10ml	單萜醇	清涼感、緩解鼻塞
基底添加劑		
雙倍蘆薈酵母膠 5ml（參考第 78 頁）	200%蘆薈、酵母膠	鼻腔濕潤、修復黏膜、抗發炎、抗菌

使用方式

兒童可使用。每日噴 2～3 次。

純露鼻噴劑的正確用法

首先，關鍵是先將鼻腔內清潔乾淨。使用時頭部稍微向下傾斜，讓鼻噴劑保持垂直，將噴嘴插入一邊鼻孔內，壓住另一邊鼻孔。這時留意一個小技巧！如果不想嗆到，可將噴嘴朝向鼻翼那側，不要直接噴鼻中膈。噴完後揉一揉鼻子外側有助於純露噴劑分送到鼻腔各處。使用後移出噴嘴，一定要消毒擦乾噴頭，蓋上瓶蓋，不然純露會被汙染而容易壞掉。若到下次使用前的時間超過 24 小時，建議使用前可對空中噴壓一次，釋出前端純露。

處方解析 Important Note

我也是深受慢性鼻炎困擾的人，尤其在季節交替和空汙來襲時，時不時鼻水流不停，動不動就鼻塞。再加上要整天戴著口罩工作，那種窒息感讓我覺得自己離天堂或地獄很近。有時候因為白天工作忙碌或晚上不想影響睡眠品質，噴一噴鼻炎藥劑，緩解鼻子不適，確實滿有效果。但是，應避免長期使用，因鼻噴劑中的血管收縮劑可能使血管漸漸疲乏後無法正常收縮，造成反彈性的鼻充血，導致藥效越來越差。相較於鼻噴劑，口服藥物是全身性副作用較為顯著，反而不易有反彈性鼻塞的副作用。另外，鼻噴劑裡含有防腐劑，頻繁使用可能會讓鼻腔黏膜更敏感，成為鼻塞更惡化的共犯之一。

舒緩鼻子過敏的不適症狀，除了建議與鼻腔減敏油處方（參考第 136 頁）一起使用外，也相當推薦搭配純露來清潔、濕潤鼻腔。整體上，純露為弱酸性，含有較多消炎物質的有機酸成分，也具有良好的

抗菌特性。噴劑處方中，我選擇作用似抑制肥大細胞釋放發炎過敏物質（例如：組織胺）功效的酯類代表——羅馬洋甘菊純露和真正薰衣草純露。這二款純露能舒緩焦躁、煩悶，讓固執的人更有彈性，就像是直接沖刷敏感的神經系統，並移除內心的絆腳石。因此，也很適合清洗、軟化因鼻竇慢性發炎引起的鼻黏膜水腫與鼻息肉吧！

不知道各位是否跟我一樣，因有鼻竇炎、長期鼻塞導致記憶力不好。例如，說重複的話、做重複的事、吃重複的藥，或上錯別人的車等，事後都無法理解自己的行為。中古世紀時，有「海之露水」之名的迷迭香純露，是用來治療記憶力衰退的聖品！此時，用單萜酮類的馬鞭草酮迷迭香純露可以使頭腦清醒、神清氣爽、脫離昏沉，其成分還可緩解鼻充血，並排除鼻腔深處的黏液。單萜醇類的胡椒薄荷純露也有助於緩和鼻腔的充血腫脹、抗感染，並帶有清涼感。雙倍蘆薈酵母膠則是用來保持鼻腔濕潤和修復黏膜。

這帖純露組成涵蓋了鼻噴劑的抗過敏、抗發炎、緩和充血腫脹和抗菌功效，還增加了鼻噴劑沒有的修復黏膜作用，也不會造成反彈性鼻充血。然而，不要期待純露能像鼻噴劑一樣立即停止鼻塞。我平日會用純露保養，讓鼻黏膜強壯一點。同時，又讓你加強記憶力、活力滿滿。

提醒你！純露商品的選擇，需要非常謹慎，因為市售的純露品質落差相當大。有些純露聲稱有機無毒，卻有很多化學添加物，甚至還放防腐劑（讓黏膜更敏感）。市面上，還有些不可思議的產品標榜含 99% 天然成分。但是，往往是那 1% 的不天然成分讓你中毒、過敏喔！

清潔鼻腔的純露還有其它用法，可以取 5～10ml 的上述混合純露，放到洗鼻器內加蒸餾水後沖洗鼻腔。與精油相較之下，純露安全很多。這帖溫和的純露處方，無論是噴劑式或是洗鼻器式，大人和小孩都可以使用。

注意事項

很多人會問我，如果純露再加入一些抗消炎過敏的精油會不會效果更好。我的經驗是不建議！精油並不溶於水性溶液中，尤其是像德國洋甘菊和金盞花精油，即使加入天然乳化劑，也很難保證均勻溶解於純露中。精油如果沒有完全溶於純露中，浮於水面，便會成為黏膜的刺激物喔！

03 喉炎、喉嚨不適（一）

芳療藥師的真心話

　　喉嚨噴劑能直接作用於喉嚨的患處，處理因病毒、細菌與發炎引起的症狀。市售的喉嚨痛噴劑的主成分大致有三種：碘化物、陽離子界面活性劑或消炎劑。這三種成分的藥理作用機轉與處理的症狀，不完全相同。常見的聚維酮碘製劑，具有強力的殺菌、殺病毒作用，比較適合感冒引起的喉嚨感染。另一個殺菌成分 CPC，為陽離子界面活性劑，作用不像碘製劑那般強效力，較適合喉嚨黏膜敏感脆弱或症狀較輕微的人。至於消炎類型的喉嚨噴劑，比較適合喉嚨過度使用、暫時失聲或黏膜受損發炎的人。

　　日本藥妝販賣的喉嚨痛噴劑，種類非常豐富，也有各式香甜口味，如檸檬、薄荷、草莓等，很容易讓消費者誤解是相同功效的藥物，甚至拿來當平日保養喉嚨的噴劑。購買時必須確認藥物成分，才能找到適合自己正確商品，可不要因為只喜歡草莓口味就購買喔！

西藥：樂樂喉嚨噴液、GUM 口腔喉嚨殺菌噴液、必達定殺菌口腔噴液

商品	ルルのどスプレー（樂樂喉嚨噴液）	ガムお口／のど殺菌スプレー（GUM 口腔喉嚨殺菌噴液）	必達定殺菌口腔噴液
藥廠	第一三共健康護理	三詩達	台灣萌蒂藥品
藥品類別	第 3 類醫藥品	指定醫藥部外用	醫師藥師藥劑生指示藥
主成分	Sodium azulene sulfonate hydrate	Cetylpyridinium chloride（CPC）	Povidone-iodine
適應症	喉嚨發炎引起的喉嚨痛、發炎、腫脹、失聲、口腔潰瘍	口腔殺菌消毒、去除口臭、喉嚨發炎引起的失聲、不適、喉嚨痛、腫脹	口腔消毒殺菌

藥品主成分與作用類別

（1）碘製劑── Povidone-iodine

（2）抗菌劑── Cetylpyridinium chloride（CPC）

（3）消炎劑── Sodium azulene sulfonate hydrate

成人純露處方：**喉嚨舒緩噴劑**

50ml 純露成分		
100%純劑成分	主要化學成分	作用
百里酚百里香純露 20ml	酚類	抗菌、抗病毒
岩玫瑰純露 20ml	單萜烯、單萜醇、酯類	抗發炎、抗菌、抗病毒、促傷口癒合、調節免疫系統
羅馬洋甘菊純露 10ml	酯類	抗發炎

使用方式

噴於喉嚨患部處於疼痛及發炎的部位。每日噴 3～4 次。

處方解析 Important Note

這帖喉嚨痛噴劑要扮演跟「碘」一樣的狠角色，殺菌、殺病毒的力道強，非百里酚百里香純露莫屬。它看菌就斬，鐵面無私，像極了「包青天」。純露的口感香氣濃郁、刺鼻、辛辣，會讓嘴巴有些灼熱感。這種酚類純露不易變質，即使存放三年之久，仍舊維持最佳品質。它代表百里香家族中的「第一格鬥士」及「超級殺菌劑」，常被作為緩解任何喉嚨部位感染時所用的漱口水或噴劑。有時候，我因感冒喉嚨腫痛，直接噴在喉嚨處，疼痛便會戲劇化快速地消失。儘管如此，若喉嚨有明顯的潰瘍，請勿直接在未稀釋前就噴在患處，會非常刺激！有潰瘍傷口時可使用沉香醇百里香純露（單萜醇類）或像香桃木純露（氧化物類）以及岩玫瑰純露來替代。

如果這帖處方有包青天，那我們一定

要呼叫「展昭」來扮演陽離子界面活性劑 CPC 的殺菌角色。比起強悍無情的酚類純露，具有單萜烯類、單萜醇類與酯類的岩玫瑰純露比較沒有強烈殺氣，但還是快、猛、準。岩玫瑰純露也具強力抗菌、抗病毒和抗炎的特性。談到岩玫瑰純露，真的是 No.1 急救純露，我幾乎隨身攜帶。說真的，純露太嬌貴且保存不易，我不太會囤貨，但唯一例外是岩玫瑰純露。因為 pH 值很低，適當儲放的話，可以有較長的保存期限。尤其腸病毒和流感高峰時期，我一定會備有存貨。

岩玫瑰純露氣味濃烈，一般人接受度十分極端。如果要我形容，很像老公的臭襪子浸泡液，噴灑於空中的味道。不過，即使氣味再怎樣可怕，也要感激岩玫瑰純露強大的自然療癒力。就像我們再怎嫌棄老公的臭腳，還是一樣深深愛著他。

我常會介紹岩玫瑰純露，給跟我一樣經常講話講到沙啞或喉嚨黏膜較敏感脆弱的人，因為細菌和病毒最容易攻擊我們的

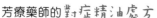

喉嚨。在喉炎前期，岩玫瑰純露真的可以壓制這些細菌和病毒，更可以降低發炎和修復傷口。在國外的芳香療法，經常會用它來處理慢性咳嗽與支氣管炎、流行性感冒、自體免疫疾病及出血症狀等。

在這帖處純露處方中，羅馬洋甘菊純露扮演的是溫柔的「公孫策」，配合度極高、責任感超大。他總是能充滿智慧地擺平喉嚨發炎。常見喉嚨噴劑的抗發炎成分：Sodium azulene sulfonate hydrate，也常被用於漱口水、眼藥水、口內膏與胃炎藥中。其成分與羅馬洋甘菊一樣來自菊科植物，功效也與羅馬洋甘菊相似，具有穩定肥大細胞、抑制組織胺分泌、消炎、抗過敏的作用；也具有抑菌、抗氧化及促進細胞再生等作用。如果你找得到品質好的德國洋甘菊純露，也可以取代羅馬洋甘菊純露，消炎作用會更好。對我來說，好品質的德國洋甘菊純露不多。在品質落差甚大的市售純露中，為了安全起見，我還是用溫柔抗炎的羅馬洋甘菊純露就好，我也很滿意與百里酚百里香、岩玫瑰純露的協同效果。

注意事項

喉嚨噴劑可能導致口腔喉嚨黏膜刺激。若出現局部刺激與不適或敏感，請停止使用。

✳ 兒童專用處方：**喉嚨舒緩噴劑（兒童版）**

精油成分
沉香醇百里香純露 ································· 20ml
岩玫瑰純露 ································· 20ml
羅馬洋甘菊純露 ································· 10ml
處方解析
酚類的百里酚百里香純露的辛辣刺激感不適合兒童，其作用由溫和的單萜醇類沉香醇百里香純露或氧化物類的香桃木純露取代。

04 喉炎、喉嚨不適（二）

芳療藥師的真心話

如果你要購買以舒緩喉嚨不適的漱口劑，一定要看清楚成分，了解商品本身的治療用途後再買。因為不是所有的漱口水都可以拿來漱喉嚨，例如：李斯德霖漱口水就不行！針對喉炎的漱口劑主成分與喉嚨痛噴液劑大致相同，只是不同劑型。聚維酮碘（Povidone-iodine）成分的漱口水，適合感冒或流感等病毒感染引起的腫痛感。另外一個最常見的陽離子界面活性劑 Cetylpyridinium chloride（CPC）成分，在口腔內具有殺菌效果，用於預防兼治療。而 Azulene 類的消炎型漱口水，具有抗發炎作用，則是喉嚨痛或腫脹發炎時的選項。

我每次回日本時，最喜歡買的漱口水，是那瓶綠色瓶身，上面還有兩隻可愛小青蛙的新 Colgen Kowa 漱口藥。當初吸引我買它的原因，除了可愛的包裝外，還有它也添加了丁香油、薄荷油和尤加利油。清新的精油氣味和溫和的預防兼治療效果，挺推薦給大家。

 西藥：Cepie AZ 漱口藥、新 Colgen Kowa 漱口藥、必達定殺菌漱口藥水

商品	セピーAZうがい藥（Cepie AZ 漱口藥）	新コルゲンコーワうがい藥（新 Colgen Kowa 漱口藥）	必達定殺菌漱口藥水
藥廠	ZERIA 新藥工業	興和株式会社	台灣萌蒂藥品
藥品類別	第 3 類醫藥品	指定醫藥部外用	醫師藥師藥劑生指示藥
主成分	Sodium azulene sulfonate hydrate	Cetylpyridinium chloride（CPC） Glycyrrhizinate dipotassium *l*-Menthol（薄荷醇） Cloveoil（丁香油） Peppermint oil（薄荷油） Eucalyptus oil（尤加利油）	Povidone-iodine
適應症	口腔和咽喉腫脹、口腔殺菌消毒	口腔和喉嚨殺菌消毒、去除口臭	口腔消毒殺菌

藥品主成分與作用類別

（1）碘製劑—— Povidone-iodine

（2）抗菌劑—— Cetylpyridinium chloride（CPC）

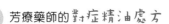
（3）抗發炎劑—— Glycyrrhizinate dipotassium、Sodium azulene sulfonate hydrate

（4）天然抗菌劑＆矯味劑—— Clove oil、Peppermint oil、Eucalyptus oil

成人精油處方：口腔喉嚨潔淨凝露

精油成分		
配方濃度：10%	主要化學成分	作用
沉香醇百里香 25 滴	單萜醇	抗菌、抗發炎
綠香桃木 25 滴	氧化物	抗菌、抗發炎
佛手柑 25 滴	酯類、單萜烯、單萜醇	抗菌、抗發炎、鎮定安撫、提振情緒
絲柏 25 滴	單萜烯	抗菌、抗發炎、轉換情緒
50ml 基劑成分		
卵磷脂乳化劑 50ml（參考第 76 頁）	大豆卵磷脂、蔗糖醇	使精油乳化，溶解於水溶液中

※以上精油處方濃度以 1ml＝20 滴計算。

※本品使用時需先用水稀釋。

使用方式

兒童可使用。先刷牙或漱口，除去口腔髒汙和病菌。然後取出 5 滴口腔喉嚨潔淨凝露，加入 50ml 的溫水或冷水混合均勻。要含著漱口水抬頭漱喉嚨，漱口時要發出「咕嚕咕嚕」的震動聲，代表你有漱洗到喉嚨深處。每日 2～3 次。

處方解析 Important Note

手摸口鼻，病會從口鼻入侵，沒戴口罩時，還會不知不覺吸入各式病毒，所以仔細清潔四面楚歌的口、鼻、喉真的很重要。新型冠狀病毒肆虐至今，我除了養成強迫症般的洗手習慣，也養成定時清潔鼻腔和漱口的習慣，不僅可以濕潤鼻腔和喉嚨、預防病毒感染，也可以有效預防感冒。

小時候喉嚨痛時，阿嬤都會拿出台灣本土偏方——黑松沙士加鹽，喝了就不痛了！如果沒效，會叫我啃生洋蔥或吃生蒜頭。再沒效，就會拿出藏在抽屜的法寶「西瓜霜」或「廣東苜藥粉」。有時候，被她越搞越嚴重，一發不可收拾，去醫院就會被醫師罵。我為什麼會選擇念藥學系當藥師？大概是來自這些傳統民俗療法的可怕陰影。還好現在有能力正確使用精油和藥品，照顧自己和家人。

延續前一篇「開封府」等級的喉嚨噴劑，包青天、展昭和公孫策等重要的角色陸續出現後。現在我們有請四大侍衛：王朝、馬漢、張龍、趙虎。這帖處方由四種不同化學屬性的精油組成：沉香醇百里香（單萜醇類）、綠香桃木（氧化物類）、佛手柑（酯類）、絲柏（單萜烯類），你會發現這些精油的殺菌特性，雖然不是最強效的，但是協調度與執行力都很高，就像是開封府的四大侍衛。

第一侍衛：沉香醇百里香精油（Thyme CT Linalool／*Thymus vulgaris*），又稱甜百里香。生命強韌的百里香家族十分龐大，自古一直被視為藥用植物，在許多古老醫典上，都可以發現百里香的醫藥記載。古羅馬人會將百里香掛置在家中去除異味與穢氣，甚至作戰出征前也會佩戴它，象徵激發勇氣。在瘟疫橫行的年代，街道上會焚燒百里香與其他藥草來驅趕病氣。你會發現百里香的好處，是一路從古代藥用、戰爭、除臭、驅病、驅邪，到餐桌上美食，都是西方人最喜愛的香草。

一般百里香的精油來源，大都取自 *Thymus vulgaris* 品種，但由於生長條件不同，如海拔、溫度、濕度、水質、土質等，而培育出不同的 CT 型態，其化學特性的差異更明顯。其中含沉香醇（單萜醇類）比例較高的沉香醇百里香精油，性質很溫和、不刺激，就連兒童、年長者、敏感的黏膜部位都適用。因為沉香醇 CT 型

態的百里香產量較少，因此，價格上會比百里酚百里香、香荊芥酚百里香或其他百里香品種來得高一些。儘管如此，在芳香療法的使用上，它還是最安全、用途最廣、禁忌最少的百里香 CT 型態，一直是芳療師首選的抗感染幫手。

第二侍衛：綠香桃木精油（Green Myrtle／*Myrtus communis*）。桃金孃科的綠香桃木是常見的一種香桃木樹，普遍被栽種在地中海沿岸一帶。清新中帶著微微甘甜、喜悅的樹葉氣息。與百里香精油一樣，香桃木精油也有很深的家族糾葛，有時讓人容易搞混。在香桃木家族中，也會因生長地不同，而有不同的化學 CT 型態。不過，家族共同點，皆含有高比例的 1,8-桉油醇成分（氧化物類）。

市售上有多種的香桃木精油，無論在化學組成、香氣和療效上，確實差異很明顯。綠香桃木的氣味較偏向氧化物類一貫的清新、輕盈與上揚感；紅香桃木的酯類含量較高，氣味較為不刺鼻、溫暖、沉穩且安撫鎮靜人心。我偏好在睡前使用紅香桃木（酯類含量較高），取代綠香桃木或大家熟知的尤加利精油。酯類可在不干擾睡眠的狀態下，同時舒緩支氣管痙攣和平衡神經系統。然而，這帖口腔喉嚨潔淨凝露處方，我選擇抗菌較強且氣味輕甜的綠香桃木，畢竟是針對口腔病菌，所以口感也很重要。

第三侍衛：佛手柑精油（Bergamot／

Citrus bergamia）。充滿陽光朝氣的水果香氣中，又隱約帶有清甜花香及淡淡的苦味，像一位英國紳士佬，舉止謹慎、有禮貌，卻又不失幽默風趣。知名的伯爵茶（Earl Grey Tea）即是添加佛手柑入茶，增添紅茶風味，用來鎮定情緒、舒壓、助消化。

不同於其他以單萜烯類：檸檬烯成分為主的柑橘類精油，如檸檬、萊姆、橘子與甜橙等，香氣直接、大方豪爽又令人振奮。佛手柑的酯類（乙酸沉香酯）含量比例很高，香氣細膩且內斂沉穩，在心靈療癒上，比其它的柑橘類精油更深入人心。因此，精油書籍都將佛手柑精油歸納在酯類。酯類成分即為舒緩放鬆的重要化學成分，存在於真正薰衣草、羅馬洋甘菊、快樂鼠尾草和苦橙葉等精油中。佛手柑同時擁有高比例的檸檬烯、乙酸沉香酯、沉香醇、香豆素成分，也讓它獨樹一格，成為家族中的高尚異類份子。除了對抗感染、消炎很有效之外，也是一位兼具療傷系與歡樂系的高手。可提振低落的情緒；可舒緩焦燥不安；可讓人快速轉換心情。

第四侍衛：絲柏精油（Cypress／Cupressus sempervirens）。化學歸屬於單萜烯類，常被用來處理呼吸道感染症狀、淋巴循環或排毒淨化。在風景如畫的歐洲，神祕莊園或古堡附近的路旁，有時會看到一排排高大筆直，整整齊齊的絲柏樹道路。尤其當思緒混亂繁雜的時候，到這裡可以快速整理及轉換思緒。在梵谷晚期畫作

中，最常出現的植物就是絲柏樹。名畫《星空下的絲柏路》，新月陰影下的絲柏身影有如燃燒的火炬，漩渦狀地延伸至天際，彷彿透過絲柏樹大聲吶喊出內在的聲音，展現出一股強大、堅韌生命意志力。

我的工作要無止境的講話，常常在上台講課前會突然失聲。這時，我會快速用一滴絲柏精油，塗抹在喉嚨處，就會奇蹟般恢復甜美的聲音，然而下課後又會立即沙啞。我覺得……這是我透過絲柏樹的生命力，發出聲音，用盡全力撐到最後。在心理療癒層面上，當你面臨人生重大轉變時，像是搬遷、轉職、結婚、離婚、生小孩、失去親人等，絲柏精油能給予巨大的安全感與支持，幫助你順利度過難關。

這帖口腔喉嚨潔淨凝露處方中，並沒有出現像碘製劑一樣強悍的精油。我的想法是漱口水的使用頻率非常高，所以不考慮調入強勁殺菌的精油，強效的精油就留著當作生病時的武器吧。不過，這裡要強調的觀念是，利用四種不同結構特色的精油，互相協同之下，威力也不可小看。精油之間的合作力量，永遠是 1＋1 遠大於 2，甚至大於 200 的概念。它既可以激勵免疫系統，又可以對付各類經口傳染的病菌，成為真正的口腔防護罩，宛如開封府的四大防禦侍衛。

這款香氣柔和的口腔喉嚨潔淨凝露，加上蒸餾水或純露後，也可當作空間消毒噴霧，這香味也會讓你放鬆心情；當作漱

口水時，漱口後吐出的動作，像是吐出內在不快的心聲，幫你跳脫白天累積的緊繃、沮喪、抑鬱。如果你總是在夜深人靜時，覺得內心太多委屈、無力發洩，不妨在浴缸中滴入這帖精油處方，一邊泡澡一邊了解自己的深層需求，為自己設下與他人之間的安全界線。

注意事項

本品使用時，需先用水稀釋。

口腔喉嚨潔淨凝露加入水後，請攪拌均勻，完全溶於水，再使用。不過，還是有可能因精油不完全溶於水，而刺激口腔黏膜。若出現不適或敏感，請停止使用。

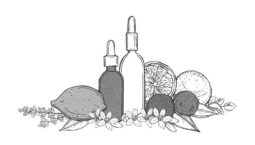

05 喉炎、喉嚨不適（三）

芳療藥師的真心話

　　每當喉嚨乾乾癢癢的時候都會想含一顆喉糖，護嗓潤喉一下。台灣和日本市場上，藥用喉糖都推出各種奇幻口味，吃起來就像糖果一樣，讓人忽略它含有藥效，屬於藥品。尤其在日本藥妝店，一定會看到讓你眼睛為之一亮、色彩繽紛的 Vicks Medicated Drops 維克含藥喉糖，充滿時尚感，吃了甜甜心情好。建議你如果只是喉嚨乾癢，在購買時千萬別搞混了，請選擇一般食品的喉糖。含殺菌劑的口含錠是適用於輕微喉嚨痛、不舒服。若是喉嚨嚴重腫痛或是咳嗽不止的話，還是建議你就醫尋求醫師的幫助。

💊 西藥：GUM 含藥口含錠、維克含藥口含錠、舒立效口含錠

商品	ガムメディカルドロップ（GUM 含藥口含錠）	ヴィックスメディケイテッドドロップ（維克含藥口含錠）	Strepsils Lozenge（舒立效口含錠）
藥廠	三詩達	大正製藥	利潔時健康照護
藥品類別	指定醫藥部外用	指定醫藥部外用	醫師藥師藥劑生指示藥
主成分	Cetylpyridinium chloride（CPC）	Cetylpyridinium chloride（CPC）	Dybenal Amylmetacresol
適應症	口腔殺菌消毒、去除口臭、喉嚨發炎引起的失聲、不適、喉嚨痛、腫脹		口腔殺菌劑、咽喉炎

藥品主成分與作用類別

（1）抗菌劑—— Dybenal、Amylmetacresol、Cetylpyridinium chloride（CPC）

成人精油處方：精油口含錠

精油成分		
	主要化學成分	作用
芳枸葉 1 滴	氧化物、單萜烯、單萜醇	抗菌、抗發炎
維他命 C 片（錠）	維他命 C	1 滴精油滴在一片維他命 C 片上

或者		
尤加利膠囊 1 顆（藥局均有販售）	氧化物	抗菌、抗發炎
維他命 C 片（錠）	維他命 C	刺破 1 顆尤加利膠囊，因內含尤加利精油數滴，可以分別滴在 5 片維他命 C 片上

使用方式

維他命 C 片將含在口腔中，慢慢溶解。需要時服用或每日 3～4 次。

注意事項

兒童絕對「不可使用」。請避免孩童拿取。

處方解析 Important Note

你一定會在很多翻譯的國外芳香療法書籍，尤其是法國芳療書，看到內服精油的方式，如調合蜂蜜、橄欖油、伏特加等。甚至，當地有些藥局會有精油膠囊調製和中性錠片販賣等業務。在台灣買不到專為精油設計的中性錠片。所以，這款精油口含錠是使用藥局販售的維他命 C 片來製作，滴上精油，等待表面精油完全滲入 C 片後，當作喉糖含在口腔內。請選擇沒有包覆外膜的維他命 C 片，不然精油無法滲入，會直接揮發消失喔！另外，請選擇含低劑量維他命 C 的錠片。因為當喉嚨不舒服時，你一整天下來可能會吃下好幾片，服用太多的維他命 C 反而不好。

大部分的台灣芳療師都主張精油不可內服；少數芳療師則主張必須有「專業人員」指導才能內服。但是，要受過多少專業訓練才能指導人內服精油呢？這界定很模糊。如果你詢問醫師的意見，精油可不可以食用？大概 99.99% 的答案是 NO 吧！我是屬於保守派的芳療師，只選擇少數的安全精油，以單方為原則（即不混合其他精油），並以保守、正確的方式內服。

我絕對反對像某些網路教學影片——把抗病毒、提升免疫力的多種精油放入空膠囊中，吞下肚，然後說可以治療感冒。對精油內服有興趣的讀者，我相當建議閱讀羅伯‧滴莎蘭德名著《精油安全專業指南》（Essential Oil Safety：A Guide for Health Care Professionals），書中描述很多誤食精油的致命事件，也記載許多精油的 LD50（半數致死劑量）。我相信這本書會協助你，養成正確安全的內服精油觀念。

凡是吃下肚子的東西，都要很謹慎！我不完全反對內服精油，卻擔心市面上充斥的劣質精油產品與合成香精！而且有些

人聽到吃 1 滴精油有效，就產生「吃 10 滴應該更有效」的謬論，這萬萬不可啊！我非常反對某些理療的畸論——在舌下滴入未稀釋的純精油，宣稱可治病養生。我曾經被不懂精油知識的人取笑說：「妳難道不知道，精油舌下吸收的效果不輸給靜脈注射嗎？這是常識耶，妳到底是不是專業的藥師啊！」瞬間，我變成一位既沒常識又不專業的藥師。最可怕的是這種大錯特錯的誤導！如果繼續滴純精油在舌下，舌下黏膜的吸收功能應該已被精油破壞殆盡了。萬一哪天心絞痛發作，你的舌下完全無法吸收 NTG（硝酸甘油片劑）就糟糕了。

執業多年，常聽個案跟我說：「藥都是化學合成的、有毒、有副作用；精油是天然的、無毒、無副作用。吃精油比吃藥安全！」身為藥師的我想為藥物澄清——除非你藥物濫用或身患特殊疾病，否則藥物有可預見的副作用，藥物也清楚指示藥效與排出時間。然而，精油的排出體外的時間目前尚不明確，再加上一般人對精油戒心較低，很容易服用過量或隨意使用，反而更容易傷身。

在這裡介紹的一味，我會內服的少數精油之一：芳枸葉精油（Fragonia／*Agonis fragrans*）。法國芳療界大師 Dr. Daniel Pénoël 在 2005 年於澳洲墨爾本的精油研討會中，正式向世人發表了芳枸葉精油，「黃金比例」般的神聖數字結構組成。它像是由大自然調配好的複方精油，卻以單方精油身分出現於世。近乎完美的金三角成分比例：30%單萜醇、30%單萜烯和30%氧化物，在芳香世界十分罕見。芳枸葉精油有益於呼吸、神經及免疫等三大系統。Dr. Daniel Pénoël 更強調，不要只用化學分析的數字看待芳枸葉，因為它的三角和諧平衡的獨特力量，跨足了身、心、靈的平衡。

桃金孃科的芳枸葉精油，生長在西澳州，過去被稱為「粗茶樹」，被認定是茶樹的替代品。後來被賦予新的俗名 Fragonia，正反映其植物與精油的愉悅、甜美芳香（fragrant）特性。芳枸葉精油也被證實與茶樹精油一樣，具備良好廣泛的抗病菌功效；與澳洲尤加利精油一樣，能協助呼吸系統與免疫系統，預防及舒緩流行性感冒症狀。對於許多外顯的疼痛，如肌肉痛、肩頸痠痛、落枕或扭傷，都能迅速減低疼痛感。

在強大的心理層面，芳枸葉可以澈底暢通長期壓抑的憤怒或陰霾，它會像「通樂」通水管一樣，在一夜之間全部沖刷洗掉。我自己就曾經歷這一切，前幾年上台北參加澳洲芳療大師 Ron Guba 的課程。上課時，聽著講師 Ron Guba 說著芳枸葉對身心的神奇功效。下課時，部分的學員拿到了滴入芳枸葉精油的維他命 C 錠。Ron Guba 說：「今晚回去，睡前吃下它，明天告訴我，你們做了什麼夢？」在夢

中，我飆罵那位憎恨至極的人，吐出我至今不敢說的話，不但連罵一連串「三字經」，還拿球棍猛打她。發洩完，好輕盈好舒暢，感覺完全釋懷了。我真的強力推薦大家試試神奇的芳枸葉精油！

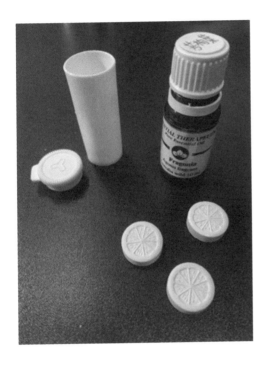

芳枸葉不算是普及化的精油，並不是每個精油品牌都有販售。所以，我建議如果你沒有像我一樣，有強烈需要排解的怨念，也可以試試以下方法。一般藥局都會販售尤加利精油膠囊，我會把一顆膠囊刺破後，滴入大約 5 片的維他命 C 片中，當喉糖含在口腔中。至少，這些正式在藥局販賣的精油膠囊，是確定可以吞下肚的功能性食品。當然，我個人比較喜歡芳枸葉精油加上維他命 C 的甜滋滋幸福感，既抗菌又消炎，也可以隨時排解我的怒氣。

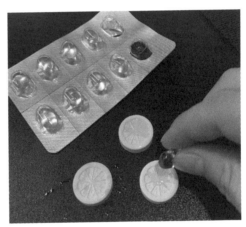

06 咳嗽、濃痰

芳療藥師的真心話

網路、電視、報紙的廣告常看到「專治久咳不癒」，藥局裡止咳化痰藥品也都會擺在最顯眼的位置，從天花板陳列到地板都看得到咳嗽藥品的行銷廣告，可見咳嗽藥市場需求驚人。下列舉例介紹的藥品，是台灣和日本藥妝店裡常見的咳嗽藥，比較適合因為感冒引起的咳嗽，屬於短期服用的藥品。引發咳嗽的原因有很多，因此常見的止嗽藥組合成分有：鎮咳劑，抑制延腦咳嗽中樞，降低咳嗽發作的頻率和強度；支氣管擴張劑，緩解支氣管之痙攣；抗組織胺藥，減緩打噴嚏、流鼻水、過敏咳嗽等症狀；血管收縮劑，解除鼻充血；祛痰劑，稀釋氣管黏液之黏稠度；中樞神經興奮劑，減少藥物引起的嗜睡副作用。除了止咳西藥外，也有其他漢方藥，像救肺散、龍角散、川貝枇杷膏等也很常見。

西藥：司多安止咳膜衣錠、愛斯咳朗糖衣錠、斯斯咳嗽膠囊

商品	司多安止咳膜衣錠	愛斯咳朗糖衣錠	斯斯咳嗽膠囊
藥廠	佐藤製藥	井田國際醫藥廠	五洲製藥
藥品類別	醫師藥師藥劑生指示藥	醫師藥師藥劑生指示藥	醫師藥師藥劑生指示藥
主成分	Dextromethorphan HBr Phenylephrine HCL Guaifenesin	Codeine *dl*-methylephedrine HCL Chlorpheniramine maleate Caffeine anhydrous	Dextromethorphan HBr *dl*-methylephedrine HCL Noscapine Carbinoxamine maleate Guaiacolsulfonate potassium
適應症	緩解感冒之各種症狀（咳嗽、咳痰、鼻塞）	緩解感冒之各種症狀（鼻塞、流鼻水、打噴嚏、咳嗽）	鎮咳、祛痰

藥品主成分與作用類別

（1）鎮咳劑—— Dextromethorphan HBr、Codeine、Noscapine

（2）支氣管擴張劑—— *dl*-methylephedrine HCL

（3）抗組織胺藥—— Chlorpheniramine maleate、Carbinoxamine maleate

（4）血管收縮劑—— Phenylephrine HCL

（5）祛痰劑—— Guaifenesin、Guaiacolsulfonate potassium

（6）中樞神經興奮劑—— Caffeine anhydrous

成人精油處方：舒咳化痰養護油

精油成分		
配方濃度：5%	主要化學成分	作用
藍膠尤加利 15 滴	氧化物	祛痰、抗菌、抗發炎、緩解鼻塞
紅香桃木 10 滴	酯類、氧化物、單萜烯	抗痙攣、抗菌、抗發炎
絲柏 15 滴	單萜烯	祛痰、抗痙攣、抗菌
乳香 10 滴	單萜烯、酯類	抗痙攣、抗菌、抗發炎、鎮靜安撫
加強加味精油（需要時再添加於處方中）		
甜土木香 5 滴	酯類、倍半萜內酯	消解黏液、抗痙攣、抗菌、抗發炎
50ml 基底成分		
特清按摩調合油 50ml （參考第 81 頁）	椰子油、荷荷芭油、山茶花油	基底油

※以上精油處方濃度以 1ml ＝ 20 滴計算。

使用方式

在脖子、前胸、後背塗抹精油，並按摩，然後嗅吸手上殘餘的精油。每 2～3 小時塗抹一次。

處方解析 Important Note

台灣話俗語說：「醫生驚治嗽」。許多久咳不癒的人都會想，為什麼咳嗽老是治不好？身邊有很多人日也咳、夜也咳，有時幾個月過去了，頑固的咳嗽卻一直不見好轉，甚至嚴重影響睡眠。咳嗽背後的原因相當多，從單純的空氣汙染、抽菸、感冒到嚴重疾病，如肺炎、肺癌等，或甚至非呼吸道或肺部疾病，如胃食道逆流、心臟疾病等，都有可能引起咳嗽不止，因此有時很難馬上判斷病因來對症下藥。超過三週以上就是慢性咳嗽，最好安排檢查，確認是否為嚴重疾病。

咳嗽精油處方的設計，可以參考上述咳嗽藥品的組成，藥理作用涵蓋抗痙攣、抗發炎、抗過敏、祛痰和提振精神。你可能會問，哪一種精油能像藥物一樣抑制腦部咳嗽中樞？說真的，大自然植物萃取的精油，無法像鴉片衍生物類的藥物如此強效，直接讓延腦停止咳嗽。也因此，鴉片衍生物類的藥品並不適合長期服用。這帖

止咳祛痰精油處方屬於溫和修復的方式，沒有加入強力祛痰的單萜酮類精油、強力抗菌的酚類精油或強力抗痙攣的醚類精油，所以可以長期使用，當然也能有效緩解感冒引起的急性咳嗽。

談到呼吸道感染精油，尤其對付有痰咳嗽，一定會提到氧化物類的天然藥劑 1,8-桉油醇。它的祛痰、乾化黏膜、抗菌、抗炎、抗氧化、提升帶氧量、提升免疫系統等功效，像是特別賜給脆弱的呼吸系統一味最佳的療癒劑。天然 1,8-桉油醇存在於多種天然植物中，如果想要買下所有含有 1,8-桉油醇的精油，荷包可要大失血了。氧化物類的精油都有較多的 1,8-桉油醇，如尤加利、芳枸葉、白千層、綠花白千層、綠香桃木、羅文莎葉、豆蔻、月桂、穗狀薰衣草、高地牛膝草、桉油醇迷迭香等。這帖止咳祛痰精油處方的第一味精油，我選擇 1,8-桉油醇含量較高的藍膠尤加利精油。當然舒緩症狀後，你也可以改為較溫和的澳洲尤加利或上述的其他氧化物類精油，止咳祛痰效果也令人滿意。

第二味，紅香桃木精油（Red Myrtle／Myrtus communis CT Myrtenyl acetate），同時含有高量的酯類，能緩解支氣管痙攣，也含有全面庇護呼吸道的氧化物。因為酯類的抗痙攣優勢，可以符合藥品中支氣管擴張劑的角色，所以我反而不用氧化物類的綠香桃木精油。紅香桃木在氣味上較不刺鼻，帶有溫暖、沉穩及安撫鎮靜人心的

感覺，相當適合在睡前按摩助眠，或用來空氣薰香。這帖處方不會干擾睡眠，又能處理支氣管痙攣咳嗽，消除痰液、抗發炎，讓人一夜好眠。

第三味，絲柏精油（Cypress／Cupressus sempervirens），屬於單萜烯類。在生理層面，其抗感染與祛痰的特性，常被用來處理急、慢性呼吸道疾病；其抗痙攣的特性，能緩解因為空汙或外來刺激物造成的支氣管收縮，氣喘或過敏等症狀。在心靈層面，當你面臨人生重大轉變時，陪你順利度過難關。

除此之外，絲柏精油也是降妖除魔的「驅邪」精油。每次不小心出入較陰森或濁氣較重的場所，絲柏會幫你除穢氣。很多人突然咳嗽不止，嚴重到懷疑自己卡到陰，冤親債主來作亂，然後去廟裡收驚。此時，你可以單獨用塗抹絲柏精油或薰香。說來神奇，我有很多芳療個案因此解決了長年不癒的乾咳或濕咳。

第四味乳香精油（Frankincense／Boswellia carterii），細緻木質的氣味，混合著淡淡的香甜，有豐富層次的氣味，嗅吸後可緩和呼吸。許多研究指出，乳香不但能穩定氣喘患者的呼吸頻率，也能安撫焦慮，避免因不安而誘發氣喘。整體上，乳香有單萜烯類的抗發炎、抗感染與祛痰能力，對於呼吸系統有絕佳的保護力，更能夠加深呼吸的順暢度。在身體能量耗盡前，像巨大盾牌一樣，提供防衛之正氣，

鞏固能量防護場。因此，如需要進出特殊的儀式或場合，或想要抵禦負能量時，乳香也能派上用場喔！

這麼多年來，我發現很多長期咳嗽的人，都有過度執迷往事的傾向，或放不下過去的恩怨情仇。舉例來說，我長期吸收母親的情緒，看到她就忍不住拔腿逃跑。每次來不及閃人被攔下來講「心事」時，我就會一直咳嗽，少則數小時，多到甚至一整夜。目前為止，只有乳香能安撫我的躁動與不安，讓我心亂如麻的情緒快速平靜下來，就像乳香樹置身於無人沙漠中的平靜。隨著乳香安寧恬靜的香氣，閉上雙眼，消除我的內心恐懼。如果你的咳嗽是來自心理因素，乳香絕對是你的知音。

處方中，加強加味的甜土木香精油（Sweet Inule ／ Inula graveolens），為疏通呼吸道阻塞的神級精油。甜土木香的濃重青草味及微微沁涼感，有點像藥品「龍角散」。精油顏色呈現翡翠般的綠，化學屬性歸類於內酯類，主要特色成分為乙酸龍腦酯和倍半萜內酯。土木香常用於法國芳療醫學，是一種肺部的補藥，消解黏液阻塞的功效相當強大！適用感冒、鼻喉黏膜炎、鼻竇炎或慢性支氣管炎、久咳不癒的老菸槍等引發的痰液。使用甜土木香以嗅吸法最佳，優越的鎮靜安撫、抗痙攣、擴張氣管、化痰效果，讓它成為呼吸道用油的神話。然而，甜土木香精油產量不多，價格也不菲，除了以芳香醫療為主流的法國之外，其他地區並不普及。

16 年前我曾經因縱膈腔腫瘤合併免疫系統疾病，產生嚴重胸腔發炎，開胸手術後，我那 20 公分長的傷口現在還會隱隱作痛。此後，從上呼吸道的鼻、喉、咽，到下呼吸道的氣管、肺部就成為我的致命弱點。有一次還因肺炎重症住院，經歷溺水般的窒息感，像在陰陽兩界拔河，現在回想起還是很害怕。肺炎伴隨的劇烈咳嗽，需要靠大量的嗎啡類止痛藥才能勉強呼吸，讓我經歷快往生的痛楚。出院後，我的肺部已受重傷，連最簡單的呼吸都很吃力。我後來一直靠著甜土木香精油的修補能力，恢復嚴重受創的肺，以及解決鼻咽喉、聲帶、氣管等上下呼吸道問題。

注意事項

甜土木香精油，在痰液較多或久咳不止時，可加入少量於處方中。狀況改善時，可以移出處方。另外，長期呼吸道異常症狀，有可能衍生為重症，必須小心謹慎並接受檢查。

✳ 兒童專用處方：**舒咳化痰養護油**
（兒童版）

精油成分	
3%濃度精油成分	
澳洲尤加利 ⋯⋯⋯⋯⋯⋯⋯	10 滴
紅香桃木 ⋯⋯⋯⋯⋯⋯⋯⋯	10 滴
絲柏 ⋯⋯⋯⋯⋯⋯⋯⋯⋯⋯	5 滴
乳香 ⋯⋯⋯⋯⋯⋯⋯⋯⋯⋯	5 滴
特清按摩調合油 ⋯⋯⋯⋯⋯	50ml
（參考第 81 頁）	
處方解析	
處方濃度降至 3%。藍膠尤加利中的 1,8-桉油醇成分含量比澳洲尤加利高出很多，相對較刺激。所以，一般小孩與年長者，建議改成溫和的澳洲尤加利。	

07 綜合感冒

芳療藥師的真心話

台灣人赴日旅遊必買的兩款感冒藥「新 LuLu」和「大正黃金 A 微粒」，在日本稱得上家庭常備藥的領導品牌之二。目前台灣有引進，但由於日本與台灣對於藥品成分的規範不太相同，成分也針對了台灣的法規而有所調整，不含有成癮性的可待因（codeine）。說真的，比起自己赴日購買一堆藥品，囤貨在家，不如在真的感冒生病時，在台灣購買經過核可的藥品，會比較安全沒有疑慮吧！尤其，我常遇到一些老人家，總覺得日本藥很安全，吃不死人的怪異想法，還把它用來預防感冒在服用，真的很危險。有時候買太多，藥品過期 2 年了，還會拿來藥局問，是不是過期的藥，只要吃一倍的量就一樣有效？藥師：「當然不是啦！」

對於忙碌的現代人，不需要為了小感冒特地到醫院診所看病，在社區藥局即可取得感冒藥，真的很方便，如同救星一般。感冒藥的種類很多：大致上分為綜合類型感冒藥和專攻類型感冒藥。綜合感冒藥是針對一般感冒常見的症狀，添加多種成分，能夠多少緩解各種不舒服的症狀。專攻型感冒藥則更對症下藥，分為鼻炎專用、咳嗽專用、喉炎專用等。

一般綜合感冒藥的劑型有分：錠劑、粉劑、液態藥水、熱飲等，也有很特別的

日夜錠。日錠與夜錠的差別，夜錠中有引起嗜睡或疲勞副作用的抗組織胺藥，而日錠則無。目的是讓你早上保有精神，而晚上能安穩睡覺。綜合感冒藥成分，幾乎是全方位涵蓋所有感冒症狀可以用的藥物，如抗組織胺藥、支氣管擴張劑、止咳劑、祛痰劑、解熱、鎮痛劑、中樞神經興奮劑、維他命等。然而，每家廠商藥品設計不盡相同，效能上會有些許的不同，建議你還是詢問專業的藥事人員。

 西藥：諾比舒冒日夜感冒膜衣錠、國安感冒液、普拿疼伏冒熱飲

商品	諾比舒冒日夜感冒膜衣錠	三角矸國安感冒液	普拿疼伏冒熱飲（散劑加強配方）
藥廠	輝瑞生技	三洋藥品工業	聯亞藥業
藥品類別	醫師藥師藥劑生指示藥	醫師藥師藥劑生指示藥	醫師藥師藥劑生指示藥
主成分	日錠 Acetaminophen Dextromethorphan HBr Phenylephrine HCL 夜錠 Acetaminophen Dextromethorphan HBr Phenylephrine HCL Diphenhydramine HCL	Acetaminophen dl-methylephedrine HCL Chlorpheniramine maleate Guaiacol potassium sulphonate Caffeine anhydrous	Acetaminophen Phenylephrine HCL Dextromethorphan HBr Caffeine anhydrous Ascorbic acid
適應症	緩解感冒之各種症狀（頭痛、咽喉痛、咳嗽、鼻塞、流鼻水、打噴嚏、畏寒、發燒、關節痛、肌肉痠痛等）	緩解感冒諸症狀（流鼻水、鼻塞、打噴嚏、咽喉痛、喀痰、發燒，頭痛等）	緩解感冒之各種症狀（鼻塞、咽喉痛、咳嗽、畏寒、發燒、頭痛、關節痛、肌肉痠痛）

藥品主成分與作用類別

（1）鎮咳劑── Dextromethorphan HBr

（2）支氣管擴張劑── dl-methylephedrine HCL

（3）抗組織胺藥── Diphenhydramine HCL、Chlorpheniramine maleate

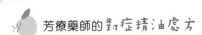

（4）血管收縮劑── Phenylephrine HCL

（5）祛痰劑── Guaiacol potassium sulphonate

（6）中樞神經興奮劑── Caffeine anhydrous

成人精油處方：日夜加強養護油

❶ 日間養護油		
精油成分		
配方濃度：5%	主要化學成分	作用
牛膝草 15 滴	單萜酮、單萜烯、倍半萜烯	祛痰、抗菌、抗病毒、抗發炎
桉油醇迷迭香 20 滴	氧化物、單萜烯、單萜酮	抗菌、抗發炎、緩解鼻塞
蘇格蘭松 15 滴	單萜烯、倍半萜烯	止痛、抗菌、抗發炎
50ml 基底成分		
特清按摩調合油 50ml（參考第 81 頁）	椰子油、荷荷芭油、山茶花油	基底油
❷ 夜間養護油		
桔葉 2 滴	苯基酯、單萜烯	助眠、抗痙攣、止痛
日間養護油 5ml		

※以上精油處方濃度以 1ml＝20 滴計算。

使用方式

塗抹精油並按摩脖子、前胸、後背，然後嗅吸手中剩餘的油。每日 3～4 次。入睡前，倒出 5ml 日間養護油，加入 2 滴桔葉精油。

處方解析 Important Note

家中長輩經常亂服用綜合感冒藥，如三角矸國安感冒液、友露安、抗痛寧、風熱友、治痛丹、克風邪等。在藥局工作的我，曾遇過很多人因為感冒、頭痛時來買這些感冒液，而且幾乎都是當場開瓶，一次喝完。更可怕的是，一天還會喝 4～5 瓶。每次提醒他們建議用量是一次 10cc，就會被罵。我能說什麼呢？

這些藥局常見的感冒藥水，藥瓶上都會標示服用量，如「一日 4 次，成人每次 10 毫升」（依藥品廠牌不同有不同標示）。服用正常劑量就能緩解感冒不適；但是若一次乾掉一整罐 60 毫升藥水，然

後早、中、晚、下午、睡前各喝一瓶，就等於五天左右的分量！而且大多感冒糖漿含咖啡因成分，長期服用或是過度服用可能會產生依賴性。反而變成傷肝傷腎的毒藥。

感冒初期或輕微不適，我十分推薦選擇芳香療法。有時候不用特別調配精油，只要單方的尤加利精油，嗅吸或塗抹一下，往往很快解除症狀，又不用擔心嗜睡等副作用影響工作或開車。這次為綜合感冒藥設計的精油處方，用了市售「日夜錠」的調劑概念——白天強調快速解除症狀，又可以保持好精神；夜晚強調助眠與緩解呼吸道不適。白天好好工作，晚上又可以安穩入睡，獲得充分休息，便能快速恢復健康。當然，這帖較強力精油處方跟綜合感冒的使用守則一樣，不要長期使用。

第一味，感冒殺手鐧——牛膝草精油（Hypssop／Hyssopus officinalis）。如果你追求的是快速見效的處方，調入一味單萜酮類精油，效果絕對讓你滿意。單萜酮類像一把利刃，直入病端，效果強又速度，卻有神經毒性的缺點。牛膝草最主要的化學成分是松樟酮，很多芳療書籍會強調它的神經毒性，如造成流產或誘發癲癇等。因此劑量的調整上，需要特別留心使用者的年齡、狀態與疾病，一般我以不超過5%為原則，且交代不可長期使用。

牛膝草具有強烈、辛辣氣味，是一種補身劑，能滋補、溫暖並提升身體陽氣，抵抗強勢入侵的各種感染。成分含有高量的松樟酮，擁有強勁的抗菌、抗病毒、鬆解黏液、消除鼻充血、緩解黏膜發炎及支氣管痙攣等作用，宛如一帖加強版的綜合感冒藥。它像一把利刃，直接切開鼻腔胸腔，掏出所有病菌，快速解決所有的感冒不適症狀，而且對肌膚並無刺激性。因此，單萜酮類的牛膝草成為這帖感冒藥的主要成分。這裡要特別注意的是，市面上另一個高地牛膝草精油，是以 1,8-桉油醇為主的氧化物類精油，它只含非常微量的松樟酮，千萬不要混淆喔！

第二味，舒暢感十足的桉油醇迷迭香精油（Rosemary CT Cineole／Rosmarinus officinalis）。市售迷迭香精油有不同化學CT 類型——桉油醇迷迭香、馬鞭草酮迷迭香（Rosemary CT verbenone）及樟腦迷迭香（Rosemary CT camphor）等。相同品種（即學名相同）的植物種子，若分別種植在世界各個不同的角落，就會因為不同的生長與培育條件，產生了不同比例的化學組成，以其主要化學或特殊的成分來標註 CT 類型。桉油醇迷迭香（氧化物類）是呼吸道勝利組，氣味涼爽通暢；樟腦迷迭香（酮類）含高比例的樟腦，主治神經、肌肉疼痛與活化記憶力，氣味充滿朝氣活力，賦予能量與行動力；馬鞭草酮迷迭香（酮類）的馬鞭草酮是緊緻肌膚的聖品，且特別適用在保養肝臟與促進膽汁分泌，氣味清涼透徹。

一開始學芳療時，因為傳說中神奇的美膚回春水「匈牙利皇后露」與盜墓賊的消毒液「四賊醋」，而被迷迭香吸引。那時還搞不清楚複雜的化學 CT 類型，一直以為迷迭香的強項只有護膚和消毒。調配處方數年後，慢慢感受到三者的不同之處，若要處理呼吸系統的問題，以桉油醇迷迭香精油為最佳選擇。桉油醇在希臘文的原意是「風的翅膀」，也代表其輕盈通暢的特性，對於感冒不適的阻塞感，像是按下快捷鍵，迅速進入復原模式的感覺。

第三味，支持力強的蘇格蘭松精油（Scots Pine ╱ Pinus sylvestris），又名歐洲赤松。在多種單萜烯類的松類精油中，蘇格蘭松是用途最廣泛的針葉樹，常見於呼吸道感染的精油處方中，也是聖誕樹的樹種之一。高比例含量的 α-蒎烯與 β-蒎烯，類似可體松的消炎止痛作用，經常被用於緩解喉炎、鼻炎、支氣管炎、風濕性關節炎等。蘇格蘭松精油給人心理支持，同時能補肺、補腎、補強神經。每次生病太久時，只要走進松樹林中，呼收滿滿的芬多精，呼吸道和肺部就會無比暢通。我特別喜歡用它來協助過度疲勞與筋疲力竭的人，絕對能夠迅速充電。

當我們感冒生病時，為了不拖累同事，常常會燃燒自己來勉強工作。但是，往往身體會瞬間垮掉，演變成一種提不起勁的厭世感。此時，蘇格蘭松精油，最適合擁抱極度疲憊的我們，支持生病耗損的身軀，讓人與疾病對戰到最後。因此，蘇格蘭松在這帖緩解感冒處方中，除了抗炎、止痛，更扮演了感冒藥中的中樞神經興奮劑「咖啡因」的角色。

第四味，關閉全身總電源的桔葉精油（Petitgrain Mandarin ╱ Citrus reticulata Blanco var. Balady）。是針對夜晚處方，特別添加的精油。桔葉是「白天勿用」、「斷電型」的助眠精油。感冒生病時，往往會精疲力盡但又睡不著，陷入惡性循環，讓身體遲遲無法復原。桔葉精油就是用來對付那些白天過度工作，燃燒殆盡的人。桔葉又稱橘子葉，顧名思義就是萃取自橘子葉片的精油，它不像萃取自果皮的柑橘類精油，有快樂甜美的香氣。桔葉謎樣的氣味，我一聞到就會進入像觀落陰的催眠模式。

談到桔葉精油，一定要提到鎮靜作用極大的苯基酯類芳香分子「鄰氨基苯甲酸甲酯」（Methyl o-aminobenzoate）。一般都會強調它的強力抗痙攣效果，對我而言，卻是讓我直接斷電的可怕精油。某次上芳療課，老師介紹這款少見的精油，我出於好奇心，一直狂聞，聞到忽然眼前一片黑，全身癱軟趴在桌上，我用微弱的聲音求救……老師立馬跑過來！幫我腳底塗抹乳香精油，鼻子擦上胡椒薄荷精油，我才慢慢恢復力氣。這斷電般的半昏迷感，比我常用來助眠的纈草和穗甘松更強悍。不過，這裡要強調，每個人對精油的感受不

盡相同。從此以後，我都用這味強力放鬆的桔葉來處理因高壓力、瀕臨崩潰、極度憂鬱或焦躁而導致無法入眠的個案。在感冒上的效果，桔葉也可以緩解呼吸道痙攣及疼痛，尤其是呼吸道敏感引起的咳嗽。

最後，針對複雜的綜合感冒症狀，我非常推薦在睡前使用精油蒸汽吸入法。只要在一個小碗公或馬克杯中盛上熱水，滴入精油（上述不含植物油的複方精油），用大浴巾蓋住頭，俯身在碗上方，閉上雙眼，並用鼻子和嘴巴交替吸氣幾分鐘。精油快速進入鼻腔、口腔及喉嚨，清理病菌與阻塞的黏液，不僅呼吸變暢快，也會緩解頭痛、鼻塞、咳嗽等不舒服症狀，更有助於睡前放鬆心情。

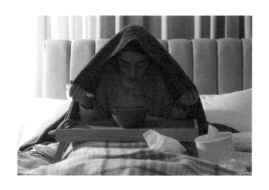

注意事項

適合短期舒緩感冒綜合症狀，不適合長期使用。

✺ 兒童專用處方：日夜加強養護油（兒童版）

精油成分
3%濃度精油成分
日間
高地牛膝草或澳洲尤加利 ………… 10 滴
桉油醇迷迭香 ………… 10 滴
蘇格蘭松 ………… 10 滴
特清按摩調合油 ………… 50ml
（參考第 81 頁）
夜間
真正薰衣草或羅馬洋甘菊 ………… 2 滴
（入睡前，取約 5～10ml 日間處方油，添加 1～2 滴於處方中）

處方解析
處方濃度降至 3%。含高量單萜酮的牛膝草，有神經毒性的隱憂，兒童、孕婦以及癲癇症患者絕對不可使用。建議使用較溫和的高地牛膝草或澳洲尤加利。請勿給小孩使用桔葉精油，以真正薰衣草或羅馬洋甘菊取代安眠作用。

08 流行性感冒

芳療藥師的真心話

下列舉例針對流感病毒的藥品，克流感與瑞樂沙是醫師指示藥，必須由醫師確診開立處方後，才能在藥局領取的處方藥物。中了流感病毒，到底要不要吃抗流感藥物，一直是個萬年議題。有人覺得只是把 7 天的病程縮短成 6 天，其實沒有多少差別，不如靠自身的免疫力！當然也有人提出服用抗流感藥物後，縮短發燒病程及降低體內病毒量，在統計學上是有意義，並證實此藥的療效。

通常醫師遇到不願意服用藥物的病患並不會勉強，畢竟民眾有選擇治療的權力。不過，在這裡還是要語重心長的提醒各位。如果你是經醫師判斷後，建議服用的患者，如重大傷病、免疫不全或高風險族群等。一但開始服用抗流感藥物，就一定要把五天的療程完成。很多人吃 1～2 天後，退燒症狀稍微改善，就停止服藥，這樣有可能會造成抗藥性。萬一再中流感，沒有藥物可以對抗，會很麻煩喔！一般醫師除了開立抗流感藥物外，也會有其他症狀緩解藥物，例如咳嗽、鼻塞、流鼻水、解熱鎮痛藥等。這些緩解型的藥物，當不舒服症狀緩和後，並不需要繼續服用。所以取藥時，可詢問藥師，哪一種藥物是一定要全部吃完，哪些不需要哦！

 西藥：Tamiflu®克流感、Relenza®瑞樂沙

商品	Tamiflu®克流感	Relenza®瑞樂沙
藥廠	羅氏大藥廠	荷商葛蘭素史克藥廠
藥品類別	醫師處方藥	醫師處方藥
主成分	Oseltamivir	Zanamivir
適應症	治療及預防之 A 型及 B 型流行性感冒	

藥品主成分與作用類別

抗病毒藥劑── Oseltamivir、Zanamivir

🫙 成人精油處方：**守護者養護油**

精油成分		
配方濃度：3%	主要化學成分	作用
月桂葉 10 滴	氧化物、單萜烯、單萜醇、酯類、酚類	抗病毒、抗發炎、降低體溫、調節免疫、止痛
羅文莎葉 15 滴	氧化物、單萜烯、單萜醇	抗病毒、抗發炎、止痛
橙花 5 滴	單萜醇、單萜烯、酯類	舒緩焦慮、助眠、抗發炎
50ml 基底成分		
特清按摩調合油 50ml（參考第 81 頁）	椰子油、荷荷芭油、山茶花油	基底油

※以上精油處方濃度以 1ml＝20 滴計算。

使用方式

兒童可使用。塗抹按摩局部或全身。每日 4～5 次。

處方解析 Important Note

因為我從小患有自體免疫疾病，屬於重大傷病患者，必須長期服用免疫抑制劑維持正常生活，導致免疫力很差。所以，無論是 A 型流感或 B 型流感，我都體驗過。我的體感症狀是發燒、咳嗽、全身肌肉痠痛、劇烈頭痛、喉嚨痛、噁心嘔吐、腹瀉等，所有症狀都來一輪，全身無力到站不起來的地步。流行性感冒與一般感冒不同，對於高危險群的病患，容易併發重症，嚴重者甚至導致死亡。於是，我得流感時，都會特別謹慎，走一套這流程——快篩、服用藥物、塗抹薰香精油、在家平躺隔離一星期。

這帖抗流感的精油處方，你一定會問我是不是要用很強的酚類或酮類精油來抗病毒、抗發炎，才能扮演克流感的角色。我的答案是：不太需要！根據我多次中鏢的經驗，中流感的當下只會想休息睡覺。所以，我反而建議用溫和去病毒的精油，再加上讓人放鬆昏睡的精油，利用彼此協同作用來產生強大的療癒效果。

第一味，像太陽的月桂葉精油（Bay Laurel ／ *Laurus nobilis*），代表著勝利和榮譽象徵的月桂葉樹，獨特迷人的精油香，讓人聯想到希臘神話俊美的「太陽神阿波羅」。為了要解釋為何我選擇用月桂葉當重點精油，我忍不住想跟大家分享太陽神阿波羅與河神之女達芙妮的愛情故事。

故事簡短版本：據稱在希臘眾神中，阿波羅是最俊美的一位男神，多才多藝、

精通箭術且百發百中從不失手。某次愛神邱比特趁著不注意時，向阿波羅射出金箭（引起強烈愛意），向達芙妮射出銀箭（厭惡一切的浪漫與愛情）。此後阿波羅便窮追不捨地對達芙妮獻上濃厚愛意，達芙尼為了躲避他的瘋狂追求，請求父親將自己變成一棵月桂樹。傷心欲絕的阿波羅抱著月桂樹，說出了一段深情的諾言：「美麗的妳雖然無法成為我的妻子，但我仍會無止境地深愛妳。我要用妳的枝葉做成我的頭冠，用妳的樹木做成我的豎琴，並用妳的花朵裝飾我的弓。同時，我要賜予妳永遠年輕，身軀不衰老。」

聽完這個神話故事，每次當我用月桂葉精油時，彷彿俊俏、痴心、精通醫術的男神阿波羅，在我全身的血液和淋巴液中快速奔跑，執著地幫我治療病痛，且守護我不被病毒侵害。我每一次中流感就有老3歲的感覺，而阿波羅賜給達芙妮永遠年輕的承諾，除了讓我回春，也深深讓我感覺真愛般的療癒。有時候，在生重病時，幻想美好的男神正在追求自己，真的會好得比較快喔！

化學屬性上，月桂葉精油雖然歸類於氧化物類分子，但成分組成很多樣多元。它像太陽神阿波羅的多才多藝特性一樣，幾乎包含了所有精油中的結構元素，如氧化物、單萜烯、單萜醇、酯類、酚類等。有別於強效又高含量比例的酚類和酮類精油，在身體內互相廝殺的感覺。月桂葉的

豐富多元的芳香分子組成，反而讓它自身就能產生強大的協同力，不刺激卻有優異的療癒作用。

芳療用途上，月桂葉是知名的淋巴淨化高手，促進循環代謝、提升免疫力等作用。在發燒的時候可以用它來幫助出汗排除毒素，降低熱度。其輕盈清甜的香氣分子，可以抗感染，舒緩呼吸道不適。在肌肉骨骼方面，消炎、緩解疼痛的效果極佳，如肌肉痛、筋骨痠痛、風濕及關節炎等問題。總而言之，特別是在流感病毒入侵身體後，身體有如被酷斯拉怪獸瘋狂轟炸至一蹶不振，月桂葉可以快速修復身體，帶來清新輕盈的感受。月桂葉的拉丁字源 Laudis 意為「讚美」，猶如你用完精油後，對男神阿波羅豎起大拇指說「讚」！

第二味，消災解厄的羅文莎葉（桉油樟）精油（Ravintsara／*Cinnamomum camphora ct. cineole*）。在〈09 病毒感染〉這一章介紹過（參考第 128 頁），這是人在「衰運」時必用的消災解厄「轉運」精油。與月桂葉精油一樣屬於氧化物類精油，無論是抗發炎、抗感染和止痛效果都是神級，卻又非常溫和。氣味清涼撲鼻與月桂葉的香氣十分搭配，絕對可以解救你遠離流感病毒。

第三味，睡夢中的療癒之花──橙花精油（Neroli／*Citrus aurantium bigarade*）。來自於苦橙樹的花，屬於單萜醇類精油，

花香中含有極微量的吲哚成分，卻能左右花香，撼動生命與靈魂，擁有貴族般的迷人香氣。你絕對需要這款陪伴入眠的良伴。高傳染力的流感病毒在身，除了要隔離自己外，也需要好好睡上一覺。

學芳療的人可能會推薦，最佳安眠精油之二的纈草和穗甘松（還有輔助全身痠痛散去的效果）。但是，說實在的，不舒服又全身無力時，往往幾天不洗澡，身體已經有點發臭，真的不希望再撒上那種有黴菌味的精油，讓自己臭味不散持續七七四十九天。相反的，如果用的是甜美溫柔的橙花，反倒會像是昏迷的白雪公主。看似柔弱的橙花精油，除了含有溫柔又貼心的酯類成分，也含有不少的單萜醇和單萜烯（各占約 30％）──讓你睡得香甜，同時幫你抗發炎、抗感染！

最後，房間內可以搭配精油薰香，選擇抗菌的精油幫助淨化室內空氣，如茶樹、澳洲尤加利、紅香桃木等；也可以再加上舒壓的助眠精油，如真正薰衣草、甜橙、回青橙等。這裡一定要再耳提面命一下，身中流感病毒，請在家隔離休養，切勿出門，以免把流感傳染給別人。

注意事項

處方設計為全身性塗抹，考慮到一天精油的總量使用（大約 15 滴），所以調製 3％。千萬不要為了講求效果，提高精油濃度。

09 發燒

芳療藥師的真心話

家中小寶貝突然發燒了，心急如焚的爸媽通常會趕緊拿出退熱貼或冰枕，貼敷在熱熱的額頭上，希望能夠緩解寶貝的不舒服。不過，雖然敷了退熱貼，還是無法降低身體的體溫。發燒的定義為身體內部的中心體溫≥38℃，生病時引起的發炎反應，會提高體溫定位點，造成發燒現象。發燒初期可能會發冷，四肢明顯冰冷。此時，使用退熱貼、冰枕或溫水拭浴等物理退燒法，不僅沒有退燒效果，反而可能引起寒顫發抖，反而讓幼童更不舒服。建議在發冷階段結束，或吃完退燒藥且開始散熱流汗後，再使用這些物理退熱法。

常見的退熱貼是利用水分汽化吸熱的物理學原理，進行局部降溫。貼片除了含有可以吸熱的水分子凝膠之外，還有可以帶來清涼感的薄荷腦。一般薄荷腦成分不太適合 2 歲以下嬰幼兒，有可能造成神經不良反應的風險。以下列舉的日本小林製藥就很貼心分成三款：嬰幼兒、兒童、成人。如果你注意到成分的不同，專為 0 ～ 2 歲嬰幼兒設計的退熱貼是無添加薄荷腦、香料與色素。本篇介紹一款好用的天然精油退熱貼（護墊），不會刺激肌膚，舒適度高，有退熱效果，同時也能緩解感冒的不舒服症狀，而且嬰幼兒、兒童、成人都可以使用喔！

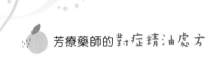

西藥：小林退熱貼（嬰兒用、兒童用、成人用）

商品	熱さまシート赤ちゃん用（小林退熱貼嬰兒用）	熱さまシート子供用（小林退熱貼兒童用）	熱さまシート大人用（小林退熱貼成人用）
藥廠	小林製藥	小林製藥	小林製藥
藥品類別	第一等級醫療器材	第一等級醫療器材	第一等級醫療器材
主成分	Water soluble polymer Methyl p-Hydroxybenzoate Propyl p-Hydroxybenzoate Tartaric Acid Concentrated Glycerin Polyhydric alcohol Deionized water	Water soluble polymer Methyl p-Hydroxybenzoate Propyl p-Hydroxybenzoate l-Menthol（薄荷腦） Tartaric Acid Colorant Blue-1（色素） Concentrated Glycerin Polyhydric alcohol Deionized water	Water soluble polymer Methyl p-Hydroxybenzoate Propyl p-Hydroxybenzoate l-Menthol（薄荷腦） Tartaric Acid Colorant Blue-1（色素） Concentrated Glycerin Polyhydric alcohol Deionized water
適應症	發燒、冰鎮、舒緩運動後肌肉不適，或其他需冷敷的情況下使用		

成人精油處方：精油退熱貼

精油成分		
茶樹 5 滴	單萜醇、單萜烯	降溫、抗發炎、抗菌
澳洲尤加利 5 滴	氧化物	降溫、抗發炎、抗菌
55ml 水溶液成分		
乾淨室溫水 50ml	水	水溶液
杏仁椰子外用調合劑 5ml	杏仁、椰子油	使精油乳化，溶解於水溶液中
輔助材料		
無香護墊	不織布、棉	貼片

使用方式

成人和兒童皆可使用。將吸飽水溶液的護墊不織布那一側貼在額頭、脖子、胸口、小腿肚部位。

處方解析 Important Note

這帖好用的精油退熱貼，選擇大家熟知且價格親民的精油——茶樹精油與澳洲尤加利精油（Eucalyptus／*Eucalyptus radiata*）。單萜醇類的茶樹與氧化物類的澳洲尤加利，常被合併用來處理感冒伴隨的身體發炎、咳嗽、鼻塞、流鼻水、頭痛、呼吸不順等，對於發燒降熱也很有效。我會各取 5 滴精油先加入外用調合劑中，均勻混合後，加入大約 50ml 的室溫水中。然後，把精油水溶液倒入護墊中，水量不用太多，濕潤護墊表面就好。

跟大家提醒，我使用的是護墊不是衛生棉。因為一般衛生棉表面的高分子聚合物材質，吸水能力太好了，你再怎麼倒入水，它的表面都很乾爽！衛生棉會全部吸收調好的精油水溶液喔！

我家的小孩，從很小就使用這款精油退熱貼。用這種濕敷的方式，可以讓茶樹和澳洲尤加利精油進入身體中。尤其當他咳嗽、喉嚨痛和腳痠痛時，舒緩效果很棒。如果小孩因為感冒不舒服，睡不安穩，也可以加入真正薰衣草精油，幫助入眠。我除了敷額頭，還會敷脖子、胸口和小腿肚。護墊表面的精油水溶液乾掉，可以重複加水。護墊的好處是它會保持水分濕潤度，水又不會輕易流出來弄濕衣服和棉被。護墊很薄、很服貼，小孩一般都不太會抗拒。不過，隨著我家的小男孩年紀越來越大，知道護墊的真實用途，現在也完全拒絕我的精油退熱貼了。

注意事項

精油與外用調合劑混合後，加入水裡，請攪拌均勻再使用。注意！精油如果不完全溶於水中，會產生皮膚刺激。若出現局部刺激與不適或敏感，請停止使用。

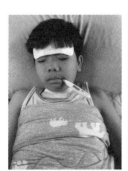
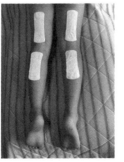

Chapter 03

肌肉、神經、骨骼篇

01 肌肉痠痛、緊繃

芳療藥師的真心話

　　無論是運動後的肌肉痠痛或者是久坐久站、姿勢不良的腰痠背痛或肩頸僵硬，一般人最常用來緩解疼痛的方式，就是痠痛貼布、噴劑或乳膏。然而，外用藥品看似低風險，長期不當使用，可能會有潛在的藥物危險。美國一名 17 歲田徑選手在受訓時突然暴斃，解剖後判斷為水楊酸中毒致死。該名選手疑似長期大量使用痠痛藥膏，身體累積過多水楊酸，未能及時代謝而身亡。選手的母親後來想起，他先前就有倦怠、暈眩、呼吸困難等症狀，一直認為只是訓練造成的疲倦，沒想到竟是藥物中毒的徵兆。

　　因此，再次提醒，千萬不要為了快速藥到痛除，就任意大範圍塗抹、噴灑或全身貼滿痠痛貼布，甚至「四管齊下」：又塗又噴又貼又吃藥。相同藥物累積在身體，可是傷肝又傷腎。如果你的痠痛是來自於姿勢不良、久坐久站或一時過度運動後導致的肌肉血液循環不佳、疲憊、緊繃，不需要使用這類含有「消炎、止痛」成分的外用軟膏或貼布，建議熱敷或者使用我這一帖天然止痛的勁涼舒痠噴劑！

　　外用的痠痛藥品琳琅滿目，劑型有貼布、噴劑、乳膏及凝膠等。最常見的消炎鎮痛主要成分為水楊酸類藥物：Methyl salicylate（水楊酸甲酯）或 Salicylate（水楊酸），市售商品如撒隆巴斯——益噴劑、曼秀雷敦熱力鎮痛乳膏、BENGAY奔肌肌肉痠痛鎮痛軟膏、擦勞滅軟膏、抗痛平止痛軟膏等，皆含有此成分。Menthol（薄荷腦）和 Camphor（樟腦）幾乎是每款痠痛乳膏必備的清涼、止痛、消炎劑成分。另外，強調抗發炎特性的甘草酸（Glycyrrhetinic acid）、溫熱感作用的辣椒素（Capsaicin）成分，以及增進局部血流而治療痠痛的尤加利精油，也常見於商品中。

西藥：撒隆巴斯──益噴劑、曼秀雷敦熱力鎮痛乳膏、BENGAY 奔肌肌肉痠痛鎮痛軟膏

商品	撒隆巴斯──益噴劑	曼秀雷敦熱力鎮痛乳膏	BENGAY 奔肌肌肉痠痛鎮痛軟膏
藥廠	久光製藥	東洋藥品工業	美國嬌生
藥品類別	醫師藥師藥劑生指示藥	醫師藥師藥劑生指示藥	醫師藥師藥劑生指示藥
主成分	Methyl salicylate Glycol salicylate *l*-Menthol *dl*-Camphor Eucalyptus oil Glycyrrhetic acid	Methyl salicylate *l*-Menthol	Methyl salicylate *l*-Menthol *dl*-Camphor
適應症	緩解下列各症狀不適、疼痛及發炎症狀：肌肉疲勞、肌肉痠痛、肩膀痠痛、腰痛、背痛、撞傷、扭傷、拉傷、關節炎	緩解下列各疼痛症狀：關節炎、風濕痛、肌肉痛、腰痛、肩膀痛、打傷和扭傷	快速緩解輕微關節炎、背痛、肌肉和關節疼痛

藥品主成分與作用類別

（1）消炎鎮痛劑──Methyl salicylate、Glycol salicylate

（2）清涼、止痛、消炎劑──*l*-Menthol、*dl*-Camphor

（3）抗發炎劑──Glycyrrhetinic acid

（4）促循環劑──Eucalyptus oil

成人精油處方：勁涼舒痠噴劑

精油成分		
配方濃度：3%	主要化學成分	作用
冬綠樹 15 滴	苯基酯	抗發炎、止痛
藍膠尤加利 15 滴	氧化物	促局部循環、止痛
甜馬鬱蘭 10 滴	單萜醇、酯類	肌肉鬆弛、鎮靜安撫
胡椒薄荷 20 滴	單萜醇、單萜酮	清涼感、抗發炎、止痛

100ml 基底成分		
胡椒薄荷純露 90ml	單萜醇	清涼感、抗發炎、止痛
杏仁椰子外用調合劑 10ml	杏仁、椰子油	使精油乳化，溶解於水溶液中

※以上精油處方濃度以 1ml＝20 滴計算。

使用方式

痠痛不適部位清洗乾淨後，噴於患部。每日 4〜5 次。

處方解析 Important Note

一帖功效完善的天然痠痛噴劑，需要具備消炎、止痛、促循環、肌肉放鬆和清涼感。首先介紹的是冬綠樹精油（Winter green／*Gaultheria procumbens*），在台灣又稱冬青油或冬綠油或白珠樹，是一味藥物等級的天然植物精油，屬苯基酯類化合物，含近 99% 水楊酸甲酯成分，具有顯著消炎鎮痛的效力。冬綠樹的名字或許會有些陌生，但清涼又帶著辛辣的獨特香氣你一定相當熟悉，聞到便會恍然大悟。經常被運用於痠痛藥膏貼布、跌打損傷藥油及家庭常備用藥中，如正光金絲膏、綠油精、白花油、曼秀雷敦軟膏等。冬綠樹中的極高量水楊酸甲酯成分，透過皮膚吸收就效果很好。要注意的是，冬綠樹不適合單方使用，即使是與其他精油調成複方按摩油，劑量比例也不宜太高，否則真的會變成一帖藥物噴劑。更不要在未稀釋下，純劑直接塗抹於皮膚上，刺激性太強。我曾經遇過一位芳療師，她直接用了純劑，

結果大腿內側接近鼠蹊部位像被灼傷，出現一大片出血狀的紅點。這慘狀不但沒有被同情，還被我們取笑說：「這痠痛的部位也太奇怪了吧！」

另外，兒童、孕婦、年長者、口服抗凝血劑或是患有出血性疾病的人等，必須避免使用冬綠樹精油於按摩油處方中，更不能內服。精油中含量比例直逼 99% 的水楊酸甲酯成分，其口服的毒性，與大家熟知的阿斯匹靈藥物相似，可能會與某些西藥產生負向的交互作用。20 滴冬綠樹精油與 5〜6 顆 300 毫克的阿斯匹靈的毒性相似，所以千萬不要為了止痛而口服它。上述聽起來好像很可怕，但只要遵守原則，適量使用冬綠樹精油是安全的，而且舒緩效果好又快。畢竟，這味冬綠樹精油（冬青油）是市售各式痠痛產品和家庭備常藥中最常出現的成分。

第二味，萬用型精油——藍膠尤加利精油（Blue Gum Eucalyptus／*Eucalyptus globulus*）。含高量 1,8-桉油醇（氧化物類）的尤加利，不僅是無尾熊最喜歡的食物，也是推拿藥油、痠痛軟膏貼布裡最常出現的精油。主要利用其增進局部血流的特性，帶給身體溫暖的感受，對於健身鍛練

後產生的肌肉、關節痠痛，或者老化過程產生的關節退化，止痛效果良好。我個人很喜歡在各式處方中調入尤加利，它快速竄流通氣的特性，像是身體內部的導航者，自帶 GPS 系統功能，幫助其他精油迅速抵達患部發揮藥效。

第三味，運動後鐵腿專用——甜馬鬱蘭精油（Sweet Marjoram ／ *Origanum majorana*），又名馬喬蓮或墨角蘭，是本帖處方的肌肉鬆弛劑。化學歸屬於單萜醇類，作用和氣味都非常柔和，具有生理平衡特性，既放鬆又激勵，再加上乙酸沉香酯成分（酯類）的花果香，溫柔醇與香甜酯雙效合一，天生就是用來溫暖心靈與安撫身體不適。其親水性、親膚性都很高，性質溫和且代謝快，因此對於兒童、年長者或特殊疾病者等沒有太多禁忌。它與氣味剛猛辛辣、作用強勁的酚類精油：野馬鬱蘭（牛至），是同屬但不同種的表兄弟，都是唇形花科牛至屬的植物，大家不要搞混！生理層面，甜馬鬱蘭的肌肉鬆弛效果能軟化與鎮定肌肉，特別是在劇烈運動或體力大量耗損後引起的肌肉緊繃、疲倦和痠痛。心靈層面，最擅長安撫焦慮情緒，可作為身心痙攣時的首選鬆弛劑，以及啟動副交感神經放鬆效果的強化劑。

第四味，痠痛的急救良油——胡椒薄荷精油（歐薄荷）。所有痠痛製劑的必備條件「涼感」，在其他成分還沒發揮作用時，冰鎮的感受已經讓緊繃的肌肉先放鬆，也暫時掩蓋了疼痛。胡椒薄荷的組成中含有單萜醇（薄荷腦）和單萜酮（薄荷酮），能刺激皮膚中的冷覺感受器，如同運動後使用的冷卻噴劑，能帶來冰敷般的感受，讓痛感轉移。然而，清涼感只是胡椒薄荷的表面功夫。皮膚表面下，它能為各種疼痛不適感發揮消炎、肌肉放鬆的作用，並收縮局部血管、減少腫脹。噴劑的水溶劑成分，我以胡椒薄荷純露為基底。有時候，輕微的肩頸肌肉痠痛和頭痛，單獨噴上胡椒薄荷純露就可以舒緩，而且它令人振奮與涼爽的氣味，具有提神醒腦和清涼解熱功效，也能消解低落的心情。

注意事項

處方不適合兒童、孕婦、年長者或口服抗凝血劑的人等。兒童處方建議參考第 190 頁「媽寶舒筋按摩乳霜」。

02 拉傷、扭傷、落枕

芳療藥師的真心話

有別於上一篇肌肉痠痛緊繃的「勁涼舒酸噴劑」,是以水楊酸類為主成分的痠痛製劑:Methyl salicylate 或 Salicylate 等。本篇介紹以非類固醇的消炎類止痛藥物(NSAIDs)為主成分的痠痛製劑:Diclofenac 或 Indomethacin 等。台灣藥局常見的商品,如:普拿疼肌立痠痛系列貼布和乳膏;日本藥妝常見興合、久光、小林製藥的痠痛製劑。

大部分的人一定有扭到腳、腰到閃、抽傷或落枕的經驗。這些帶有發炎症狀的極度疼痛,可能比起運動後單純的肌肉痠痛緊繃感更難受,這時候你大概會想到一句知名痠痛貼布廣告詞「有加藥才有療效」。一般外用痠痛貼布和藥膏,常加的消炎鎮痛劑成分,如 Diclofenac、Indomethacin、Flurbiprofen、Ketoprofen 等,屬於非類固醇消炎類止痛藥物(NSAIDs),也常出現在口服的止痛藥中。因此如果你已經服用了 NSAIDs 止痛藥物,就建議不要多量多次數的使用這類型的外用痠痛製劑,長期大範圍使用,可能會有藥劑過量的問題。

西藥:萬特力痠痛凝膠、普拿疼肌立水性痠痛藥布、擦勞滅抗炎凝膠

商品	萬特力痠痛凝膠	普拿疼肌立水性痠痛藥布	擦勞滅抗炎凝膠
藥廠	興和製藥	英商葛蘭素史克	佐藤製藥
藥品類別	醫師藥師藥劑生指示藥	醫師藥師藥劑生指示藥	醫師藥師藥劑生指示藥
主成分	Indomethacin l-Menthol	Diclofenac sodium	Indomethacin
適應症	暫時緩解局部疼痛	短期使用,以緩解因發炎反應引起之局部疼痛	暫時緩解局部疼痛

藥品主成分與作用類別

(1)消炎鎮痛劑—— Indomethacin、Diclofenac sodium

(2)清涼、止痛、消炎劑—— l-Menthol

🧴 成人精油處方：**脫痛寧養護油**

精油成分		
配方濃度：5%	主要化學成分	作用
西洋蓍草 10 滴	倍半萜烯、單萜烯、單萜酮	止痛、抗發炎
義大利永久花 5 滴	雙酮、倍半萜烯、酯類	抗血腫、抗痙攣、抗發炎
樟腦迷迭香 10 滴	單萜酮、單萜烯	肌肉鬆弛、止痛、促循環
檸檬尤加利 15 滴	醛類、單萜醇	止痛、抗發炎、平衡神經系統
真正薰衣草 10 滴	酯類、單萜醇	抗痙攣、抗發炎
50ml 基底成分		
山金車浸泡油 50ml	內酯類、山金車素、類黃酮及多醣類	活血化瘀、抗發炎、止痛

※以上精油處方濃度以 1ml＝20 滴計算。

使用方式

初期扭傷、拉傷或落枕後，於冰敷後，直接塗抹於腫脹或發炎的疼痛部位。每日 3～4 次。若是舊傷，於塗抹後配合熱敷。

處方解析 Important Note

在觀看足球、棒球或籃球比賽時，常常發現只要選手忽然抱著身體某部位，躺在地上痛苦打滾，這時就會有人衝出來用冷卻噴霧劑在他的患部狂噴。這種冷卻噴霧劑可以在緊急情況下，達到與冰敷一樣的消炎效果，緩解患部因微血管破裂，瘀血的發炎現象。看到這一幕，你有想起可以在冰敷後使用的精油處方嗎？這讓我想起知名棒球選手王建民，中途跑壘時扭傷腳踝，接著後續艱辛不順的復健之路，甚至影響到職業生涯。身為芳療師的我，那時真想寫信問他，要不要試試看芳香療法？如果我是王建民的朋友，一定會立馬調一瓶油給他，或許可以減少復健的辛苦吧！

除了職業選手、運動員容易經歷扭傷或拉傷，也很常發生在一般突然做高強度運動者或從不運動的人身上。這帖脫痛寧養護油處方，以消炎、止痛、活血化瘀為主軸，適合初期的拉傷扭傷，甚至久久不癒的舊傷。新傷疼痛時，先冰敷，然後塗抹精油於患處；舊傷復發時，先塗抹精油於患處，再配合熱敷。經適度休息，大部分的疼痛都會很快緩解痊癒。

有別於上一篇症狀較輕微的肌肉僵硬或痠痛，本篇處理的是拉傷、扭傷、落枕等，帶有些發炎症狀的疼痛，因此處方升

級，調入針對外傷的二味神級精油——西洋蓍草與義大利永久花。解痛效果媲美有加 NSAIDs 止痛藥物的痠痛製劑！

第一味，戰場藥草——西洋蓍草精油（Yarrow／*Achillea millefolium*），神話般的經典藍色消炎精油。如果要從天然植物中的藍色精油——德國洋甘菊、摩洛哥藍艾菊、西洋蓍草、藍絲柏，選一個來處理扭傷和拉傷，我的選擇是西洋蓍草。見證過它神蹟般的傷科效力後，都會深深愛上，對它不離不棄。西洋蓍草是希臘第一戰神「阿基里斯」在戰場上的治傷藥草。西洋蓍草與德國洋甘菊精油，二者皆含有強力抗發炎作用的珍貴成分「母菊天藍烴（倍半萜烯類）」。不同的是，西洋蓍草的化學成分含有更多比例的單萜烯和單萜酮，所以相較德國洋甘菊，除了氣味較為清涼透徹外，更適合處理肌肉發炎、腫脹、疼痛。

第二味，不老傳說——義大利永久花精油（Everlasting、Immortelle／*Helichrysum italicum*）。拉丁學名 Helichrysum 原意為「金黃色的太陽」，鮮豔的金黃色花朵，採收後不凋謝的特性，展現強韌的生命力，故又稱不凋花。知名保養品牌「歐舒丹」的經典配方，就是以蠟菊、不凋花作為抗老傳說。植物本身含有豐富多樣的化學組成：雙酮、酯類、單萜醇、單萜烯、倍半萜烯等。因此，臉部護膚方面，永保年輕的效果令人驚嘆；肌肉骨骼方面，因酯類與倍半萜烯類含量高，能有效安撫放鬆、抗痙攣、抗發炎。獨特的雙酮成分與其他芳香分子，形成無與倫比的協同療癒力，無論內傷或外傷，都具有活血化瘀、傷口癒合的奇效。

第三味，樟腦迷迭香精油（Rosemary CT Camphor／*Rosmarinus officinalis*）。相同品種（即學名相同）的迷迭香種子，分別種植在世界各地，由於不同的生長條件，產生不同的化學成分，以其主要或特殊化學成分來標註 CT 類型。市售迷迭香精油有不同化學 CT 類型——桉油醇迷迭香、馬鞭草酮迷迭香（Rosemary CT verbenone）及樟腦迷迭香（Rosemary CT camphor）等。單萜酮類的樟腦迷迭香精油，其樟腦含量比例較高，可促進氣血流動、緩解肌肉僵硬、痙攣與疼痛，特別適用於神經肌肉的問題，如肌肉痠痛、抽搐、經痛、風濕痛；也是全身的滋補劑，具有溫暖、振奮的特性；能活化記憶力、改善專注力問題，緩解疲勞。

樟腦迷迭香的高樟腦成分（30%以上）會讓人聯想放在衣櫥裡的「樟腦丸」，許多芳療師因此對它避而遠之，尤其蠶豆症患者更害怕用這款精油。事實上，很多天然植物都含有樟腦成分，而真正有毒性、致癌或致死疑慮的是化學合成的萘丸（樟腦丸），樟腦迷迭香真的有些無辜。不過，如果擔心的話，也可以改成其他精油。畢竟，能緩解痠痛的精油太多

了。另外，提醒你一件事，盡量避免用高樟腦成分的精油來薰香。對於體弱、心跳較快、血壓較低的人，薰香的方式會加重症狀，引起嚴重的暈眩現象。不過相較之下，透過按摩塗抹方式反而比較不會造成不適。

第四味，檸檬尤加利精油（Lemon Eucalyptus／*Eucalyptus citriodora*）。原產於澳大利亞北部，其樹幹特別光滑、白細，又稱鬼尤加利。消費者聽到名稱常會與藍膠尤加利搞混，嗅聞後會疑惑：這不是防蚊液中的香茅味嗎？沒錯，氣味上與常見的尤加利家族成員完全不同。雖然檸檬尤加利與澳洲、藍膠尤加利都來自於桃金孃科植物，但化學屬性歸類於醛類精油，主要化學成分是香茅醛（含量高達 80%）及香茅醇，氣味與檸檬草、香蜂草、山雞椒等精油極為相似，帶有檸檬香味、清新舒爽。由於分子結構不太穩定，易氧化變質，因此容易刺激皮膚和黏膜，造成過敏發紅。

檸檬尤加利精油最常被用於神經與肌肉骨骼系統。對於調節自律神經系統有兩面性——低劑量能活躍副交感神經，緩解壓力，放鬆身心；高劑量能活躍交感神經，激勵活化，振奮精神。另外，亦能減少發炎物質：前列腺素的合成作用，遏止肌肉關節的發炎疼痛反應，對於扭傷、拉傷肌肉等發炎狀況，都能快速改善症狀。它更是復健科的必備良方，對付難纏的風濕症關節炎、關節與頸部僵硬、五十肩、腕隧道症候群、滑鼠手、網球肘等，是處方中必備的一味精油。

植物油基底部分，我推薦山金車藥草油（Arnica／*Arnica momtana*）。雛菊狀黃澄澄的山金車花，是西方國家高原上常見的小黃花。所謂的藥草油是一種浸泡的植物油，其製作方式為：將盛開中的山金車花朵採收後，曬乾到無水分後，浸入植物油中，密封於罐中約二星期，過濾掉花渣後取出浸泡油，即完成藥草油。與精油的萃取方式不同，透過植物油浸泡的方式，可獲取許多大分子的成分，例如內酯類、山金車素、類黃酮及多醣類等。這味天然活血化瘀的藥草，堪稱植物油裡的永久花精油，專治跌打損傷，特別針對肌肉、韌帶勞損的族群。山金車浸泡油具有極佳的促進循環特性，因此市售的消腫化瘀軟膏、腿部循環霜，以及消除黑眼圈眼霜的商品中，常有山金車成分的身影。很多運動員選手也會用它來按摩，減緩運動或競賽後的拉傷、瘀青或疼痛。

最後加入真正薰衣草精油，溫柔的母性特質，可以連結四味精油：西洋蓍草（倍半萜烯類）、義大利永久花精油（雙酮類）、樟腦迷迭香（單萜酮類）與檸檬尤加利（醛類），一起手牽手，在山金車藥草油中發揮活血化瘀、消炎、止痛的最佳效果。

這帖脫痛寧養護油可以與上一帖勁涼

舒酸噴劑（參考第 171 頁）合併使用，加強舒緩肌肉、韌帶、關節組織。另外，本帖含有戰場藥草的西洋蓍草與不老傳說的義大利永久花的精油處方，能讓你充滿戰鬥力與提高自我修復力。這種青春能量讓身體各機能重新開始復甦，讓你隨時精力十足、活力充沛，運動場上即使遇到強勁對手，也不放棄一分一秒，支撐到最後的勝利時刻。

注意事項

處方不適合皮膚敏感的人。兒童處方建議參考第 190 頁「媽寶舒筋按摩乳霜」。疼痛、腫脹等症狀若在二十四小時後持續或更嚴重，應到醫院進一步的檢查與治療。

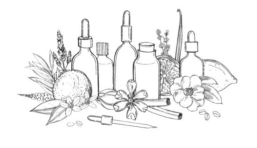

03 慢性疼痛、痠痛

芳療藥師的真心話

各類慢性疼痛和痠痛是生活中最普遍的困擾，而原因與性質相當多樣，有人因為工作操勞過度，如腕隧道症候群、媽媽手、板機指等；有人因為退化性病變造成疼痛，如五十肩、退化性關節炎等；有人因為姿勢不良神經受壓迫，如坐骨神經痛；有人因為臥床太久造成全身痠痛。我在藥局銷售的經驗，大部分有長期、慢性疾病困擾的人，可能比較常吃消炎、止痛藥的關係，在購買痠痛藥布藥膏時，反而會偏好不加西藥成分的天然草本、中藥貼布。以下列舉三種不同成分類型的貼布──熱辣型、活血中藥型、精油混中藥型。最常見的添加成分為：薑、辣椒、一條根、沒藥、乳香、冬綠油、尤加利油⋯⋯。還是提醒大家，無論是西藥或中藥成分的外用痠痛製劑，都不可以長時間或貼滿全身或大量使用！

不知道大家有沒有試過辣椒膏貼布？因為賣得很好，很多個案說好用，引發我的好奇心，在藥局拿了一片貼在有點疼痛的坐骨神經附近。這個辣椒膏貼上後，過一會兒開始辣辣熱熱的，明顯的熱感確實能蓋過疼痛感，我覺得效果滿好。不過，它有個難以忍受的缺點，就是無法貼太久，真的很刺辣，連我全身角質最厚的屁股都受不了。每次熱到受不了，就撕下

來,半小時後再重複貼回去。有時候回到家後,一時忘記剛剛貼的是辣椒膏,撕掉馬上沖熱水澡,瞬間變成一隻紅屁股的猴子,在浴室吱吱叫。溫馨提醒大家,辣椒膏貼布貼過的部位碰到熱水,可是會讓你辣到一個痛不欲生、驚聲尖叫的地步!

 西藥:西德紅辣椒膏精油貼布、正光立療貼藥膠布、神龍一條根精油貼布

商品	西德紅辣椒膏精油貼布	正光立療貼藥膠布	神龍一條根精油貼布
藥廠	威尼斯藥廠	正光製藥	大濟製藥
藥品類別	外用成藥	外用成藥	外用成藥
主成分	辣椒精油	薑汁、蔥汁、牙皂、川椒、陳皮、米醋、乳香、沒藥、牛皮膠、氧化鋅、冬綠油、樹脂、薄荷腦、冰片	玫瑰精油、一條根植物萃取液、薄荷精油、按葉精油、冬綠精油、檀香精油、樹脂、氧化鋅
適應症	手足、肩、頸、關節、腰、背、穴道等部位之溫熱舒適,舒展放鬆	風寒暑濕侵襲、筋攣骨痛	筋絡護理保健

藥品主成分與作用類別

相較於西藥製劑,中藥與精油相似,成分組成相當複雜、作用也多樣、多療效。

活血化瘀、消炎、止痛—— 參考表格內的成分

 成人精油處方:鎮痛油貼布

精油成分		
配方濃度:5%	主要化學成分	作用
冬綠樹 15 滴	苯基酯	止痛、抗發炎
肉豆蔻 15 滴	醚類	止痛、抗痙攣
坤希草 10 滴	單萜烯、氧化物、倍半萜醇	止痛、抗發炎
薑 CO_2 10 滴	倍半萜烯	溫熱感、促循環、抗發炎、止痛

50ml 基底成分		
聖約翰草浸泡油 20ml	金絲桃素、偽金絲桃素、類黃酮、原花青素、單寧酸及多種精油	止痛、抗發炎、促循環、抗憂鬱
山金車浸泡油 30ml	內酯類、山金車素、類黃酮及多醣類	活血化瘀、抗發炎、止痛

※以上精油處方濃度以 1ml＝20 滴計算。

使用方式

以油貼布的方式，將鎮痛油貼布貼在疼痛部位 2～3 小時。任選以下任一種油貼布方式，敷上後，加上復健專用的護膝、護腕等固定套，效果更好！

油貼布的兩種作法：

第一種，無菌紗布浸入調好的藥草油中，取出後，油敷在患部，最外層蓋上防油不織布，最後用醫用透氣膠帶固定住。

第二種，調合 4 份藥草油與 1 份液態蜂蠟，待凝固後，塗在無菌紗布上。這種方式感覺上像市售的痠痛貼布，比較不會油膩膩或不小心沾到衣服。

處方解析 Important Note

中藥貼布的設計邏輯，以中醫學說法，大多為溫熱、活血化瘀、祛風濕等。這裡介紹的溫感精油貼布，也運用相似概念。與前兩篇：肌肉痠痛緊繃的勁涼舒痠噴劑和拉傷、扭傷、落枕的脫痛寧養護油相比，有更強的溫熱感和循環力，以及深入筋骨般的消炎、止痛力。本帖適用於長期、慢性的症狀，如腕隧道症候群、媽媽手、板機指、五十肩、退化性關節炎、坐骨神經痛等。

幾乎所有的中藥貼布，即使成分中包含了一系列活血化瘀，祛風濕的藥，如骨碎補、當歸、紅花、血竭、乳香、沒藥、川芎、赤芍、川牛膝、蒼朮、蛇床子、附子、半夏、石斛等，都還會再添加一味冬青油（冬綠油），可見痠痛一哥的重要性。

第一味，冬綠樹精油（Winter green ／ *Gaultheria procumbens*），來自杜鵑花科的白珠樹葉片蒸餾萃取。成分中因為含有高量近 99%水楊酸甲酯（苯基酯類）的成分，具有藥品等級的消炎、止痛的效果。市面上常見的綠油精、白花油、外用痠痛製劑等，都是使用該成分作為主要原料（冬綠樹精油的注意事項和禁忌，參考〈01 肌肉痠痛、緊繃〉第 172 頁的處方解析）。

第二味，止痛力超強的果仁——肉豆蔻精油（Nutmeg ／ *Myristica fragrans*）。肉豆蔻的果實，外殼相當堅硬，內部的種子

包裹著不規則的鮮紅色紋路（假皮mace），異常詭異鮮豔，血欲滴的模樣，有人會形容它是惡魔果實。包裹在血紅色假皮中的核仁即為肉豆蔻，以蒸餾法萃取獲得精油，而將核仁磨粉，即是外國人餐桌上，以濃郁味道和辛辣聞名的常見辛香料「肉豆蔻粉」。

我從小就特別喜歡汽油味、強力膠味、松香油味、藥味。小時候，經過正在裝潢的房子，我都會站在手握強力膠的木匠叔叔前面，對著他露出迷濛般的微笑；成為中年婦女後，我還是一樣會對著手握強力膠的木匠弟弟，露出有點嗨的燦爛笑容。學習芳療以後，我發現台灣和國外資料都會提醒高劑量的醚類精油（如：肉豆蔻）會產生興奮、妄想、幻覺等不良的致幻反應。這樣的說法讓我覺得很有趣！讓我又想起了，我深愛卻不敢擁有的強力膠氣味，躍躍欲試肉豆蔻的強效忘情威力。

確實，肉豆蔻的強效放鬆效果，讓我有如飲酒後飄飄然的放鬆感。當我人極度煩燥和緊繃時，只要嗅吸它就會瞬間被鬆綁。醚類分子的化學通式為：R-O-R'，這有趣的結構形象，如同它的迷茫歡愉作用。像是我（氧原子O）飲酒作樂後，左邊右邊各抱了不同的男子（烷基或芳香基R），帶來迷醉、歡樂的放縱感受。

我發覺肉豆蔻精油的氣味並不突出，但閉上眼睛細細嗅聞它，淡淡的辛辣氣味起初會激發暈眩感，讓人想乾嘔。繼續聞

下去，肉豆蔻香氣慢慢沁入整個鼻腔，往內心深處鑽，頓時全身緊張的肌肉和極度警戒的心防會鬆懈下來，彷彿神遊在霧茫茫的太虛幻境。若讓氣味跟著心神一起漫遊，裝載千頭萬緒的大腦很快就會開始放空。我曾經歷一段苦不堪言的病痛，一度痛苦到十分絕望，那時身心陷入谷底的我，肉體與靈魂皆受到磨難，肉豆蔻精油帶給我麻醉藥般的釋放感，像是一種神救援的療癒力量。

肉豆蔻是烹飪中非常安全的香料，我很喜歡在假日時，在熱熱的鮮奶茶中，撒上一些肉豆蔻粉，無論是緊繃的胃、肌肉還是思緒都能放鬆下來。這種舒適感就好比喝下一杯格蘭菲迪蘇格蘭威士忌的美好。不過，先前在知名社群軟體 TikTok 上，有許多青少年掀起了 #NutmegChallenge（肉豆蔻挑戰）的主題標籤。他們形容吃下兩茶匙（約 10g）肉豆蔻粉後，就能產生如吸食大麻般的幻象；然而，大部分的人只是覺得有點頭暈，沒有那些幻覺異象。姑且不討論那些人的濫用行為有多離譜。老話一句，食物或藥物本無害，但你濫用絕對造成傷害！

肉豆蔻的肉豆蔻醚和欖香脂素會興奮中樞神經系統，刺激大腦神經元產生多種令人興奮的神經傳遞物，如正腎上腺素、多巴胺、血清張力素等，但釋放過多則會產生興奮、妄想、幻覺感。儘管如此，精油的肉豆蔻醚和欖香脂素含量並不高，當

你大量吃下肉豆蔻粉才會產生這些副作用。肉豆蔻對神經有著雙向調整作用，使用低劑量（約 1%），有放鬆、鎮靜、舒眠感；稍微調高劑量（約 3%以上），會有振奮、重新點燃你的熱情！每次在面對新的機會或挑戰，我這虛弱的身體和薄弱的意志力，都會舉起白旗投降說：「我累了，我不想努力了！」這時侯就很適合拿起肉豆蔻精油，重燃生命之火，告訴自己「Keep it up! You can do it!」

醚類分子潛在的麻醉效果，正是肉豆蔻精油成為著名抗痙攣劑和止痛劑的原因，能快速消解各種肌肉、骨骼的問題，解救你的腕隧道症候群、媽媽手、板機指、五十肩、退化性關節炎、坐骨神經痛！因此，當你面對這些慢性發炎又長期無法痊癒的肌肉、骨骼、關節疼痛問題，肉豆蔻精油的忘卻疼痛與麻醉特性，絕對是一味必調入的良方。

第三味，來自澳洲的釋放疼痛專家 —— 坤希草精油（Kunzea／*Kunzea ambigua*）。坤希草與芳枸葉是澳洲特有的植物精油，芳療圈中並不常見，卻是我的最愛之二。兩者與尤加利一樣都來自桃金孃科，因此含有不少比例的氧化物 1,8-桉油醇。不過，化學成分以抗發炎的 α-蒎烯（單萜烯類）為主，也有藍膠醇和綠花醇（倍半萜醇類），以及罕見又獨特的雙環大根老鸛草烯成分。坤希草的氣味很特別，相信你聞過就忘不了。你可以感受它

爽朗的樹葉氣息、微微辛辣的木質香，以及甜美的花香，香氣變幻莫測，極為誘人。你可以想像正在夜市買現切的「紅心芭樂」（與一般常見芭樂的味道和香氣非常不同）。老闆問你：「美女，紅心芭樂要加什麼？甘草粉、梅粉、檸檬汁、金桔汁……」你回：「全加！」。當整包紅心芭樂和佐料搖一搖，入口後，那種甜在心的芳香，就是坤希草精油的氣味！

坤希草精油的醫療效果，已登記註冊在澳洲醫療物品管制局（TGA），其療效如下：舒緩關節炎、風濕症疼痛、流行性感冒、肌肉疼痛、神經壓力緊張及輕微焦慮。在心理層面，坤希草完全符合本帖處方針對長期的、慢性的疾病，能深入內心掃除糾纏已久的苦楚，釋放累積的壓力、勞累損傷的瘀塞和舊傷，同時化解理智與內心衝突的糾結。

第四味，最佳運動精油 —— 薑 CO_2 精油（Ginger／*Zingiber officinale*）。薑應該是大家最熟知的氣味吧！如果想不起來，想想冬天兩位最大的受害者：薑母鴨小姐和麻油雞先生，想起來了吧！薑精油為抗發炎的倍半萜烯類，蒸餾萃取自新鮮的地下莖，是一種溫暖的、振奮的陽性精油。薑精油的萃取方式有二種，一種是水蒸餾萃取，顏色偏黃，氣味像嫩薑；另一種是超臨界 CO_2 萃取，顏色偏橘黃色，氣味像老薑，而且多了二種神效成分：薑辣素（Gingerol）與薑烯酚（Shogaol）。

超臨界 CO_2 萃取的薑，如同中藥炮製的老薑，熱辣感十足，完全展現所謂「行走江湖，果然薑還是老的辣」的性格，以療癒的角度而言，有更完善的功能。

不過，薑 CO_2 精油發紅發熱的強大威力，也很容易刺激皮膚與引發過敏。我 SPA 館內的芳療師們，有時候不小心多加了幾滴在全身按摩油中，不僅客戶全程感受到薑的熱力，連芳療師都全身冒汗，臉像蘋果一樣紅通通。在生理作用上，薑 CO_2 精油具有抑制環氧合酶的作用，降低體內的致炎因子「前列腺素」，可減緩扭傷拉傷、關節炎等產生的發炎性疼痛。同時具有抗氧化的活性，能抑制巨噬細胞活化，避免製造過量的一氧化氮物質，減少自由基破壞組織。最後，薑 CO_2 精油發出的熱感光波，會像辣椒膏貼布裡的辣椒素一樣，藉由降低痛覺神經傳導物質，阻斷痛感的訊息傳遞，掩飾掉局部的疼痛不適。

筋骨痠痛療癒雙寶——山金車浸泡油與聖約翰草浸泡油。當植物中的特殊成分，會受到蒸餾的高溫過程中破壞流失，或是植物本身的精油含量低，萃取不易時，可以選擇浸泡油的方式取得植物中的藥效成分。山金車與聖約翰草都需要以浸泡方式，經過二至三星期，等待溶出藥效成分後，過濾掉渣後取出藥油。兩者普遍被當作各種痠痛的基底藥油，有時候不需要加入精油就有很好的療效。如果要分別

形容兩者的差異與特色，我會使用山金車浸泡油在肌肉層面的活血化瘀（瘀青），而會使用聖約翰草浸泡油在關節、骨骼層面的抗炎止痛。

天然活血化瘀的藥草——山金車浸泡油內含內酯類、山金車素、類黃酮及多醣類等，媲美永久花精油，而傑出的促循環效果，讓它成為專治跌打損傷的藥油，特別適合肌肉、韌帶勞損的族群。

心靈的忘憂草——聖約翰草浸泡油（St. John's wort／*Hypericum perforatum*），又名金絲桃或貫葉連翹。黃色的花朵在搓揉後，卻會滲出血液般的紅色汁液，被認為是聖經中的聖約翰，在殉道時留下的鮮血，加上黃花是在聖約翰的生日 6 月 24 日前後盛開，故得聖約翰草之名。在製作浸泡油時，必須使用新鮮花朵，而且一定要照射到陽光，才能釋放花朵中的金絲桃素，將浸泡油染成紅色。傳說紅色的聖約翰草油象徵太陽正向能量，能夠抵禦巫術，驅逐黑暗力量。十字軍聖戰期間，聖約翰騎士們會用它來治療傷口、毒蛇咬傷、腸道不適。十八世紀開始大量運用聖約翰草來製作成茶飲、酊劑、順勢療法製劑及保健食品，治療焦慮、憂鬱、失眠和胃炎等問題。

聖約翰草浸泡油中含有金絲桃素、偽金絲桃素、類黃酮化合物、原花青素、單寧酸及多種精油（單萜烯與倍半萜烯）等成分。其淡淡酸酸的藥草氣味，好像在傳

達「我會治癒你，你將不再疼痛」的訊息，了解我們的心酸與痛楚。對風濕性不適的患者來說，是深至骨頭裡的止痛，舒緩疼痛的效果十分神奇。此外，也具有癒合傷口、降低發炎反應、促進血液循環、抗細菌與抗病毒的特性。其最令人讚揚的療效是穩定神經系統的能力，使人心情好轉，再度充滿生氣與活力。陽光溫暖般的紅色療癒油，能照耀內心最憂鬱最陰暗的角落。對於長期疼痛不治，甚至睡眠受到干擾，而身心低落的人，聖約翰草是最佳解鬱藥草。聖約翰草浸泡油調入按摩油處方中，只要 20～30%濃度就能發揮不錯的效果。藥草油具有輕微光敏性，建議使用後，避免皮膚在陽光下曝曬。

注意事項

處方不適合皮膚敏感的人。兒童處方建議參考第 190 頁「媽寶舒筋按摩乳霜」。

04 免疫性、全身性疼痛

芳療藥師的真心話

我是一位患免疫疾病的重大傷病患者，20 多年來因免疫系統有不正常的審判官，依攻擊部位的不同，產生不同的病症，而且會糾纏一輩子，像身體裡的不定時炸彈。而像我被纖維肌痛症纏身，慢性廣泛疼痛與壓痛，一般患者還會有自律神經失調問題，導致睡眠障礙、記憶力變差、憂鬱症、焦慮症、疲勞無力感、頭痛、全身刺痛、大腸急躁症等，這些症狀會嚴重降低患者的生活品質，因而有學者將它稱為心因性風濕症，也有人形容它叫「公主病」。這背後的無奈辛酸真的是沒人知。

大部分罹患風濕性關節炎、僵直性脊椎炎、纖維肌痛症的人，因為實在太痛太難熬，都會接受傳統醫學治療。除了改變生活型態，往往還需消炎、止痛劑、肌肉鬆弛劑、免疫抑制劑，甚至鎮靜劑和抗憂鬱劑藥物的輔助。不過，患者往往會因恐懼藥物的副作用而產生排斥感，症狀緩和一點就停藥，痛了再吃，造成疾病起起伏伏。還是提醒你，有些藥物不能說停就停，如類固醇，有可能會導致病情嚴重反彈。台灣研究發現，這些高持續性發炎疾病患者，在兩年的用藥追蹤後，按照醫師規律服藥的人會比起不規律的人，病情惡化狀況比較輕微。這說明規律用藥不僅能

減緩疼痛，也能減緩惡化速度。疾病有分輕重，有些難纏疾病所造成的終身傷害，是遠遠大於藥物的副作用。我選擇傳統醫學的治療與監測，同時以芳香療法作輔助。這是我患有免疫疾病 20 多年的分享，每個人都有不同活下去的方式與生存邏輯，只要快樂、不傷害自己就好。市面上並無直接對應的成藥，所以這一篇只有提供精油處方，來舒緩身體的疼痛與僵硬。

成人精油處方：**免痛安神養護油**

精油成分		
配方濃度：3%	主要化學成分	作用
岩玫瑰 15 滴	單萜烯	抗發炎、調節免疫、止痛
黑雲杉 15 滴	單萜烯、酯類	抗發炎、止痛、激勵身心
杜松漿果 5 滴	單萜烯、倍半萜烯	抗發炎、促代謝、促循環、止痛
苦橙葉 10 滴	酯類、單萜醇	抗發炎、止痛、鎮靜安撫
月桂葉 15 滴	氧化物、單萜烯、單萜醇、酯類、酚類	抗發炎、止痛
100ml 基底成分		
聖約翰草浸泡油 100ml	金絲桃素、偽金絲桃素、類黃酮、原花青素、單寧酸及多種精油	止痛、抗發炎、促循環、抗憂鬱

※以上精油處方濃度以 1ml＝20 滴計算。

使用方式

塗抹於不適部位，每日 2～3 次。在沐浴後，全身塗抹，再泡澡。

處方解析 Important Note

這帖針對全身免疫性發炎的芳香處方，我用了十多年。我每個禮拜一定都會用這帖處方全身按摩 1～2 次，才能舒緩身體的疼痛與僵硬。尤其，長期服用類固醇和免疫抑制劑的副作用，讓我產生的水牛肩、月亮臉和水腫，真的要靠塗抹精油和按摩才能解救。有時候，我覺得很慶幸自己經營了一家芳療 SPA 館，成為我專屬的療癒天堂。

面對免疫性的發炎疼痛疾病，處方上的設計，我使用了三種單萜烯類，具溫和抗發炎特性的化學分子，而且每一味有各自的強項，如調整免疫（岩玫瑰）、身心抗炎（黑雲杉）、促代謝清阻塞（杜松漿

果）等。另外，也調入了酯類（苦橙葉）的平衡神經、放鬆身心特性。最後調入「月桂葉」精油，也是我最愛的男神——「太陽神阿波羅」的代表精油，串連強化所有的療癒作用。

第一味，岩玫瑰精油（Cistus／Cistus ladaniferus）。岩玫瑰雖然有玫瑰二字，但與情人節的熱門花材「玫瑰花」，既不同科也不同屬，一點關係也沒有！它屬於半日花科岩薔薇屬的成員，生命力極為強韌，喜歡生長在乾燥的山岩壁間，屬於耐火類植物。它的種子可是具有防火設備，不僅耐火，在大火過後還能快速地生長，而且長得更旺盛。當春夏季節氣溫較高時，會從葉子和莖幹滲出樹脂，精油即是萃取自樹脂。大部分的人初聞岩玫瑰精油時，聞到一股高調的酸氣撲鼻味，會露出嫌棄的表情，立即丟回給我，然後對我碎念：吼！好臭！怎麼不是玫瑰味。極少數的人能像我一樣，深深為它的氣味著迷。

我可以帶各位想像它迷人的芳香。當妳在路邊看到賣鳳梨的車子，停下來買了一顆鳳梨。老闆會問你：「美女，要不要幫妳削皮！」當妳靜靜等待老闆削皮時，旁邊垃圾桶散出的鳳梨發酵味道，就是岩玫瑰的酸甜氣味。大家千萬不要嫌棄那股發酵味，岩玫瑰精油的香氣會隨著時間轉變，會慢慢浮現不同的層次，一路會飄散出甜美果醋香、溫暖的樹脂香、沉穩的木質香。岩玫瑰的樹脂氣味有持久不散的

黏著特性，給予香氣飽滿的支撐，因此很常被作為定香劑或香氣的後味底調。

單萜烯類的岩玫瑰含有 200 多種成分。前幾篇有提到岩玫瑰的絕佳止血效果與強效抗病毒能力。事實上，它調節淋巴、免疫、神經系統上的潛能也相當受到關注。許多芳療書籍會特別推薦給患有免疫相關疾病，如淋巴結腫大、類風濕性關節炎、多發性硬化症、自體免疫疾病（如紅斑性狼瘡）的人。我個人的經驗，當我免疫系統在發威廝殺時，引發的全身發炎、火燒感，讓我感到焦躁與疲勞。岩玫瑰會發揮與生俱來的防火特性，保護我的身體不被燒傷；而它消炎的特性，如同消防救火隊員帶著強力水柱，幫我滅掉身體的大火，迎來陣陣的清涼感。

患了無法根治的疾病，甚至飽受病痛煎熬的人才會了解，那種身體內慢慢在燃燒、慢慢被侵蝕，慢慢死去的恐懼。我非常感激岩玫瑰帶來的身心療癒，有時不需要塗抹在身上，只要靜靜嗅聞它，就能幫我放下悲傷與害怕。另外，岩玫瑰能活躍副交感神經，可以促進血清素的平衡，幫助穩定情緒、對抗壓力、改善抑鬱、協助入睡，以及鬆弛緊繃肌肉等問題。當然，岩玫瑰身為身心急救員，絕對適合經常被免疫系統暗算的苦主。

第二味，黑雲杉精油（Black Spruce／Picea mariana）。松科雲杉屬的黑雲杉，學名 mariana，意為聖母瑪莉亞，是聖誕

樹的樹種之一。森林的清新香氣，讓人聯想到聖誕節時，冷空氣中的淡淡木質香。黑雲杉生長速度緩慢，喜好潮濕環境，有傍水而居的特性，木材也因此飽含水氣，很適合拿來做樂器，音色飽滿、共鳴性佳。鄰水而生的性格，讓黑雲杉比其他松科植物多了一股柔情似水的情感波動，能夠驅趕內心的鬱悶，為低迷的身心重新調頻。

你是否常常陷入嚴重倦怠、厭世感時，無論怎麼休息都無法緩解疲勞，好像三魂七魄在外各自遊蕩，連廟裡的仙姑和乩童都收不回來？那你一定要用這一味精油。黑雲杉紮根立基、高大挺拔、向天的形象，給人溫暖滋養的支持感，能平衡被過度消耗的腎上腺，讓精疲力竭的人，迅速恢復體力。特別適合因為長期壓力引起的職業倦怠，或是沮喪、無奈。在體內免疫大亂鬥之下，因疼痛造成的恐懼與不安，很容易消磨我們的生存意志，此時黑雲杉能扮演加油打氣的啦啦隊員。面對削弱我們意志的疾病，唯有穩定情緒，變得更堅強，才能與疾病長期和平共存。

黑雲杉除了擁有單萜烯類的抗炎症、抗氧化特性，也含有高比例的特殊酯類成分「乙酸龍腦酯（Bornyl Acetate）」，不會像令人過度放鬆的酯類，聞多了連意志力和注意力都一併消失。不但能鬆綁被情緒拴緊的神經，反而還讓思緒變得更清晰、更集中，提升工作效率與耐受度，令

人讚嘆的是，當夜晚要休息，卻又不妨礙入睡。對於太多壓力、太多工作，卻又沒能量、沒體力的人，怕激勵精油影響睡眠，怕放鬆精油無法工作，那麼黑雲杉絕對是一味不分晝夜的最佳精油選擇。

第三味，杜松漿果精油（Juniper Berry／*Juniperus communis*）。杜松常讓人誤以為是一種松樹，其實它是柏科刺柏屬的植物。然而，樹形不像經典的柏樹，高大且扭轉彎曲。杜松只有 1～2 米高，卻擁有高大威猛的修復力量，為身心排濁、洗滌與淨化、保護與防禦。杜松漿果是琴酒（Gin）的材料和主要調味成分之一，因此琴酒又稱杜松子酒。在歐洲，是重要的餐桌辛香料，常添加於肉類料理中。不但能幫助消化，溫熱特性也能促進身體循環。它對抗疾病的歷史相當悠久，被視為萬能靈藥，在瘟疫肆虐期間，被大量焚燒於街道對抗疫病傳染；醫院也用它來淨化空氣與環境，減低院內感染的機率。中醫會運用杜松漿果入藥或製成藥酒，幫助利尿、除濕氣、祛風邪氣、促發汗、舒緩風濕關節疼痛、清除痛風尿酸淤積和對抗泌尿道感染等。在文化宗教儀式中，有焚燒杜松枝來驅除負能量和淨化氣場的習俗。

杜松漿果精油只萃取成熟的杜松果實，選購時要特別注意商品的萃取部位，部分廠商不會寫「杜松漿果」，而是「杜松」。雖然來自同一種植物，但杜松有可能參雜了葉、細枝或不成熟的果實，與單

純由果實萃取的成分與功能有相當差異。在氣味上，杜松漿果帶點果實的香甜氣；杜松則多了枝與葉的苦澀氣。兩者皆含高量的單萜烯，但是杜松漿果的成分組成比混合枝葉的杜松更為單純、溫和，如果有腎臟功能疑慮，建議使用杜松漿果；而混合枝葉的精油則可拿來淨化空間。

在生理層面上，杜松漿果的 α-蒎烯與倍半萜烯成分，有助抗發炎、緩解肌肉關節痠痛、激勵肝腎功能、支援循環系統，幫助排出體內多餘水分。在免疫系統錯亂的人身上，叛亂的防疫大軍會攻擊自身的脊椎關節組織，造成全身疼痛發炎。此時，杜松漿果中 α-蒎烯成分發揮類似可體松（皮質醇）等作用，降低引起發炎的細胞激素，也會抑制環氧合酶作用，達到消炎、鎮痛的功效。平時也可以使用它來泡澡或塗抹全身，做好體內大掃除，預防關節炎、肩膀僵硬、腰痛、肌肉疼痛、水腫及慢性疲勞等不適。

在心理層面上，杜松漿果像是來自森林的驅魔大師，可以驅趕負面情緒和內心疙瘩，遠離鬱悶與憂愁。如果最近運勢不順，除了像日本人撒鹽去除穢氣和霉運外，也可以用精油做成淨化噴霧，能清除固執以及難以控制的瘋狂情緒。杜松漿果總是讓人有種「無毒一身輕，無事一身輕」的輕鬆感受。

第四味，苦橙葉精油（Petitgrain／*Citrus aurantium bigarade*）。苦橙樹是芳療CP 值相當高的植物，果實、花朵與葉片皆可萃取出精油，而且氣味和功效各具特色。白色花朵可萃取出苦橙花精油，葉片即為苦橙葉精油，壓榨果皮可製成苦橙精油。苦橙花的氣味細緻優雅，是調節憂鬱情緒的神級精油；其萃油量低，100 公斤花瓣只能產出約 80～100 公克精油，因此價格相當昂貴。苦橙葉同時帶有淡淡柑橘果實的清新香甜與花瓣的空靈飄渺氣息，瞬間入鼻的香氣與苦橙花極為相似，雖然鎮定安神效果較微弱些，但仍適合改善憂鬱症的低落與失眠。而且苦橙葉的價格也較親民，易入手，所以又被稱之為「窮人的橙花」。

苦橙葉精油成分含有一半以上的酯類與單萜醇，強項是平衡神經系統，舒緩各種情緒問題，如焦慮、憂鬱、壓力、恐懼、失眠等。對於免疫失調的苦主，白天時，似柑橘的輕盈果香帶給你樂觀，協助肌肉鬆弛、降低發炎和忘卻痛楚；午夜時，似苦橙花的自在氣息，讓你隨著深層的睡眠而遺忘病痛與憂愁。

有時不知如何宣洩身心的痛楚，我會混合苦橙花、苦橙葉和苦橙精油。在整株苦橙樹下的澄心芬芳中，轉化掉一切人世間的苦。植物總是知道你需要什麼，有時適時靜下來，讓植物的香氣陪伴自己走出低落與茫然，甚至陪你哭一場後，真的會釋懷很多！

第五味，月桂葉精油（Bay Laurel／

Laurus nobilis），在這帖處方用來協同所有精油。月桂葉含有豐富多元的芳香分子，其中氧化物分子流動的特性，會帶著所有共同作戰的精油夥伴岩玫瑰、黑雲杉、杜松漿果及苦橙葉，快速流串於全身血液和淋巴液中，治療你的病痛，守護你不受傷害。（月桂葉精油的詳細介紹，參考第165頁〈08 流行性感冒〉的守護者養護油。）

最後，基底油的部分，我選擇能舒緩疼痛、抗發炎、抗憂鬱的聖約翰草浸泡油。象徵太陽能量的紅色油液，直達內心最憂鬱、最陰暗的角落，對於長期處在疼痛不治，甚至睡眠受到干擾而感到身心低落、沮喪的人，是最佳的植物油。油品本身有輕微光敏感性，請注意避免皮膚在陽光之下曝曬。

這帖處方，除了塗抹於患部止痛外，還有另一種用法。我會在沐浴後，全身塗上這帖按摩油，然後泡熱水澡，聽著有鳥鳴、流水聲的大自然音樂，像是躺在嬰兒搖籃中，備受呵護，連體內的防疫叛軍也一同被催眠，安心睡去。在短短的放鬆時光中，一邊療癒發炎疼痛身軀，一邊安撫疲憊的內心。希望跟我一樣被傷到片體鱗傷、筋疲力盡的病友看到這帖處方，可以跟我一樣獲得解脫，不再受苦。

最後我想說的是，再先進的醫療科技，還是無法完全治癒許多疾病，尤其是自體免疫疾病，學習與疾病共處是我們的終生課題。同時正確地運用芳香療法與傳統醫療，真的可以發揮各自植物與藥物的長處，共同療癒病症和維護身體健康。真的不需要用盡一切方法來逃避傳統醫療的介入，有時反而會造成更大傷害。我相信二者只要合理使用，藥物與芳香療法之間也可以有很好的協同作用力。看看我吧！我是這強大協同力下，最快樂的代言人！

注意事項

聖約翰草浸泡油有輕微光敏感性，請注意避免陽光曝曬。

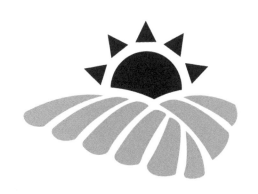

05 抽筋、成長痛

芳療藥師的真心話

「媽！我的腳好痛！」相信家中如果有成長中的小孩，都曾有過這樣的經驗，孩子老是在睡前或半夜醒過來，抱著腳哭喊著好痛，這時爸媽都會很緊張地幫孩子按摩或熱敷。不過，家中的阿公阿嬤卻是老神在在地說：「免驚拉！小孩一眠大一寸，那是在抽高！」我聽過很多處理方式，大部分爸媽會先熱敷，然後拿起家中的萬金油、曼秀雷敦軟膏、乳液等各式各樣可以按摩的東西塗抹在小孩腿上。商品範圍很廣泛，這裡就不舉例，我們直接進入精油處方。

成人精油處方：**媽寶舒筋按摩乳霜**

精油成分		
配方濃度：2%	主要化學成分	作用
快樂鼠尾草 10 滴	酯類、單萜醇	抗痙攣、助眠、鎮靜安撫
羅馬洋甘菊 10 滴	酯類	抗痙攣、助眠、鎮靜安撫
紅橘 10 滴	單萜烯、苯基酯	抗痙攣、助眠、鎮靜安撫
真正薰衣草 10 滴	酯類、單萜醇	抗痙攣、助眠、鎮靜安撫
100ml 基底成分		
精油專用基底霜 100ml（參考第 83 頁）	澳洲堅果油、特清按摩調合油（椰子油、荷荷芭油、山茶花油）、真正薰衣草純露、羅馬洋甘菊純露	舒緩發炎、滋潤、修復肌膚

※以上精油處方濃度以 1ml＝20 滴計算。

使用方式

兒童可使用。睡前塗抹於腿部或全身後，嗅吸手中的油。

處方解析 Important Note

我家 11 歲小男孩常常在睡前會開始撒嬌，要求媽媽親親抱抱後，就在關燈那一刹那，立即進入媽寶脆弱模式，開始哭天喊地，直喊「媽媽好痛，按摩我到睡著好不好啦，拜託！」有時在深夜半夢半醒之間，還會開始尖叫，抱著腳在床上打滾，往往折騰一個多小時才入睡。但是，到學校依然生龍活虎，活蹦亂跳！在深夜持續被糟蹋幾星期後，我決定帶他去醫院檢查。到醫院，骨科醫師判斷後，會安排

X 光片或抽血檢查，首先必須先排除腫瘤、感染或風濕性關節炎疾病的可能性，才能判斷是否為成長痛。

成長痛的典型症狀是痛感來得快去得也快，而且不固定部位，這次痛左腳，下次可能痛右腳。小朋友通常都無法明確指出疼痛點的部位。另外，成長痛常發生在睡前或半夜，小孩有可能因此半夜痛醒大哭，但第二天早上又一副沒事的樣子，完全復原，活動正常。倘若家中小孩符合上述成長痛的特徵，家長不需要過度焦慮，儘管如此，若仍憂心孩子的成長痛，還是請醫師評估。

在開始介紹這帖以抗痙攣為主軸的處方前，先告知各位，本帖處方可以同時處理晚上鬼吼鬼叫、成長痛中的媽寶，也可以用於被折磨到瀕臨崩潰邊緣的媽媽！首先，快樂鼠尾草精油（Clary sage／Salvia sclarea），小朵唇形花萼上像是微風中搖擺的香鈴，沉靜身心，甚至有些催眠作用。化學屬性與真正薰衣草一樣歸類於酯類，高比例的乙酸沉香酯和沉香醇讓人放鬆，適合用來舒緩肌肉僵硬、抽筋、腿部疲憊與痠痛，以及各種身心壓力症。無論是小孩的成長痛或大人的抽筋劇痛，處理肌肉緊繃不適，並不需要太高劑量就可以放鬆肌肉，而且透過睡前按摩與嗅吸香氣，也能幫助入眠。購買時，注意是快樂鼠尾草（酯類），而非真正鼠尾草（單萜酮類），兩者經常被誤以為是一樣的精油。它們化學組成差異非常大，真正鼠尾草潛藏神經毒性的隱憂，不適合兒童、孕婦使用。

第二味，羅馬洋甘菊精油（Roman Chamomile／Anthemis nobile），是強大又溫和的老幼良方。羅馬洋甘菊（酯類）與德國洋甘菊（倍半萜烯類）皆為昂貴的花瓣類精油，除了驚人的價格被牢記在心之外，兩者的功效經常被搞混。雖然同屬於菊科植物，植物樣貌也相似，但同科不同屬別之下，無論在氣味、化學組成、功效上卻差別很大。就肌肉、骨骼和神經問題而言，羅馬洋甘菊使用於精神心理層面引發的相關症狀，而德國洋甘菊則偏向用來處理免疫系統的發炎性問題。

羅馬洋甘菊精油有淡淡的青草香，同時也帶點酸酸甜甜的蘋果香，因此有「地上的蘋果」之稱。其蘋果香來自一種相當少見的脂肪族酯類——當歸酸異丁酯，但羅馬洋甘菊卻擁有了 80% 以上的量，造就了強力的鎮靜止痛效果。然而，在強大的效力之下，卻像照顧者般的植物醫生，讓人溫暖與備受呵護。如果仔細聞它的香氣，很像是一位「沒有成長痛」的天使，咬著蘋果對你親親抱抱的幸福味道。睡前使用，甜美的香氣讓人心情得以舒展，使用羅馬洋甘菊於小寶貝和自己身上，也能使彼此安心，共同進入兩人的睡眠天堂。

第三味，酸甜入心的紅橘精油（Red Mandarin／Citrus reticulata）。柑橘類家族

如檸檬、萊姆、甜橙、苦橙、橘子、葡萄柚、佛手柑等。依照果實的外觀可區分為橙、柚、柑與枸櫞。自然界的柑橘會天然雜交，因此攤開家族的族譜，會發現原來都是一家親！例如：橘子和柚子的配對後變成甜橙和苦橙；然後甜橙跟柚子結合生出了葡萄柚；而苦橙和枸櫞相遇就成了熟悉的檸檬。至於佛手柑，則是枸櫞的變種品種。整個柑橘類幾乎是自家品種的延續，大概可以理解檸檬烯成分的血脈得自於哪裡，以及為什麼香味和功效都這麼相似了。

在眾多的柑橘類中，我會選擇橘子精油入這帖處方。市售橘子精油分成紅橘和綠橘——紅橘較為常見，氣味偏香甜；綠橘萃取自還未轉紅的青綠橘子，氣味甜中帶酸。與其他柑橘類一樣，橘子富含檸檬烯（單萜烯類）成分，清新甜膩的果香味，喚起最單純的快樂。大家還記得小時候，除夕夜撥著橘子，等著發紅包的快樂時光嗎？療癒的橘子香氣讓人暫時忘記憂愁與煩惱，像童心般開懷大笑。橘子精油中含鄰氨基苯甲酸甲酯（苯基酯類），有放鬆神經、舒緩痙攣的強效。倘若你是以助眠、防抽筋為目的，紅橘精油的效果會比其他柑橘類還要好。最後，處方添加一味富含貼心酯類和溫柔醇類的真正薰衣草精油，發揮強大的協同作用。

如果你在白天像經歷了一場戰爭，身體的交感神經一時之間無法冷靜下來，到了夜晚仍不自覺持續緊繃，如同小孩一樣，白天跑跑跳跳，一整天下來持續亢奮，迎來夜晚的肌肉群暴動與抽筋。那就試試這帖媽寶舒筋按摩乳霜，特別適合敏感、夜不安寢、惡夢驚醒的小寶貝與高壓緊繃、心力交瘁、瀕臨崩潰、滿腹委屈的媽媽們！

Chapter 04

胃腸消化篇

01 胃脹氣、消化不良、食慾不振、噁心

芳療藥師的真心話

　　腸胃不好應該是現代人最常見的不適吧！一開始或許只是壓力大、飲食、作息不正常造成暫時不舒服，卻又默默跟著自己幾十年，常見的症狀，如腹脹、沒食慾、灼熱感、打嗝、上腹痛、噁心等。往往經過各式檢查，排除腸胃道病變的可能性後，被歸於功能性消化不良症。然而，隨著年紀越來越大，仍不改變各種不良習慣，當初的輕微不適，有可能會慢慢演變成嚴重的急慢性胃炎、胃潰瘍、胃食道逆流、十二指腸潰瘍、胃出血、胃的良惡性腫瘤等，因此千萬不要輕忽胃腸起初的求救訊號。

　　我記得年輕時，很喜歡去吃到飽的自助餐廳聚餐，瘋狂來回吃三輪，又喝熱湯又吃冰淇淋，生食、熟食混著吃、可樂啤酒不斷下肚，也沒事。現在年邁的我，再

這樣吃，應該會有生命危險吧！深入認識胃藥，是來自側面觀察日本人的職場文化。我這位藥師界的酒國名花，常有機會陪日本老公聚餐，我常常看著他和同事，飯後吞一顆胃藥，然後續攤喝酒；續攤後再吞另一種胃藥，然後趕下一攤喝酒，無限輪迴下去。他們身上總備著各式各樣的胃藥！這種胃痛死也要喝酒的民族性真令人讚嘆，難怪日本胃藥這麼強大。

　　在台灣和日本，針對飲酒過量、胃部不適、胃灼熱、胃脹氣、消化不良、胃酸過多、噁心嘔吐等症狀的胃藥很多，如太田胃散、大正漢方胃腸藥、第一三共胃腸藥、鐵胃胃腸藥、金十字胃腸藥、張國周胃腸藥等。其組成大都是天然芳香性、苦性健胃生藥，協助胃部發揮正常功能；並搭配西藥的制酸劑，中和胃酸，再加上消化酵素，分解與消化食物。

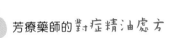
 西藥：第一三共胃腸藥、太田胃散、金十字胃腸藥

商品	第一三共胃腸藥	太田胃散	金十字胃腸藥
藥廠	第一三共健康照護	太田藥品	新萬仁化學製藥
藥品類別	第 2 類醫藥品	醫師藥師藥劑生指示藥	成藥
主成分	Cinnamon Bark 桂皮 Fennel 茴香 Clove 丁香 Ginger 薑 Scopolia 莨菪 Phellodendron bark 黃柏 Mallotus japonicus 野梧桐 Glycyrrhiza 甘草 Magnesium aluminosilicate silicate Hydrotalcite Magnesium hydroxide Takadiastase Lipase *l*-Menthol	Cinnamon Bark 桂皮 Fennel 茴香 Nutmeg 肉豆蔻 Clove 丁香 Citrus Unshiu Peel 陳皮 Gentian 龍膽 Picrasma Wood 苦木末 Sodium Bicarbonate Calcium Carbonate Magnesium Carbonate Aluminum Silicate Biodiastase *l*-Menthol	Glycrrhiza 甘草 Rheum 大黃 Cinnamon Bark 桂皮 Clove 丁香 Sodium Bicarbonate Magnesium Carbonate *l*-Menthol
適應症	胃脹、暴飲暴食、胸口堵塞感、食慾不振、胃灼熱、胃痛、胃酸過多、胃重、胃部不適、打嗝、消化不良、消化促進、胃弱、胃部／腹部膨脹感、想吐（宿醉、醉酒反胃、噁心）、嘔吐	緩解胃部不適或灼熱感，或經診斷為胃及十二指腸潰瘍，胃炎、食道炎所伴隨之胃酸過多，食慾不振、胃腹部膨脹感，消化不良，幫助消化	消化不良、腹部膨滿、胃酸過多、胃痛、健胃固腸

藥品主成分與作用類別

（1）天然芳香性＆苦性健胃生藥── Cinnamon Bark、Fennel、Nutmeg、Clove、Citrus Unshiu Peel、Gentian、Picrasma Wood、Rheum、Ginger、Scopolia、phellodendron bark、Mallotus japonicus、Glycyrrhiza

（2）制酸劑—— Sodium Bicarbonate、Calcium Carbonate、Magnesium Carbonate、Aluminum Silicate、Magnesium aluminosilicate、Hydrotalcite、Magnesium hydroxide

（3）消化酵素—— Biodiastase、Takadiastase、Lipase

🫙 成人精油處方：**萬用消化道養護油**

精油成分		
配方濃度：10%	主要化學成分	作用
錫蘭肉桂皮 5 滴	酚類、芳香醛	健胃、促消化、止痛
丁香花苞 5 滴	酚類	健胃、促消化、止痛
甜茴香 5 滴	醚類	健胃、促消化、止痛
肉豆蔻 5 滴	醚類	健胃、促消化、止痛
薑 10 滴	倍半萜烯	抗發炎、健胃、止痛
紅橘 10 滴	單萜烯	健胃、健脾、利膽
芫荽籽 20 滴	單萜醇、單萜烯	抗痙攣、健胃、鎮靜安撫、激勵身心、抗菌
山雞椒 20 滴	醛類	健胃、促消化、利神經
胡椒薄荷 20 滴	單萜醇、單萜酮	清涼感、消脹氣
45ml 基底成分		
特清按摩調合油 45ml（參考第 81 頁）	椰子油、荷荷芭油、山茶花油	基底油

※以上精油處方濃度以 1ml ＝ 20 滴計算。

使用方式

塗抹於腹部與腰部周圍，搭配熱敷效果更好。每日 3～4 次。

處方解析 Important Note

以一位了解精油化學的芳療師，攤開上述胃散的生藥組成，應該都會先瞄到常見的溫熱性的精油，如肉桂皮、茴香、肉豆蔻、丁香、薑及陳皮。尤其，看到較刺激的酚類精油「肉桂皮、丁香」和醚類精油「茴香、肉豆蔻」，可能會有些意見。這些味辛性溫熱的生藥成分，主要用來激勵虛弱的胃蠕動，調整胃液分泌，可以舒緩消化不良、食慾不振。不過，既然是綜合型胃散，也會再加入些性味苦寒的生藥，如龍膽、苦木末、黃柏、野梧桐等，協助降低發炎、清熱解毒作用。最後，再加入西藥：制酸劑和消化酵素，就成了長

年愛戴，人氣不墜的萬能常備胃藥。

這帖處方除了保留綜合胃散的概念來促進消化、降低發炎、緩解痙攣，也調入舒緩情緒的精油。精油與藥物的最大差異，就是每種精油都有幾十至上百種化學成分，對付各式疾病可以有多重作用模式。我發現胃痛的根源常常是因太緊張，而精油能促進消化與降低發炎，同時減緩焦慮，你一定會愛上這款精油處方。這帖處方一定比單純在肚臍塗上薄荷油和德國百靈油，更快速舒緩！

首先，先調入激勵消化的溫熱性精油，如錫蘭肉桂精油、丁香花苞精油、甜茴香精油、肉豆蔻精油，但濃度不用太高。接著調入薑精油來協助抗發炎、抗氧化作用，讓受傷的胃黏膜組織可以修復。紅橘精油像是陳皮的角色，溫和平衡，協助理氣、健脾、利膽。當然還有一味不可或缺的胡椒薄荷精油，增加清涼感、通脹氣作用。此外，上述辛香植物都具有獨特的芳香氣味，當我們透過按摩聞到香氣後，大腦會傳遞訊息通知消化器官分泌酵素，作用如胃散中的消化酵素。

另一味重點精油 —— 芫荽籽精油（Coriander／Coriandrum sativum），又名香菜。在處理任何一種消化道不適時，我幾乎都會調入它。就像我一定要在香菇肉羹麵、大腸麵線、肉圓上灑上香菜一樣，無論在精油效用和食物香氣上，都有畫龍點睛的作用。芫荽是台灣料理中常見的辛香料，屬於單萜醇類，也富含單萜烯類成分，擁有止痛、抗痙攣、抗菌特性。芫荽的種籽能促進胃部與腸道之氣循環流動，因此常被用來刺激食慾、幫助消化、消除脹氣。除外，它也是一種殺菌、殺黴菌、殺寄生蟲劑，能防止食物腐壞，也能去除食物的腥羶臭味。在心理層面，芫荽籽能帶來噓寒問暖，關懷備至的感受，也有胡椒般激勵身心的動能，因此既能安撫，也能振奮，很適合用來調理伴隨擔憂、焦慮及思慮過多引起的消化不良和潰瘍。

最後一味，山雞椒精油（May Change／Litsea cubeba），又名山蒼子或山胡椒，代表萬能胃散中的抗發炎成分。山雞椒其實就是台灣泰雅族原住民常使用的辛香調味料「馬告」，有鮮明的檸檬香氣與生薑的辛辣味。各位可以回想一下馬告香腸、馬告雞湯、馬告檸檬魚、馬告啤酒的氣味。醛類的山雞椒含有近 80% 的檸檬醛（Citral）成分（牻牛兒醛 Geranial、橙花醛 Neral），能助消化、利神經、抗發炎、抗感染。

在生理層面，用來補強消化系統、開胃。有時候光聞到它檸檬香茅般的濃烈、歡樂愉快、活力氣味，就會瞬間振奮疲憊的身體和不清醒的腦袋，連同灼熱、脹氣的胃都一陣舒爽。在心理層面，跳脫與豁達的清新氣味會讓你不再煩心、煩躁，因此特別適合忙碌、思緒太煩雜引起的胃部不適。

如果你的另一半也是常常喝酒應酬過量，這帖強胃處方也非常適合這些「辛苦付出」的先生們！如果你是一位體貼的好太太，懂得體諒這些應酬的艱辛與身不由己，也可以煮碗暖胃的馬告雞湯（山雞椒）給先生喝，非常適合緩解宿醉的胃部不適感。不過，我是永遠不懂日本「到酒店加班」文化的外籍新娘，從來沒有這種胸襟和風度，我連按摩油都不會給他用，更何況煮雞湯！

注意事項

這帖處方濃度高，包含多種刺激性精油，兒童不建議使用。處方設計為快速舒緩胃部不舒服症狀，不適合長時間使用。如果你第一次發現有火燒心、胃灼熱等症狀時，可以先嘗試改善生活習慣、使用芳香療法或成藥、指示藥來緩解症狀。然而要注意的是，當症狀無法自行緩解時，還是要請醫師評估及診斷，並接受治療。

❀ 兒童專用處方：萬用消化道養護油（兒童版）

精油成分
3%濃度精油成分
羅馬洋甘菊 ·························· 5 滴
甜茴香 ······························ 10 滴
紅橘 ································· 10 滴
胡椒薄荷 ·························· 5 滴
特清按摩調合油 ·················· 50ml （參考第 81 頁）

處方解析
處方濃度降至 3%。成人處方中，有很多刺激性的精油成分，12 歲以下建議更改為兒童專用處方。

02 胃痙攣

芳療藥師的真心話

「現代人工作壓力大」是顛撲不破的事實。每個人都有生存的壓力，我覺得世界上最辛苦的工作就是全職媽媽，沒薪水還不時被嫌！我寧願選擇在外工作。我跟辛苦賣命的各位一樣，超時工作，努力奮鬥，拚命用健康換來美好的生活與事業。

我年輕時是工作狂，無時無刻都精神很緊繃。三餐不定時，常常五分鐘解決一餐或索性不吃。那時把胃痛視為家常便飯，總覺得忍耐一下或吃些胃藥就沒事了。不過，累積一段時間後，某次飯後，胃突然一陣絞痛，痛到渾身冒冷汗，忍不住衝到洗手間狂吐，癱軟在馬桶旁邊發抖。而後連續一星期狂嘔，連服用藥物都無法舒緩，感覺喉嚨、食道、氣管、鼻腔都被胃酸灼傷，我終於覺得忍不下去。去醫院後，醫師初步判定是胃痙攣，甚至希望我去尋找身心科的醫療協助。

一般人常搞不清楚胃痙攣與胃痛的差別，胃痙攣或胃抽筋不是一種疾病，而是一種症狀或感覺，是因迷走神經受到刺激而使腹腔中的平滑肌產生抽搐，造成腹腔劇烈的、間歇性的收縮或疼痛。好發原因很多，從飲食、藥品、發炎、潰瘍、疾病到心理因素都有可能，不是單靠市售的胃散或胃藥就能舒緩或根治。然而，輕微胃痙攣通常發生在整個腹部或局部上下腹部胃的位置，有些人會認為只是一般的消化不良，不會聯想到其他嚴重致病原因，有時會拿家中的藥來暫時壓制疼痛，一不小心就會衍生更嚴重的後果。

我遇過一位前來諮詢的芳療個案，跟我一樣經歷過多次胃痙攣。她說曾經在胃極度疼痛時吞下止痛藥，造成疼痛更惡化，在地上打滾，被送入急診室注射藥物。後來，她下了結論，宣稱一輩子都不吃止痛藥，直呼藥物都是毒、副作用太大了！雖然身為一位愛好精油的芳療師，但這番說法激烈震醒我體內的藥師魂。止痛藥何其無辜！胃痛吃止痛藥的概念是哪聽來的？！吞下更傷胃的止痛藥，就像是在傷口上灑鹽，當然會惡化！

因情緒或飲食造成偶發的胃痙攣，如果還可忍耐疼痛，塗抹解痙舒緩養護油後，建議先側躺，再於腹部熱敷，放鬆身體有助於減緩疼痛。不過，由於急發性的嚴重胃痙攣大多會產生劇烈疼痛，患者通常會有強烈的生存危機感而跑急診。

成人精油處方：解痙舒緩養護油

精油成分		
配方濃度：5%	主要化學成分	作用
桔葉 15 滴	苯基酯	抗痙攣、止痛、安撫鎮靜
肉豆蔻 15 滴	醚類	抗痙攣、止痛、促消化、安撫鎮靜
豆蔻 10 滴	氧化物、酯類	抗痙攣、促消化、安撫鎮靜、激勵身心
甜橙 10 滴	單萜烯	健胃、促消化、安撫鎮靜
50ml 基底成分		
特清按摩調合油 50ml（參考第 81 頁）	椰子油、荷荷芭油、山茶花油	基底油

※以上精油處方濃度以 1ml＝20 滴計算。

使用方式

塗抹於腹部與腰部周圍，搭配熱敷效果更好。每日 3～4 次。

處方解析 Important Note

這裡提供一帖可以暫時停止痙攣，甚至停止思考的精油處方。如果你的胃痙攣是來自於緊張壓力，它會立即幫你紓解壓力，並解除痙攣警報。然而，如果你的胃痙攣是來自於潛在疾病或藥物作用，這帖強力止痙攣也會有適度緩解的效果，但建議你尋求專業醫師了解疾病發生的原因。

第一味，桔葉精油（Petitgrain Mandarin／*Citrus reticulata Blanco var. Balady*）。桔葉也叫橘子葉，顧名思義就是橘子的葉子萃取而來的精油，它可不像由果皮萃取來的柑橘精油，飄散出快樂甜美的果香氣息。謎樣般的桔葉，我聞到純劑就會迅速進入全身鬆軟的催眠模式。在抗痙攣的處方裡，桔葉是屬於「斷電型」的精油，直接拔掉傳導的插頭。精油組成中的苯基酯類芳香分子「鄰氨基苯甲酸甲酯」，有著極大鎮靜力量。我曾經深刻體驗過，桔葉讓我直接癱軟不動的抗痙攣威力。從此之後，我都會用這味來處理因高壓力、極度焦慮引起的胃痙攣，對於生理期的痙攣也很有效！（桔葉精油的詳細介紹參考第 162 頁〈07 綜合感冒〉的處方解析）。

第二味，肉豆蔻精油（Nutmeg／*Myristica fragrans*）。常出現在胃散的芳香性生藥中，協助健胃、舒緩消化不良。化

學屬性為醚類,其活性成分——肉豆蔻醚和欖香脂素,在低劑量(約 1%)的調整下,有放鬆、鎮靜、舒眠效果,也有相當傑出的止痛力。不過,醚類的副作用較大,過量使用會使人呆滯。(肉豆蔻精油的詳細介紹和驚人效果,參考第 180 頁〈03 慢性疼痛、痠痛〉的處方解析)

第三味,豆蔻精油(Cardamon／*Elettaria cardamomum*),也稱小豆蔻(綠豆蔻)。精油主成分是氧化物(1,8-桉油醇)類與酯類(乙酸萜品酯);與上述的醚類「肉豆蔻精油」完全不同!你可能也聽過其他的豆蔻,如黑豆蔻、白豆蔻、紅豆蔻、草豆蔻等,這些都是不同品種的植物。豆蔻就是印度餐廳門口常備有綠綠的豆蔻小細籽,入口清涼的特質,飯後咀嚼它,能去除口腔中濃厚的氣味。印度奶茶或香料茶也總會加入一些豆蔻,除了增添香味也暖身、助消化。

豆蔻的成分是氧化物與酯類各占約 40%,接近一比一的奇幻組成,同時賦予了氧化物的活力動能與酯類的溫暖放鬆,為疲憊的身軀充電,使思緒不再糾結。豆蔻讓心變得寧靜、愉悅、輕鬆,進而改善生理不適的療癒特性,真的很到位。在印度傳統阿育吠陀療法中,豆蔻性溫,能幫助胃腸虛弱的人,點燃消化之火。除去胃中過多的濕氣,並且清出腸胃道的沉積物與毒素。溫和的特性很適合拿來滋養胃部,改善神經緊張的消化異常,調理胃部

過度發酵、分泌膽汁等。此外,更有助於舒緩消化道痙攣。

最後,調入一味甜滋滋的甜橙精油(Sweet Orange／*Citrus sinensis*)再適合不過了。香甜爽朗的氣味,像帶來一股溫暖的陽光。在高度競爭的花花世界裡,人難免會墮入貪、嗔、痴的牢籠,看不到出口在哪裡,漸漸失去自己,甚至覺得離快樂愈來愈遙遠。甜橙的香氣可以讓我們像孩子一樣,無憂無慮,重新感受生活中單純的快樂。生理上,單萜烯類的甜橙對於緊張狀態下的腸胃道問題,如痙攣、脹氣、消化不良等具有安撫作用,它還能刺激膽汁分泌,改善食慾不振的問題。

總結,整體處方的抗痙攣、放鬆效果也可以用在大腸急躁症、生理痛、偏頭痛、抽筋等症狀上。桔葉精油的斷電、斷念、斷業障能力,會讓你達到六根清靜境界。再加上,肉豆蔻精油的飄渺空靈、豆蔻精油的溫馨體貼,與甜橙精油的開朗樂觀,讓我們在面對壓力與委屈時,能夠輕鬆以對。

注意事項

多刺激性精油組成,兒童不適合使用。本帖處方有可能使人產生睡意感或無法集中精神,建議不要在開車或操作危險機械前使用。

03 綜合消化道問題

芳療藥師的真心話

本篇來談胃黏膜修復。我常在藥局被客戶問：「我胃不好，這包藥裡面有放『顧胃』的嗎？」更常遇到有些長輩從日本帶回來那瓶知名的高麗菜精胃藥「キャベジンコーワ（欣克潰精錠）」，把它當保養品或顧胃壁聖品，每天吃它。對於某些說不聽的長輩而言，真的只是聽到「高麗菜精」或看到藥品外盒上像中文字的日文標示「胃黏膜を修復する」，就覺得是養生的健康食品。在日本，它是歸類於第2類醫藥品，是藥，不是顧胃的保養品，更不是食品，可不要把它當作熱炒高麗菜，三餐配飯吃！這瓶高麗菜精是針對像我一樣，無肉不歡，無酒不樂，開心起來就狂吃狂灌酒，然後一小時後現世報，胃痛到翻滾的人。

欣克潰精錠添加的胃腸黏膜保護劑MMSC（氯化甲硫氨基酸，俗稱高麗菜精），也稱維生素U，抗潰瘍因子，具有促進潰瘍部位再生性修補的作用，縮短潰瘍癒合時間。另外，也含有消化酵素及脂肪酶來促進消化，說真的，對胃痛還滿有效！不過，它被歸類於藥品，當然是有原因的，這瓶裡面有中和胃酸的制酸劑和解除胃部痙攣的抗乙醯膽鹼藥物，還是有副作用。每天沒事照三餐吃下制酸劑，可能會破壞胃部的酸鹼平衡機制，會傷胃！

談到修復胃黏膜的保養品和食品，我相當推薦天然植物油「沙棘油」，不用擔心有制酸劑和其他藥劑的副作用。相信學習過芳香療法的人，都會知道這味抗發炎、抗氧化、修復性極佳的植物油。事實上，在藥局的銷售通路，也有賣沙棘油軟膠囊。它對於潰瘍和胃食道逆流引起的火燒心和灼熱感不舒服，舒緩效果很明顯。我家那位總是在下班後，又去酒店加班的老公，都會在應酬前服用這款胃腸黏膜防護油。而在家中忿忿不平，一起開喝的老婆，也會一同服下沙棘油避免胃痛。我只能說：「胃腸好、人不老，沙棘油，ありがとうございます（謝謝）！」

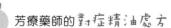

 西藥：欣克潰精錠 S

商品	欣克潰精錠 S
藥廠	興和製藥
藥品類別	醫師藥師藥劑生指示藥
主成分	MMSC（Methyl methionine sulfonium chloride） Magnesium hydroxide Sodium bicarbonate Calcium carbonate Scopolia extract Atractylodes lancea rhizome Swertia herb Biodiastase Lipase
適應症	胃酸過多、胃痛、消化不良、健胃

藥品主成分與作用類別

（1）胃腸黏膜保護劑—— Methyl-Methionine Sulfonium Chloride

（2）制酸劑—— Magnesium hydroxide、Sodium bicarbonate、Calcium carbonate

（3）抗乙醯膽鹼劑—— Scopolia extract

（4）消化酵素—— Biodiastase、Lipase

（5）健胃生藥—— Atractylodes lancea rhizome、Swertia herb

🧴 成人植物油、純露處方：沙棘油修復油飲、消化純露飲

植物油成分		
沙棘油 20 滴	不飽和脂肪酸、類胡蘿蔔素、類黃酮、植物固醇等和多種維生素	胃腸黏膜保護、抗發炎、抗氧化
5ml 純露成分（任選一種）或混合		
羅馬洋甘菊純露 5ml	酯類	抗痙攣、促消化、放鬆身心
真正薰衣草純露 5ml	酯類、單萜醇	抗痙攣、促消化、放鬆身心
胡椒薄荷純露 5ml	單萜醇	抗痙攣、促消化、放鬆身心

使用方式

沙棘油取 20 滴，於飯前或飯後直接喝，或加入飲食中。

純露熱飲，取一小杯熱水（少於 200ml），加入 5ml 單方或混合的羅馬洋甘菊、薰衣草、胡椒薄荷純露。

處方解析 Important Note

大部分的腸胃功能障礙，都源自不良的生活方式和飲食習慣。胃腸是最容易被忽略的身體器官——就像皇帝壓力大時，常常把無辜胃娘娘與腸嬪妃打入冷宮，三餐不定時；等到皇帝老子開心了，又集三千寵愛於一身，呼朋引伴狂吃大餐。這種工作忙到不吃，放假拚命狂吃，心情沮喪時冷熱甜鹹混著吃，長期下來難免胃腸變得敏感，健康亮紅燈。如果我們平日就有這些無法改變的不良惡習，更應該要好好強化胃腸，隨時修補、保護它，否則千變萬化的腸胃功能障礙會輪番上陣，讓你苦不堪言。在這裡，我介紹兩種顧腸胃的方法——喝好油、喝好水。以芳香來善待胃腸，就能開心享受人生！

第一味，喝好油 —— 沙棘油（Sea Buckthorn oil／*Hippop Haerhamnoides*）。在各種天然植物油中，沙棘油具有胃腸黏膜保護、潰瘍癒合，以及消炎鎮痛效果，經常被用來緩解胃潰瘍、十二指腸潰瘍或胃腸發炎等消化系統疾病。沙棘果的果肉中就含有 2% 的油脂，因此商品會依照萃取部位的不同而區別為沙棘果油和沙棘籽油，不論在油分組成、穩定性和效果，都各有特色。市場上會看到「沙棘果油」和「沙棘籽油」，也有同時混合了兩種油的「沙棘油」商品，購買時，可確認包裝說明。

高營養價值的沙棘果油，是從沙棘果肉提取的油液，脂肪伴隨物中幾乎涵蓋所有的脂溶性維生素，尤其高比例的胡蘿蔔素和生育酚，以及植物固醇等。亮亮的橘紅色果漿，帶有果實香氣，果肉中 2% 的油脂成分，不僅能保護果肉不易腐壞，內服也能抗氧化，對抗發炎，全方位提升免疫抵抗力，加強人體防禦的功能。沙棘果油含有其他植物油少有的單元不飽和脂肪酸「棕櫚油烯酸」。它與人體皮脂組成相似，外用能強化皮膚再生功能，修復受損的黏膜組織，更能使肌膚滋潤、有彈性，避免老化。另一種，由種籽萃取的沙棘籽油，色澤偏黃、微紅色，略帶苦澀，沒有果實香氣。它與玫瑰果油的成分一樣，由高比例的 α-次亞麻油酸組成，與沙棘果油相比，沙棘籽油比較容易氧化酸敗。

我喜歡在早餐後，吃下 20 滴沙棘油（混合），既顧胃、軟便、高營養又抗氧化。如果不習慣直接喝油的人，也可以選擇藥局常見的軟膠囊劑型或加入麵包、優格和沙拉中。入口後，味蕾會感受到香甜的焦糖味，也類似果汁或果醬味，不但能為食物增添風味，也能養生保健。

第二味，喝好水——羅馬洋甘菊純露、真正薰衣草純露、胡椒薄荷純露。使用純露來舒緩常見的消化問題，非常簡單，也很方便，可以選擇單方純露或混合上述三種純露使用，真的可以大大緩解你的腸胃不適，效果相當優異。

年輕在醫院藥局服務時，工作時一定要喝一杯醫事人員的靈魂飲料「珍珠奶茶」，還要加料紅豆，習慣正常冰、全糖。隨著年紀大了，喝一杯就胖半斤，開始想戒掉飲料時，才發現喝不慣沒有味道的水。起初選擇花草茶，後來覺得純露更好。我會在飯後，取一小杯熱水（少於200ml），加入 5ml 混合的羅馬洋甘菊、薰衣草、胡椒薄荷純露，聞著舒服的氣味，慢慢地品嚐它，順便消除油膩和腹脹感。套句知名藥物熱飲的廣告詞：「純露加強配方，熱熱喝、快快好，胃腸不適時及早服用，趁早喝、效果好！！」

美國胃腸學會指出：「好的腸胃比好的大腦重要！」然而，偏偏胃腸容易受情緒波動影響，一旦受到打擊，會不受控的收縮，嚴重時甚至出現痙攣。一般來說，讓腸胃變得任性、愛耍脾氣、黏膜抵抗力減弱的原因，大多與容易緊張、自我要求高、追求完美的人格特質關聯極大。因此，保腸健胃的重點莫過於放鬆心情，我非常推薦用純露熱飲來「切換」情緒。羅馬洋甘菊（酯類）、真正薰衣草（酯類和單萜醇類）、胡椒薄荷（單萜醇類）純露

對神經緊繃的壓力、波濤洶湧的情緒，能帶來安撫效果。用純露慰勞辛苦工作的腸胃，守護受傷脆弱的腸胃，以及強化腸胃。不過，提醒大家，好的純露不多，各憑各位的因緣和業障多寡。我的購買原則——昂貴的不一定最好，太便宜的一定有鬼！喝下肚的東西，一定要慎選廠商，仔細看成分組成和來源。

04 便祕

芳療藥師的真心話

　　你們知道女性比男性更容易有便祕的困擾嗎？真是太不公平了！我一直覺得男性只要有一支手機，帶進去廁所，排便就會很順暢。男人總是有辦法在廁所待上半小時，一邊玩遊戲，一邊享受自己的糞便芳香療法。女性就沒那麼幸運！長期便祕衍生的問題很多，不單只是連累腸胃，連皮膚狀況也會變差。腸道糞便產生的大量毒素和壞菌，會被腸道反覆吸收，通過血液循環而輸送到人體各部位，因而出現成人痘、皮膚暗沉、臘黃、粗糙，甚至月經紊亂等問題，小腹越變越大，身材變形，還有致命的口臭！

　　常看電視上蠟筆小新的媽媽美冴，因為長期受便祕之苦，總是坐在馬桶上長吁短嘆，還常被小新調侃當笑話，搞得什麼事都做不了。這電視卡通大概也反映出日本女性比較容易有便祕的困擾。如果你走入日本的藥妝店，結帳櫃檯附近便祕藥區，就會有一整排鮮亮粉紅色的便祕藥。我工作的藥局也可以看得到這些熟悉的粉紅色藥品蹤影，只要看到粉紅色的盒子就知道是日本來的便祕藥，而且不只是外包裝，連藥丸本身都是粉紅色的。有些日本商品網路代購，甚至幫它取了一個暱稱「粉紅色小藥丸」。

　　目前臨床上治療便祕的藥物有：刺激性瀉劑、體積膨脹型瀉劑、瀉鹽、高滲透性瀉劑等。日本廣受女性歡迎的便祕藥-粉紅色小藥丸「コーラック可樂通」是屬於刺激性瀉藥，同時也添加界面活性劑型的軟便劑，能讓大腸中硬化糞便有足夠的水分，膨脹軟化後，順利排出。網路鄉民會用「下半身像是被潰堤的土石流沖刷而過的感受」來形容它的強烈藥性。我倒是會形容「它會讓你腹部內的東西全部噴洩而出，而且有時還會看到一星期前吃的麻辣火鍋裡的金針菇」。刺激性瀉藥的作用真的很強，很多人會抱著肚子打滾，受不了這種劇烈絞痛的感覺。提醒消費者，這個看起來很可愛的粉紅色小藥丸還是有副作用的，頻繁刺激腸道平滑肌蠕動，容易造成依賴性，而且劑量會越吃越大，當停藥後就可能會變成習慣性便祕！

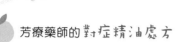

西藥：コーラック、倍加麗便祕藥腸溶糖衣錠、日方便祕藥腸溶糖衣錠

商品	コーラック （Colac 可樂通）	倍加麗 便祕藥腸溶糖衣錠	日方 便祕藥腸溶糖衣錠
藥廠	大正製藥	皇漢堂製藥	至誠堂製藥
藥品類別	第 2 類醫藥品	醫師藥師藥劑生指示藥	醫師藥師藥劑生指示藥
主成分	Bisacodyl Dioctyl Sodium Sulfosuccinate（DSS）	Bisacodyl	Bisacodyl Sennoside
適應症	緩解便祕		

藥品主成分與作用類別

（1）刺激性瀉藥——Bisacodyl、Sennoside

（2）軟便劑——Dioctyl Sodium Sulfosuccinate

成人精油處方：胃腸通樂養護油

精油成分		
配方濃度：5%	主要化學成分	作用
甜茴香 15 滴	醚類	促胃腸蠕動、抗痙攣
佛手柑 5 滴	酯類、單萜烯、單萜醇	促胃腸蠕動、抗痙攣
甜羅勒 10 滴	單萜醇、醚類	促胃腸蠕動、鎮靜安撫
胡椒薄荷 5 滴	單萜醇、單萜酮	清涼感、促消化
豆蔻 15 滴	氧化物、酯類	促消化、抗痙攣
50ml 基底成分		
特清按摩調合油 50ml （參考第 81 頁）	椰子油、荷荷芭油、山茶花油	基底油

※以上精油處方濃度以 1ml ＝ 20 滴計算。

使用方式

可將處方濃度降至 3%（特清按摩調合油變成 85 ml），提供兒童便祕使用。

塗抹按摩油後，仰臥姿勢後，以雙手自腰部兩側往鼠蹊部輕柔滑下按摩。接著順時針輕按腹部，幫助推動腸道中的糞塊。然後，以手掌下壓腹部，深度三至五公分，以順時針方向，幫助壓碎腸道內的糞塊。最後，手握拳快速震動腹部，以順時針按壓，幫助腸道排氣。重複數次按摩後，搭配熱敷效果更好。每日 2 至 3 次。

處方解析 Important Note

無論是壓力大或是飲食不均衡都有可能造成便祕，長期宿便會讓腸道和外貌提早老化。你可能常會看到醫療文章上寫：許多人因為太忙碌、壓力大，導致自律神經失調或抑制副交感神經。自律神經是什麼呢？簡單說，自律神經是由交感神經與副交感神經兩者組成，兩者會輪流工作，互相配合。正常運作下，既可以活躍交感神經，輕鬆應付一切壓力，又可以適時切換成副交感神經的活動模式，自然放鬆休息，達到身心平衡的狀態。然而，自律神經系統容易因負面情緒、感官刺激或無法負荷的壓力影響而失衡。

以腸胃道而言，交感神經的作用是使胃腸蠕動變慢。反之，副交感神經的作用是使腸胃蠕動變快。進食時，腸胃會透過副交感神經來刺激腸胃蠕動，自行消化和吸收，若長期處在交感神經過度活躍，無法順利轉換成副交感神經模式，胃腸蠕動變慢，就容易形成便祕。大家是否有參與過公司的臨時午餐會議？好不容易憑著交感神經撐到中午，想喘一口氣，忽然，午餐到一半說要臨時開會，交感神經被嚇得跑回來就定位，胃腸不敢蠕動，但嘴巴又要硬吞下所有食物，會議結束就馬上消化不良。

老實說，西藥瀉劑這麼強效，是利用藥物刺激腸道平滑肌的神經叢、脹大糞便體積、增加腸道水分、或在小腸中形成高滲透壓等，促進排便。芳香療法則是透過嗅吸、按摩與熱敷的方式，活化副交感神經系統，激勵腸胃蠕動與舒緩痙攣，同時安撫情緒及放鬆腸道，促進排便。因為溫和不刺激，所以相對可以長期保養使用。

這帖處方會以醚類、酯類、單萜醇類來激勵副交感神經的放鬆特性，加上氧化物的通透流暢性，促進胃腸蠕動。運用各種植物與生俱來的美好香氣，藉由嗅吸直達大腦邊緣系統，刺激杏仁核，舒緩神經、消化、內分泌、循環、呼吸等系統的緊張，順利轉換情緒，讓人感到愉悅、輕鬆。除了撼動嗅覺之外，也利用芳香療法的觸覺方法——按摩。按摩能促進血液與淋巴循環，也能藉著觸覺的刺激放鬆局部或全身，卸下壓力，安撫情緒、安定神經。按摩後，再加上熱敷，提升香氣與觸覺的感受力，能更加強、延續效果！

第一味,甜茴香精油(Sweet Fennel／*Foeniculum vulgare*)。市面上屬於繖形科「茴香家族」的香草有相當多,容易讓人搞混,如甜茴香、苦茴香、洋茴香(大茴香)、小茴香(孜然)、八角茴香(八角)、藏茴香、海茴香等。每一種茴香幾乎都能舒緩消化道的不適。本帖處方選擇甜茴香,化學屬性為醚類,抗痙攣的效果可以放鬆腸道,常被用來處理脹氣、便祕、腸絞痛等。

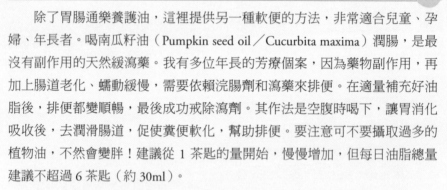

特別推薦 油飲潤腸法

除了胃腸通樂養護油,這裡提供另一種軟便的方法,非常適合兒童、孕婦、年長者。喝南瓜籽油(Pumpkin seed oil／*Cucurbita maxima*)潤腸,是最沒有副作用的天然緩瀉藥。我有多位年長的芳療個案,因為藥物副作用,再加上腸道老化、蠕動緩慢,需要依賴浣腸劑和瀉藥來排便。在適量補充好油脂後,排便都變順暢,最後成功戒除瀉劑。其作法是空腹時喝下,讓胃消化吸收後,去潤滑腸道,促使糞便軟化,幫助排便。要注意可不要攝取過多的植物油,不然會變胖!建議從 1 茶匙的量開始,慢慢增加,但每日油脂總量建議不超過 6 茶匙(約 30ml)。

食用的植物油可以潤腸,但重點是要選擇好的油。很多人首推橄欖油,從遠古時代就作為日常食品和營養品,含有豐富的單元不飽和脂肪含量,有抗發炎作用,能舒緩胃腸黏膜受損的疼痛、潤腸及促進膽汁分泌。不過,我個人實在喝不下橄欖油,我和小孩比較喜歡具有濃厚堅果香味,被喻為綠色黃金的南瓜籽油。這款油的營養價值很高,富含大量的亞麻油酸、油酸、維生素 E、植物固醇、葉綠素和許多不同的脂肪伴隨物質。其中的植物固醇和脂肪伴隨物質能間接地提振情緒,自然地感受生命的愉悅,能改善情緒因素引起的疾病,如消化道、泌尿道問題。

催便噴霧劑

我每次上課講到〈芳療與嗅覺〉這一章時,很喜歡提到這瓶便祕者的福音——「書香催便香氣噴霧／本屋の香りスプレー」,是來自日本的創意產

品。這是一款日本的離奇噴霧，據說聞了此香，會萌生便意。商品的靈感來自一名日本雜誌的讀者「青木真理子」，她說自己多年來，每次到了書店，聞到書香就會想排便。沒想到文章被雜誌刊登出來後，受到廣大的認同與迴響。事隔多年，日本近畿大學教授，花費 13 年時間收集，並模擬揉合書店與圖書館內的各種香氣，製成書香催便香氣噴霧。

精神科醫師表示聞到新書氣味就會刺激腸胃蠕動的現象，相應於行為科學的「巴甫洛夫的制約效應」──狗聽到搖鈴就會流口水的制約反應。書香催便意的模式，就像是有人習慣拿報紙蹲馬桶，報紙油墨味一如往常地激勵了副交感神經，產生胃腸蠕動現象。這樣重複制約的經驗，不知不覺變成了催便的專屬儀式。同理可證，聞到書香的油墨味，反射了想排便的念頭。我一直在想，現代人特別會便祕的原因，會不會是因為陪伴我們蹲馬桶的是手機（刺激交感神經讓胃腸蠕動緩慢），而不是報紙呢！

如果你問我噴了這瓶日本獨特的「書香催便噴霧」後是否有排便感，我會說：每人的感受度不一，氣味對人的影響差別很大。舉例來說，西方人聞到檀香會覺得浪漫催情，東方人卻只想到莊嚴的佛堂。我聞到這瓶噴霧劑的味道後，反而想睡覺！這瓶書香噴霧劑對我來說比較像「書氣催眠索魂水」。說真的！沒有比圖書館讓人更想睡覺的地方。不過，因為想睡覺的放鬆感，便意也真的隨之而來。

我建議你可以調出屬於自己的催便噴霧，然後放在廁所。利用巴甫洛夫的制約效應，慢慢養成這樣的聞香催便的制約模式，這也是改善便祕的好方法！在這裡，我分享自己的催便噴霧劑處方：蒸餾水 90ml ＋廣藿香精油 50滴＋外用調合劑 10ml。

我覺得廣藿香精油有老房子中的舊書、舊報紙氣味，以及地下室的發霉氣味和雨後泥土的潮濕氣味。這種在森林中的潮濕泥土氣味，讓我很放鬆，便意也隨之而來。

在心理能量上，甜茴香可以讓你放慢生活節奏，恢復女性的溫暖能量。它也是知名的瘦身香草，飯前嗅吸甜茴香精油，可以刺激大腦的飽食中樞，產生飯後的滿足感，達到抑制食慾的效果，非常適合用來減重。我會在脖子掛上甜茴香精油薰香項鍊，隨時刺激大腦的飽食中樞，克制甜食的強烈誘惑。對於壓力大或心靈空虛就大吃大喝，導致消化不良或便祕的人，嗅吸甜茴香精油能提升意志力，彌補空虛，幫助你戒掉暴飲暴食。

第二味，佛手柑精油，其功效如同柑橘類精油：檸檬、萊姆、橘子與甜橙等，有鎮定情緒、抗壓、助消化的效果。它更多了高比例的酯類（乙酸沉香酯）成分與單萜醇類（沉香醇），香氣甘甜優雅，不疾不徐，比其他的柑橘幫派的豪邁弟兄們，更適合壓力型的便祕族群。

第三味，甜羅勒精油（Sweet Basil／*Ocimum basilicum*）。唇形科的羅勒會因為生長的地區與條件不同，而產生不同 CT 化學種類的「羅勒家族」，如甜羅勒（沉香醇／單萜醇類）、神聖羅勒（丁香酚／酚類）、熱帶羅勒（甲基醚蔞葉酚／醚類）、丁香羅勒（丁香酚／酚類）、檸檬羅勒（檸檬醛／醛類）。甜羅勒是義大利料理中重要的香料，青醬義大利麵的醬料即為甜羅勒與松子一起製成。熱帶羅勒就是鹹酥雞和三杯雞中的九層塔。事實上，兩者氣味挺像的，不過甜羅勒的氣味較為清甜，而熱帶羅勒氣味較為強勁些。

本帖處方選擇單萜醇類（沉香醇）成分含量較多，而醚類（甲基醚蔞葉酚）和酚類（丁香酚）較少的甜羅勒精油，對人體最溫和，兒童、孕婦、體弱者都適合使用。在生理上，可以補強消化功能，去脹氣、利膽、養肝。在心理上，被尊稱為香草之王的甜羅勒能穩定情緒、堅定意志、厚實抗壓性，安撫因壓力大、神經緊張導致的腹痛、胃腸紊亂、便祕、心因性消化等問題。

第四味，胡椒薄荷精油，又名歐薄荷，其化學組成同時含有單萜醇（薄荷腦）和單萜酮（薄荷酮），能平衡消化系統與神經系統，對於壓力大、熬夜造成的便祕或腹瀉、緊張壓迫造成的胃痛、脹氣或腸躁症等，助益良多。沁心涼爽的特性可冷卻暴躁易怒的情緒，使身體輕盈，心靈自在。胡椒薄荷有讓氣流動的穿透特性，加上植物本身旺盛的串流生命力，適合緩慢、停滯不動的人格和腸胃使用。

第五味，豆蔻精油，又名小豆蔻（綠豆蔻）。精油主成分中氧化物的活動力與酯類的溫暖放鬆，同時賦予了胃腸的流動代謝力，以及提升了副交感神經的胃腸蠕動力。在阿育吠陀療法中，豆蔻性溫，幫助胃腸虛弱的人，點燃消化之火，除去胃中過多的濕氣，清出腸胃道的沉積物與毒素。溫和的改善神經緊張的消化異常，與舒緩消化道痙攣的狀況。

可將處方濃度降至 3%，提供兒童便祕使用。

便祕對身體是一種心理或生理警訊，引起的原因很多，了解病因非常重要。若改變生活和飲食習慣，或使用芳香療法輔助都無法緩解便祕，建議你立即尋求醫師的協助。

05 腹瀉

芳療藥師的真心話

腹瀉，俗稱拉肚子或烙屎，分成「急性」與「慢性」——在兩星期內改善，稱為急性腹瀉，持續兩個星期以上稱為慢性腹瀉。最常見的腹瀉原因是腸胃炎。當腸胃道受到病菌的侵犯，造成腸道的發炎，突然產生吐或拉的腸胃症狀，可能會伴隨腹痛或發燒，即是急性腸炎。其他腹瀉原因可能是消化吸收不良、乳糖不耐症、食物中毒、服用抗生素藥物或是情感精神壓力、腫瘤、過敏、內分泌疾病等。而常聽到的「腸胃型感冒」是因病毒同時攻擊上呼吸道與腸胃道，腹瀉是主要明顯症狀之一。看醫師時記得告知腹瀉的時間及次數、有無服用過止瀉藥、有無伴隨發燒、嘔吐或腹痛等。

常見的止瀉藥有吸附劑、鉍鹽及抗胃腸蠕動劑等三類。第一種是**吸附劑止瀉劑**，顧名思義就是可以吸附水分、細菌或毒素的藥劑，是一種陶土成分的白色懸浮液。第二種是**鉍鹽止瀉劑**，就是藥局常看到的成藥「暮帝納斯」；它有抗菌及抑制小腸分泌作用，是很多人出國的必備藥品，能預防及治療旅行者的腹瀉。第三種是**抗胃腸蠕動劑止瀉劑**，具減緩胃腸蠕動作用，能減少排出物質與液體，常用於急性腹瀉。

有時腹瀉的原因很複雜，為了避免誤用止瀉劑，或避免因堅持使用精油療癒而耽誤病情，我必須再次提醒，一定要先釐清「腹瀉的原因」，才能決定處理方式。

如果吃了不乾淨、生菌數較高、具感染性的食物，或是雙手和餐具不乾淨造成腹瀉，尤其糞便中帶血絲或已經發燒、腹部腫脹者，建議不要自行服用上述的**抗胃腸蠕動劑**。原因是：感染性食物的病菌必須盡快排出體外，讓毒素停留在腸內反而不好。此時，應先讓腸胃休息，補充水分與電解質即可。然而，若確定非感染性因素，必要時可以暫時服用吸附劑、鉍鹽，達到收斂止瀉的作用。

另外，如果家裡沒有止瀉藥，也有些

人會吃 Wakamoto 若元錠或表飛鳴等應急，這些藥物含有消化酵素與益生菌，用於健胃整腸，腹瀉時根本緩不濟急，發揮不了作用。如果你問我出門旅遊或家中醫藥箱應該常備哪一種止瀉藥？好吧，偷偷告訴你們，就是那瓶被台灣人改名字的「臭藥丸仔」——喇叭牌正露丸。這瓶是我家那位日籍貴公子堅持從日本帶來台灣的止瀉藥。他剛轉職來台灣時，因為水土不服，常拉肚子，是靠著這瓶喇叭牌正露丸，在台灣存活下來。他很驕傲地告訴我，這瓶可是從日俄戰爭，經歷二戰賣到 21 世紀的藥。雖然正露丸的濃濃刺鼻味讓很多人敬而遠之，但卻是我愛上它的最大理由！

 ## 西藥：正露丸、暮帝納斯

商品	正露丸	暮帝納斯
藥廠	大幸藥品	中國化學製藥
藥品類別	醫師藥師藥劑生指示藥	成藥
主成分	木餾油 阿仙粉	Bismuth Subnitrate Bismuth Subgallate
	黃柏粉 甘草粉 陳皮粉	Albumin Tannate Aluminum Sillicate
適應症	軟便，腹瀉，因食物或飲水引起的腹瀉，上吐下瀉，瀉肚，因消化不良引起的腹瀉，齲齒（蛀牙）痛	腹痛、腹瀉、腸內異狀醱酵

藥品主成分與作用類別

（1）抑制小腸分泌及抗菌作用—— Bismuth Subnitrate、Bismuth Subgallate

（2）緩和胃酸及吸附毒素止瀉—— Aluminum Sillicate

（3）收斂止瀉劑—— Albumin Tannate

（4）抗菌、消炎、減緩腸道蠕動—— 木餾油

（5）健胃整腸生藥—— 阿仙粉、黃柏粉、甘草粉、陳皮粉

成人精油處方：抗菌止瀉舒緩油

精油成分		
配方濃度：10%	主要化學成分	作用
熱帶羅勒 10 滴	醚類	抗菌、抗病毒、抗痙攣止瀉、消炎、止痛
肉豆蔻 10 滴	醚類	抗菌、抗病毒、抗痙攣止瀉、消炎、止痛
錫蘭肉桂 5 滴	酚類、芳香醛	抗菌、抗病毒、抗痙攣止瀉、消炎、止痛
丁香花苞 10 滴	酚類、酯類	抗菌、抗病毒、抗痙攣止瀉、消炎、止痛
綠薄荷 15 滴	單萜酮	抗菌、抗病毒、健胃整腸
苦橙花或苦橙葉 25 滴	單萜醇、單萜烯、酯類	抗痙攣、鎮定安撫
苦橙 25 滴	單萜烯	促消化、鎮定安撫
45ml 基底成分		
特清按摩調合油 45ml（參考第 81 頁）	椰子油、荷荷芭油、山茶花油	基底油

※以上精油處方濃度以 1ml ＝ 20 滴計算。

使用方式

直接塗抹於腹部，按摩後，搭配熱敷效果更好。每日 3 ～ 4 次。

處方解析 Important Note

本帖精油處方是針對吃壞肚子或胃腸型感冒引起的腹瀉，類似正露丸成分的設計概念。相信很多人都熟悉的這瓶來自日本、橘色瓶身、氣味非常嗆鼻的黑色小藥

丸。你是否有想過這瓶被日本人和台灣人奉為外出旅遊必備的胃腸守護神——喇叭牌正露丸，喇叭裡面是賣什麼藥呢？為什麼成人服下 3 顆後很快就緩解腹瀉？

正露丸主成分木餾油（英文：Creosote 或 Wood creosote），又稱醫用木餾油，萃取自山毛櫸或松樹，含有癒創木酚、甲氧假酚、酚等酚類化合物的生藥，能調整腸道菌叢和水分、緩和過度的腸道蠕動，並具有抗菌、消炎的作用。阿仙粉也具有緩和腸道過度蠕動而止瀉的作用。黃柏粉是用來消炎、健胃、穩定腸道細菌。甘草粉末具有解毒、防護黏膜受損的作用。陳皮粉末則為中性協調角色，溫和平衡，可以協助理氣、健胃健脾、利膽。最後添加物中有肉桂皮，輔以健胃整腸、抗菌。

綜合以上正露丸的藥理作用，再加上我多年吃壞肚子腹瀉的經驗，本帖緩和腹瀉的精油處方會以強力抗菌為主，副以抗發炎、緩和腸道異常蠕動，輔以健胃整腸來設計。我從小腸胃就不好，常常動不動就拉肚子，尤其外出露營烤肉時，常會拉到唏哩嘩啦。有露營經驗的人應該都知道，深山露營區的廁所非常可怕，又臭又陰森。因此，露營或外出烤肉時，我一定會先調一罐抗菌又止痙攣的複方精油，再帶上那瓶喇叭牌正露丸。

老實說，如果要有效抗菌與緩和腸道激烈蠕動，內服精油效果最快。對於急性病菌型腹瀉，國外芳療書籍一定會提到內服精油。儘管如此，由於台灣的精油品質不一，而且一般人對內服精油的正確知識很薄弱，我不建議一般人內服。我使用精油長達 20 多年，自認為精油達人（羞！）也不輕易選擇內服精油來處理症狀。這就是為什麼我外出露營，一定備好外用的止瀉精油和內服的正露丸。

不過，我發生過一次非常悲慘的事。去深山露營時，我把比錢還重要的藥包和精油包放在家裡。當晚怕腹瀉不敢吃烤肉，只好蹲在旁邊默默吃泡麵。沒想到半夜肚子劇烈絞痛。慶幸的是，身上有一瓶奧地利精油廠商製作的口腔潔淨凝露，是抗菌的精油漱口液。當時痛到神智不清的情況下，想到又臭又陰森的廁所，就把剩下的抗菌口腔潔淨凝露加水後，全部吞下去。老實說，我真的不清楚我吞了多少的量，但卻在 10 分鐘內奇蹟般停止了腹部絞痛。精油漱口液的成分含有 25%精油（檸檬、佛手柑、玫瑰草、松紅莓、芫荽籽、橙花、丁香、胡椒薄荷）和 75%天然乳化劑。是不是都是抗菌、止痙攣、健胃整腸的精油呢？之後，我試著用相同的精油成分，透過塗抹按摩油的方式來處理吃壞肚子的腹瀉，止瀉效果就沒像上次露營時，意外地內服那般明顯。

為了應付難纏的感染型腹瀉，我調入芳療效果快、準、狠的醚類、酚類、醛類、酮類精油。我以金庸武俠小說《射鵰

英雄傳》的武林高手來比喻身懷絕技的這五種精油——東邪（熱帶羅勒精油）、西毒（肉豆蔻精油）、南帝（錫蘭肉桂精油）、北丐（丁香花苞精油）、中神通（綠薄荷精油），外加入神鵰俠侶中的苦情小龍女（苦橙花精油）和楊過（苦橙精油）。

首先，分別代表東邪西毒的醚類分子：熱帶羅勒精油與肉豆蔻精油。醚類精油的成員並不多，但每味都有它獨步天下的絕招。

第一味，醚類分子，東邪——熱帶羅勒精油（Tropical Basil／*Ocimum basilicum CT methyl chavicol*），含有約 85% 的甲基醚蔞葉酚，是由酚類衍生而來的醚類，因此也傳承了酚類的強勁功力。適時適量使用於感染型腹瀉，有效抗感染、抗痙攣、消炎、止痛；但是，過量則有肝毒性的疑慮。這種像救命解藥又是致命毒藥的精油，還頗像金庸筆下高手「正中帶有七分邪，邪中帶有三分正」的東邪黃藥師。

第二味，醚類分子，西毒——肉豆蔻精油（Nutmeg／*Myristica fragrans*）。西毒歐陽鋒，是金庸武俠小說中陰險毒辣，不擇手段的邪惡角色。肉豆蔻精油在低劑量之下，有抗菌、止瀉、放鬆鎮靜、消炎、止痛的效果。肉豆蔻的肉豆蔻醚和欖香脂素成分，會興奮中樞神經系統，刺激大腦神經元產生多種令人興奮的神經傳遞物，如正腎上腺素、多巴胺、血清張力素等；劑量過多會產生興奮、妄想、幻覺。然

而，此成分在精油中占比不多。大量吃下肉豆蔻粉，才可能出現如吸毒般的迷幻感，使人呆滯。這點還頗像西毒歐陽鋒在晚年因逆練九陰真經而發瘋、走火入魔的感覺（肉豆蔻精油的驚人效果，參考第 180 頁〈03 慢性疼痛、痠痛〉的處方解析）。

第三味，酚類與芳香醛分子，南帝——錫蘭肉桂精油（Cinnamon Bark／*Cinnamomum zeylanicum*）。南帝段智興，曾為大理國皇帝，後來出家。身懷獨門絕頂武功一陽指，威力十分驚人，甚至足以致命。錫蘭肉桂一灑出來，香氣極緻濃郁香甜，既辛辣又火熱，相當引人注目，挺符合雍容華貴的南帝段智興。其成分中高達 70% 以上的反式肉桂醛與 10% 以上丁香酚成分，可說是療效大且風險也高。它的刺激度就像一陽指點穴神功，被沾到一滴皮膚就會紅腫，大量使用還有肝毒性。不過，市售萬能胃散中的芳香性生藥和正露丸，也都會加入肉桂皮成分。老話一句，適時適量是安全的！它天生具有抗感染、抗痙攣、健胃整腸的效果。

第四味，酚類分子，北帝——丁香花苞精油（Clove Bud／*Syzygium aromaticum*）。化學成分中含有高達 80% 以上的丁香酚和 15% 的乙酸丁香酯。強力打擊病菌的絕技像似丐幫幫主洪七公的打狗棒法，而獨門武學降龍十八又能打出一掌掌強力的麻醉作用。主成分丁香酚的

強力火元素，剛強堅毅的陽性能量，可以衝鋒陷陣消除病菌；而植物少量的酯類分子，卻又展現柔情溫暖，安撫正在受苦於痙攣和發炎的病症。

第五味，酮類分子，中神通──綠薄荷精油（Spearmint／*Mentha spicata*）。酮類分子與醚、酚、醛類精油一樣，效用強卻潛在毒性大，在芳香療法中有較多的使用禁忌和限制。不過，我經常會調這四類精油給那些說「精油沒有效果」的人，讓他們馬上感覺到精油效果的快、準、狠。綠薄荷又叫做留蘭香，氣味近似青箭口香糖，柔和香甜，微微的清涼不像常聽到的胡椒薄荷那麼刺激勁涼。其化學成分中含70％以上的左旋藏茴香酮，雖然含有高比例的酮類分子組成，卻又沒有酮族親戚們的神經毒性疑慮。適時適量調入處方中，可以發揮酮類強大的抗菌、抗病毒功效，以及緩解腸胃不適。

綠薄荷非常適合用在去吃到飽餐廳之後的腸胃報應，如烙賽、脹氣、噁心、嘔吐感。你會明顯感覺到低調的綠薄荷緩緩清空腸胃，不像高調的胡椒薄荷只帶來短暫的清涼感。綠薄荷這種默默隱藏自己能力──調整腸胃的功效高，頗像中神通王重陽，性情低調卻又是一位智義雙絕的英雄，技壓其餘四位武林高手，奪得五絕中「天下第一」的稱號。

還有別忘了這對苦命的神鵰俠侶：小龍女（苦橙花精油）與楊過（苦橙精油）。這帖以抗病菌為主的止瀉精油處方中，因為添加了略帶三分危險性和五分皮膚刺激性的精油──酚、醚、酮、醛類精油，所以我特別調入高雅冷靜的苦橙花與善解人意的苦橙精油。有時候，肚子拉過頭的煩躁和虛弱，真的需要這兩味精油來調整輔助。另外，在精油處方中如有出現皮膚刺激性高的精油，建議調入檸檬烯（單萜烯類）的精油，如：甜橙、橘子、葡萄柚精油……可以緩和整體的刺激性！

充滿仙氣、溫柔貼心形象的苦橙花精油成分含有 35％以上的單萜烯類、40％以上單萜醇類和10％以下的酯類化合物。這味花型天姿靈秀，氣味觸及心靈深處的精油，頗像古墓中不受世俗牽絆、秀美若仙、武功輕靈飄逸的小龍女。故事中，小龍女幫楊過治傷也補足他的武功，挺像苦橙花精油中，單萜烯的消炎和單萜醇的補強神經作用。而楊過一直稱呼小龍女為姑姑，其苦苦愛戀的純真頗像柑橘類中的苦橙精油。苦橙中高達 90％以上的檸檬烯，除了可以降低上述五種精油的刺激性外，也可以促進消化、降低腸道痙攣和過度腹瀉引發的不安與神經緊張。最後，如果覺得苦橙花精油價格太昂貴，可以用苦橙葉精油（酯類、單萜醇類）來替代。

處方總結，你可能會相當疑惑，既然我一直強調酚、醚、酮、醛的毒性與刺激性，為何我還下了 10％的高濃度劑量？因為這帖處方是對付難纏的感染型腹瀉，

而不是處理平日消化不良或精神壓力緊張下的腹瀉。處方中5%是來自五位武林高手，而另外的5%是來自神鵰俠侶，用來降低刺激性並安撫過度蠕動的腸胃。這帖強效制菌的止瀉精油和喇叭牌正露丸，是我必備的腹瀉解藥。如果你不是半夜在露營區或醫療救援困難的地區，嚴重腹瀉當然建議你先去看醫生。

注意事項

濃度高，多刺激性精油組成，兒童與孕婦不適合使用。處方設計為緩解感染型腹瀉的症狀，不適合長時間使用。要注意的是，當遇到無法自行緩解的嚴重腹瀉症狀，尤其伴隨著發燒症狀時，還是要請醫師謹慎評估及診斷，並接受相對應的治療。

☸ 兒童專用處方：抗菌止瀉舒緩油（兒童版）

精油成分
配方濃度：5%
丁香花苞 ················· 10 滴
甜羅勒 ················· 15 滴
苦橙花或苦橙葉 ········· 10 滴
苦橙 ················· 15 滴
特清按摩調合油 ········· 50ml（參考第 81 頁）
純露
錫蘭肉桂純露 ············· 5ml

處方解析
處方濃度降至 5%。成人處方中，有很多刺激性的精油成分，建議更改為兒童專用處方。另外，也特別推薦錫蘭肉桂純露飲給兒童，每次 5ml 加入適量溫水中，可以緩和病菌性腹瀉。

特別推薦 錫蘭肉桂純露

躲入深山中，喝杯熱熱的蜜香紅茶和精品咖啡，這時再加入鮮甜、華麗、熱情的錫蘭肉桂純露，除了可以預防拉肚子，也是感官的一大享受。芳香純露味道像甜點一般，調入茶飲就像是好吃的肉桂捲，濃濃的肉桂味帶點刺鼻香味，像是成熟大人才會吃的糖果，讓人從心底冒出陣陣愉悅的感受。如果家中沒那麼多種精油能夠調製抗菌止瀉精油，或擔心其刺激性，倒是可以試試錫蘭肉桂純露，對於緩解腸胃腹瀉、殺菌都很到位。除了助消化，也能迅速緩解腹脹及腹痛，在對抗消化道感染的同時又不會傷害到有益菌叢。

Chapter 05

婦科、內分泌篇

01 經前症候群

芳療藥師的真心話

經前症候群（Premenstrual Syndrome，簡稱 PMS）是一種身心症，是指在月經前一週左右出現的乳房與下腹部漲痛、頭痛、水腫、失眠、飲食改變、明顯情緒起伏等生理、心理與行為的變化，是育齡婦女常見的週期性症狀。其原因錯綜複雜，可能與營養不均衡、身心壓力、雌激素和黃體素比例失衡、環境汙染等有關。約有五至八成女性的 PMS 屬輕微程度，雖然會感受到身體變化的困擾，但不影響日常生活。然而，少數一成左右女性的 PMS 較嚴重，甚至明顯影響生活、工作和人際關係，被稱作「經前不悅症」，此時建議由醫藥介入治療，減少日後發生產後憂鬱與更年期情緒障礙。

目前 PMS 的治療以緩解症狀為主，分成非藥物與藥物治療。輕、中度的經前症候群，可藉由非藥物治療方式來改善生活品質，如：規律運動、充足睡眠、冥想、芳香按摩等。飲食方面，避免高脂肪、高糖及生冷食物；盡可能在生理期前減少攝取鹽分，可減緩水腫；降低攝取咖啡因，可避免焦慮、易怒、失眠；補充維生素 B_6、D、E、鈣、月見草油、琉璃苣油、貞潔果等營養保健品，也有助於緩解症狀。

在台灣的藥妝店，如果消費者來詢問關於舒緩經前症候群的保健食品，一般藥師們會介紹的保健食品，大概是月見草、琉璃苣、亞麻仁油、魚油、貞潔果等。部分消費者則會直接從日本帶回像中將湯、命の母和其他相關婦科保健品等。在日本藥品的外盒上會出現「月經前症候群治療藥、婦人藥、女性藥、更年期障礙」等字眼。有的藥品外盒上甚至寫著「精神不安に」，再加上藥盒右上角會標註「漢方製劑」，可能就會引起某些消費者開始說服自己「日本藥很安全」、「漢方藥很溫和」。還有一瓶也是女性朋友經常衝動帶

回來的藥品「命の母ホワイト」，藥盒上寫著我們台灣人一定看得懂得中文加日文字「生理前！生理中」、「生理諸症狀の改善」、「感情の起伏が激しくなる」、「生理痛がつらい」、「体が重だるい」。大致上不難猜測，上面是寫著連我都會心動的字眼。不過，這在日本是歸類於第 2 類醫藥品；而且處於溫帶、亞寒帶的日本，漢方藥不見得適合台灣人！如果身處亞熱帶氣候的台灣人想服用它，最好請中醫師評估體質，若體質不對症，亂吃反而會造成反效果。

如果妳日文流利，或是像我一樣身邊有大小日文翻譯員，又長得一副嚴重 PMS 的臉，感覺像是會做出對老公小孩暴怒的婦女。日本藥劑師就會拿出這瓶由ゼリア新藥工業（ZERIA）出產的プレフェミン，專門用來減緩經前症候群的藥。這瓶是在日本藥妝店相當熱賣的 PMS 治療藥，聽起來挺神奇的，查了一下成分是西洋ハーブ（チェストベリー），原來是我們芳香療法在處理婦科問題時，也會使用的貞潔果（聖潔莓／Chaste berry）。令我驚訝的是，它可不是常見的第 2 類醫藥品，而是更嚴格的「要指導醫藥品」──指對人體有較高藥效，也可能會對人體產生較大副作用的藥品。不過，看了日本的 ZERIA 藥廠把貞潔果製成藥品，引發我的好奇心，讓本來不太使用貞潔果精油的我，也因此大大愛上這味精油，它對於處理婦科的各種問題效果真的很好。

 西藥：プレフェミン、命の母ホワイト

商品	プレフェミン	命の母ホワイト
藥廠	ZERIA 新藥工業	小林製藥
藥品類別	要指導醫藥品	第 2 類醫藥品
主成分	Chaste berry（貞潔果）	當歸、川芎、芍藥、茯苓、蒼朮、沢瀉、桂皮、牡丹皮、大黃、桃仁、人參
適應症	緩解經前綜合症：乳房腫脹、頭痛、易怒、憤怒、憂鬱	經痛、月經不調、歇斯底里、腰痛、頭痛、貧血、寒症、血道症、肩酸、頭暈、心悸、腫脹

成人精油處方：月經調理油

精油成分		
配方濃度：5%	主要化學成分	作用
貞潔果 20 滴	單萜烯、倍半萜烯、氧化物、單萜醇、酯類	荷爾蒙與月經週期調整、情緒紓緩
快樂鼠尾草 10 滴	酯類、雙萜醇	婦科調理、抗痙攣、止痛、情緒紓緩、助眠
波旁天竺葵 10 滴	單萜醇、酯類	荷爾蒙調節、排水腫、情緒紓緩
佛手柑 10 滴	酯類、單萜烯、單萜醇	抗痙攣、止痛、調整胃腸、情緒提振與舒緩
50ml 基底成分		
特清按摩調合油 50ml（參考第 81 頁）	椰子油、荷荷芭油、山茶花油	基底油

※以上精油處方濃度以 1ml＝20 滴計算。

使用方式

塗抹於腹部與腰部周圍，搭配熱敷效果更好。每日 2～3 次。

處方解析 Important Note

漢方藥和西藥的用藥邏輯，是針對經前症候群的常見症狀，如冒痘、乳房腫痛、頭痛、腹痛、焦慮、憂鬱、失眠、食慾大增、便祕、腹瀉、體重增加、下肢水腫等。首先，以漢方藥「命の母ホワイト」來代表解說，其功效與成分——女性荷爾蒙調整（當歸、川芎、芍藥）、月經週期調整（牡丹皮、桃仁）、鎮痛止痙作用（芍藥、桂枝）、鎮靜作用（川芎、茯苓、人參）、胃腸與新陳代謝調整作用（蒼朮、大黃、沢瀉）。另外，西藥有口服荷爾蒙治療、解熱鎮痛劑、抗憂鬱劑、抗焦慮劑、利尿劑等。

本帖處方的設計概念，結合以上的中西藥理作用為調製基礎。以貞潔果精油來調整女性荷爾蒙、月經週期、舒緩焦慮與憂鬱；以快樂鼠尾草精油來調理婦科、痙攣疼痛、助眠。以波旁天竺葵精油來調節荷爾蒙、排水腫；佛手柑精油則輔助以上三者，更加強抗憂鬱與抗焦慮的功效。

第一味，貞潔果精油（Vitex Berry／*Vitex agnus castus*）又名聖潔莓。學名 *agnus*，希臘文原意「貞潔」。第一次聽到

這味精油的名字及命名緣由，老實說我並不喜歡。貞潔果名稱源自於古羅馬戰亂時代，獨守家園的婦女們為了壓抑情緒、抑制性慾、維持貞潔，而食用貞潔果，因而得名。苦修中的僧侶為了壓抑欲望也會在修道院栽種，因此也稱「僧侶的胡椒monk's pepper」與「修道院胡椒 Cloister pepper」。不過，在我嘗試過日本藥廠的貞潔果製品後，卻深深愛上這味婦科珍寶，它對於經前症候群，甚至婦科的各種問題，真的展現出無微不至的呵護效力。

貞潔果精油的化學組成複雜多元，歸屬於單萜烯類精油，約有 30%單萜烯類、20%倍半萜烯類，另有氧化物類、單萜醇類及酯類等成分。貞潔果可以透過腦下垂體，促進女性身體自發性地產生黃體素，因為這些黃體素是身體內部生成，就沒有人工黃體素的副作用。許多植物精油的作用是提高人體的雌激素，然而貞潔果是少數可以直接影響黃體素生成的精油，以平衡黃體素與雌激素的方式，調節婦科問題，所以非常溫和安全。目前國外的自然療法診所最常使用貞潔果的保健品或精油，處理各方婦科問題，如經前症候群、經痛、無月經症、經期過長或過短、青春痘、水腫、更年期各種不適、情緒波動、子宮肌瘤、卵巢囊腫、子宮內膜異位等。在芳香療法更被視為拯救女性，由內而外的婦科全方位回春之奇效精油。

購買時的必須注意貞潔樹精油的萃取部位。以果實蒸餾的單萜烯含量較高，品質較優，與混合葉片和果實蒸餾的精油相較之下，價格上會貴一些。同時，使用前必須了解其禁忌，如果你是懷孕婦女、服用安胎藥物或口服荷爾蒙的人，請勿使用貞潔果精油。你還記得那瓶在日本藥妝店熱賣，以貞潔果為主成分的 PMS 治療藥プレフェミン嗎？日本藥劑師可是一再確認我是否懷孕或是否使用其他口服荷爾蒙製劑，才願意賣我呢！

第二味，快樂鼠尾草精油（Clary sage／Salvia sclarea）。芳療教學時，我口中常會念婦科有三寶：玫瑰、茉莉、快樂鼠尾草。我個人覺得把快樂鼠尾草調入 PMS 的處中，實在太適合了。幾乎沒有其他精油像它一樣，直接把情緒的字眼冠入中文名中，「快樂」鼠尾草，無論在香氣和療效上真的讓人有源源不絕的幸福感！遭遇經前症候群的負面情緒攻擊時，它能讓負能量快速散去。其精油成分含高比例的乙酸沉香酯（酯類），可長驅直入影響副交感神經的疼痛感知中樞，減緩痙攣與疼痛，可說是傳遞女性快樂福音的經典化學成分。

快樂鼠尾草精油中另一重要成分：快樂鼠尾草醇（雙萜醇），雖然含量極低卻相當關鍵，最廣為人知的是它的似雌激素效果，常用於舒緩月經週期不適、平衡女性荷爾蒙、協助血氣順暢。然而，這特殊的雙萜醇成分，在婦科調理上常具有爭議

性，所以建議正在接受荷爾蒙補充療法，或者是婦科癌症的高危險群避免使用。此外，快樂鼠尾草含獨特香氣的微量硫化合物，成為香氣的關鍵因子，有人會形容它聞起來像男人的汗臭味。不過，我非常愛這個味道，因為當我在承受女人的月經酷刑時，它的氣味可以催眠我是男人，不是女人。

第三味，波旁天竺葵精油（Geranium Bourbon／*Pelargonium×asperum*）。天竺葵有很多品種，芳香療法會使用這三種天竺葵──波旁天竺葵、玫瑰天竺葵以及中國天竺葵；化學成分、香氣不同、價格也大不同。波旁天竺葵萃取來源是葉子，卻散發出如玫瑰般的花香氣息，因此享有「窮人的玫瑰」的稱號。其化學組成以牻牛兒醇、香茅醇（單萜醇）為主，也含有豐富的酯類，甲酸牻牛兒酯。天竺葵精油中，波旁天竺葵的氣味豐富、最為甜美，與玫瑰最相近，價格也最高。

波旁天竺葵的功效對女性相當友善，除了能舒緩各種經前症候群的不適與平衡荷爾蒙外，特別有助於緩解女性的更年期症狀。此外，廣為人知的功效莫過於提升身體循環，改善手腳冰冷，以及排除體內多餘水分和毒素，改善水腫等。天竺葵是芳香療法中，知名的「平衡之油」，無論是生理或心理的不平衡皆有益處。除了平衡女性荷爾蒙之外，也能調節過度被激發的壓力荷爾蒙。在心理層面上，能平衡極

端的思想情緒與性格。波旁天竺葵非常適合職場上常遇到的吹毛求疵、掌控慾強、事事要求的完美型人格，能不再糾結沉溺，重新界定自己的位置。

第四味，佛手柑精油。柑橘類中因為同時擁有高濃度檸檬烯、乙酸沉香酯、沉香醇成分，讓它成為獨樹一格、高尚的異類柑橘份子。佛手柑功效如同其他柑橘類精油：檸檬、萊姆、橘子與甜橙等，有鎮定情緒、抗壓、助消化效果，相當適合處理 PMS 引起的胃腸不適。此外，擁有雙向運作的療傷系與歡樂系的特色，對於 PMS 引起的波濤洶湧、起起伏伏情緒，既可以提振精神、消除憂鬱，又可以舒緩焦燥不安，更在情緒緊繃高漲的時候，快速轉換跳脫。

注意事項

處方設計 5%濃度，適合局部塗抹。如果想塗抹於全身，建議改成 2%濃度。

我建議第一個月可以每天早晚各塗抹一次。如果生理期的流量不會太多的話，仍可繼續使用到下次生理週期前或持續不間斷使用 3～4 個月。透過這樣的方式，大部分的芳療個案，都會跟我回饋她們的症狀改善很多。

特別推薦

月見草油 Evening Primrose oil／*Oenothera biennis*

月見草油與琉璃苣油是常聽到的婦科保健食品，兩者都含有 γ-次亞麻油酸（GLA），食用後，於人體中會轉換成類似荷爾蒙的前驅物質：PGE1。PGE1 在身體中扮演很重要的角色，如減少發炎、過敏反應，平衡荷爾蒙，並協助緩解經前症候群帶來的發炎與疼痛。琉璃苣油的 GLA 濃度比月見草油高出 2 倍之多。因此，大部分人會認為在相同劑量下，琉璃苣油的 CP 值較高。然而，我個人偏好有月亮特質的月見草油。

我是一位每個月都很認真做新月許願的人，會照著占星師公布的時間許願。自從養成對月亮許願的習慣後，很多擾人的婦科疾病都好了，像是被月亮女神施了魔法一樣。不知道大家是否有聽過這種說法——月經不規律或常患婦科疾病的人，請常常在晚上賞月，並對月亮女神許願，讓自己的生理週期與月亮同步。月見草也稱待宵草或晚櫻草，只在夜晚開花、白天凋謝，因此具有月亮的陰性本能。平日適當攝取月見草中的 γ-次亞麻油酸，能平穩月經來之前的情緒波動，與減少發炎造成的經痛。

大馬士革玫瑰純露 Rose, Damascan Hyrdosol／*Rosa damascena*

女人一生一定要擁有一瓶大馬士革玫瑰精油！沒有比玫瑰更讓人滿意，更深層療癒的精油了。你一定要親自體會才能了解玫瑰的極緻魔力。不過，在還沒存夠錢之前，先用玫瑰純露也是不錯的選擇！純露是經過水蒸氣蒸餾產出的水相溶液，是一種乘載植物能量的水，更是芳香療法中不可或缺的療癒聖品。

如果你早上有喝咖啡或熱茶的習慣，不妨跟我一樣，於熱咖啡的表面噴灑些大馬士革玫瑰純露，展開一天充滿愛與關懷的早晨。在公司檢討會議時，非常適合給在座的每個人一杯玫瑰純露熱飲，芬芳的玫瑰味絕對能緩和現場的衝突。我一直在想，如果在立法委員的水杯裡加上一些大馬士革玫瑰純露，可能立法院開會現場就不會出現誇張又激烈的衝突畫面。

在女性生理上，飲用大馬士革玫瑰純露，能夠滋養女性生殖系統，減緩

經前症候群；同時也是溫和的抗憂鬱劑，能夠幫助婦女度過經前、產後及更年期等各種階段的憂鬱。投入芳香療法領域十八年來，大馬士革玫瑰純露創造了許多的芳療奇蹟，調理婦科的驚人效果讓人嘖嘖稱奇。同時，我也建議讓身邊的伴侶和小孩也跟著我們一起享用純露。因為當我們因荷爾蒙作用而顯露的怒氣、躁動、沮喪、害怕，有時會不經意地傷害最親近的家人。那就讓滿載著花朵能量的水，作為家人與妳情感世界相接的物質，玫瑰純露將完整傳達著彼此間真實的情感與記憶，也讓彼此透過水的能量得到慰藉與愛。

以前在職場上，我非常討厭被男同事調侃：「妳今天心情不好，是不是生理期快來了？去吃一下 PMS 藥啦！」而我也會不客氣地回嘴：「男性的勃起功能障礙也會影響工作效率，你要不要也吃一下藥。」不過，現在已是芳香療法達人的我，每天被愛與和平的玫瑰精油包圍，能更貼心、更有同理心的跟他說：「來！我們一起喝一杯大馬士革玫瑰純露吧，我知道男人不舉……也很辛苦。」這樣說是不是溫柔許多呢？（微笑貌）

02 生理痛

芳療藥師的真心話

生理痛是年輕女性最常見的問題，對接近更年期的女性也相當困擾。月經已經來拜訪我超過 300 次以上，卻沒有一次讓我開心！女人從小要忍受經痛，然後忍受生產痛，好不容易撐到更年期卻變成全身都痛。女性除了被教育要為家庭犧牲外，也被教育吃苦耐勞是美德、什麼痛能忍就忍。有時長輩還會說：「經痛都忍不了，以後怎麼生小孩！」因此，我常看到友人痛到臉色慘綠、冒冷汗、甚至痙攣嘔吐，抱著肚子發抖，都不願意先吃止痛藥緩解，能忍就忍。就算我這位合格藥師一再說明，只要本身沒有肝臟、腎臟疾病、胃潰瘍病史，按照劑量服用止痛藥，4 小時後身體就會代謝出來，非常安全！她們還是會拒絕我，然後說：「是我這個月吃太多冰的報應啦！」

我並不是鼓勵大家生理痛一定要吃止痛藥，但也不要忽視生理痛，要找出病因和情緒源頭，想辦法改善很重要！這樣強忍生理的劇痛和心理的不安，往往會轉化成下次月經前的焦慮和恐懼，變成惡性循環的經前症候群。然而，我還是要提醒，藥只是暫時止痛無法移除病根，若服藥後仍無明顯改善，務必要找婦產科醫師進一

步檢查有無潛在病因，例如子宮內膜異位、子宮肌腺症、卵巢囊腫、骨盆腔疾病等。只有解決根本的病因後，才可能澈底消除擾人的生理痛問題！

反之，有些女性非常依賴止痛藥。「EVE」止痛藥是台灣人赴日必買的西藥伴手禮，這款讓多數女性為之瘋狂的生理痛止痛藥，堪稱日本國的名產藥。很多女性說：「超有效，什麼痛都可以治！」讓我深感疑惑……只好來告訴大家它的成分。首先，它止痛藥成分劑量其實很少，當然不是劑量高就是好，但它是台灣常用的劑量的一半。再來，它多加了鎮靜劑，反而限定使用的族群。如果妳需要集中注意力工作或開車或操作危險機械，就建議避免吃這款止痛藥。另外，15 歲以下的小孩和孕婦也不可使用！說真的，身為忙碌的現代女性，服用止痛藥目的難道不是為了不讓疼痛干擾工作嗎？使用含鎮靜劑的止痛藥反而會干擾工作。

老實說，尤其對於長期忍痛或依賴止痛藥的女性，單單以芳香療法治療生理痛很困難。依照我處理經痛的經驗，個案必須要有耐心，願意做改變，而且至少要持續使用 3～6 個月。我覺得藥物和芳香療法之間也有很好的協同作用，這點在過往的生理痛個案上已得到驗證，兩者互相配合真的可以澈底解決長年生理痛的困擾。

西藥：EVE A EX 止痛藥

商品	EVE A EX 止痛藥
藥廠	SS 製藥
藥品類別	指定第 2 類醫藥品
主成分	Ibuprofen Allylisopropylacetylurea Anhydrous caffeine
適應症	解熱、鎮痛

藥品主成分與作用類別

（1）非類固醇類消炎、止痛藥——
　　　Ibuprofen
（2）鎮定劑—— Allylisopropylacetylurea
（3）血管收縮劑—— Anhydrous caffeine

成人精油處方：舒緩經痛養護油

精油成分		
配方濃度：5%	主要化學成分	作用
丁香花苞 20 滴	酚類、倍半萜烯、酯類	抗痙攣、抗發炎、止痛、促循環、提振情緒
甜茴香 10 滴	醚類	抗痙攣、抗發炎、止痛、促循環、消水腫、類雌激素效應

白松香 15 滴	單萜烯	抗痙攣、抗發炎、止痛、通經、消水腫
情緒調整精油 5 滴	詳見於文章中	
50ml 基底成分		
特清按摩調合油 50ml（參考第 81 頁）	椰子油、荷荷芭油、山茶花油	基底油

※以上精油處方濃度以 1ml＝20 滴計算。

使用方式

生理期時，請於還沒有疼痛症狀前，每小時塗抹一次。塗抹於腹部與腰部周圍，搭配熱敷效果更好。

處方解析 Important Note

我個人覺得這款來自日本，風靡女性生理痛市場的 EVE 止痛藥，藏有很深的芳香療法處方的邏輯，因此我們可以援引其設計概念。其藥品組成與作用如下：非類固醇類消炎止痛藥（NSAIDs）——Ibuprofen（布洛芬）；鎮定劑——Allylisopropylacetylurea，減緩焦慮，間接提升止痛效果；血管收縮劑——Caffeine（咖啡因），加強止痛與提神效果。組成中的 NSAIDs 藥物具有抑制前列腺素合成作用，有抗炎止痛效果。精油中有不少有類似作用，如倍半萜烯類、單萜烯類、酚類、醛類等。另外，EVE 止痛藥中特有的加強止痛效果的鎮定劑和提神成分，更容易找出相對應的精油了。

本帖生理痛精油處方強調消炎、止痛、抗痙攣與鎮靜安撫功效。處方中的丁香花苞、甜茴香、白松香是很好的抗痙攣、抗發炎、止痛、降低焦慮精油，同時可以調節婦科功能，緩和生理期中的腸胃不適症狀，以及促進循環減少水腫。精油與藥物的最大差異就是每種精油都有幾十至上百種化學成分，不單單只有止痛效果而已，還能通過調節荷爾蒙和緊張情緒，澈底解決生理痛的根源。

第一味，丁香花苞精油（Clove Bud／*Syzygium aromaticum*）。酚類家族的止痛、抗痙攣、熱感特性為人熟知，所以處理生理痛當然要加入酚類。丁香花苞精油自然成為處理多樣婦科問題的首選。丁香氣味很溫暖、甜美，也讓人放鬆，有種臨近聖誕節的喜悅。每年聖誕節回日本過節時，我都會做丁香與橘子結合的聖誕果圈。丁香的丁香酚（酚類）和 β-丁香油烴（倍半萜烯類）成為氣味的主要來源與帶來消炎、止痛的特性，很多人聞到它的氣味，腦中會冒出牙醫診所的畫面。沒錯！這辣辣甜甜的味道就是我們小時候共同的恐怖回憶。印象中，牙醫會用丁香

油,滴一滴在棉花球裡塞在牙齒上做局部麻醉。

丁香花苞精油會透過調整痛覺訊號,像熱敷一樣短暫麻痺末梢神經來止痛、止痙攣。除此之外,它也能阻斷萬惡的發炎源頭,前列腺素的合成。生理期來臨時,身體會分泌前列腺素,誘發子宮收縮,將經血排出,然而除了會使子宮收縮外,也可能會刺激腸道蠕動而導致腹瀉,更極端還會使胃部過度收縮而出現噁心、嘔吐。同時,也可能引起頭部血管的收縮或擴張而造成頭脹或頭痛。丁香花苞精油能阻止前列腺素過度生成,也同時阻止上述症狀。是不是感覺光用丁香花苞精油就可以處理經期的所有問題呢!

丁香花苞精油還有許多婦科的驚奇效果;在眾多烈火、陽剛性格的酚類家族中,丁香酚像是萬綠叢中一點紅,充滿著女性的堅毅與柔和。丁香很常被運用在產科,依不同的濃度用於不同孕程的孕婦──使用高濃度可以促進子宮收縮,加速自然生產過程,並讓產後順利排出惡露;同時有抑制單胺氧化酶作用,能提振低落情緒,改善產後憂鬱的狀況。使用低濃度就有活血,促循環的熱感效果;對於經血不正常或血塊多的人也有幫助。

第二味,甜茴香精油(Sweet Fennel ／ *Foeniculum vulgare*)歸屬於醚類。芳香療法國度中,甜茴香的功能連結所有女性最常搜尋的關鍵字,如消水腫、排毒、瘦身、豐胸、通乳、經痛、生理不順等。它獨特的辛辣香氣,讓人聯想到過年啃的瓜子;它飄飄然的酥麻感,讓人聯想到卡通七龍珠的龜仙人看到布瑪豪乳的表情。

甜茴香精油的化學成分含有類雌激素──反式洋茴香腦,常被用來改善月經不順、閉經、經前症候群、更年期障礙。許多人擔心用含有「類雌激素」的甜茴香會惡化或造成婦科疾病。我想藉此破除這種負面謠言。植物透過蒸餾萃取的精油無法得到「雌激素」這種大型分子,化學結構也不相同,因此不可能用甜茴香精油就能補充真正的雌激素。此外,在進入體內後,精油成分經吸收、代謝,原本的化學結構也會被轉化,在身上發揮效應的是轉化後的物質,而不是被汙名化的反式洋茴香腦。儘管如此,面對複雜的內分泌系統問題,如果個案對於使用甜茴香有疑慮,還是避開為上。因為老想著負面影響的可能性,反而產生更多焦慮。

醚類的洋茴香腦成分是由酚類轉化而來,因此有優異的消炎、止痛作用,還能降低前列腺素合成,緩解子宮發炎、痙攣、經期腹瀉、水腫。而且酚醚兩類精油的麻醉、迷幻作用,會讓妳的身體、心情感覺無比舒爽、輕鬆自在。這裡要注意,丁香花苞與甜茴香精油是經典的活血成分,會促進循環,增加經血流量,如果本身的經血量很多,建議更改成其它精油,如桔葉、零陵香豆、龍艾等,也有強力止

痛、抗痙攣的效果。

第三味，白松香精油（Galbanum Gum ／ *Ferula galbaniflua*）。白松香與甜茴香都屬於繖形科植物，擁有清瘀、排毒、消水腫的特性。白松香精油是從莖部樹脂中萃取出的濃稠膠狀松脂，能促進傷口癒合及輕微麻醉。性質溫熱且具有強烈香氣，主要成分有95%以上的單萜烯及微量酯類和香豆素。早期的藥草師認為：白松香具有抗痙攣、利尿、通經的功效，對於減輕劇痛有驚人的效果。在芳療圈中，很少芳療師會使用白松香精油，但對生理期痛到打滾，或必須到醫院打止痛針的芳療個案，我一定會特別調入這味，它令人驚嘆的止痛力可是我的祕密武器。當然，我還是要強調，這些個案仍然需要服用其他止痛藥作輔助。我真正減緩的，是每月固定降臨她們身體上的極端疼痛，紓解她們心中的恐懼與無助。我會建議長期痛經的女性，在生理期剛來，疼痛還沒開始前或更早時，就要服用止痛藥和塗抹止痛油，妳才會發現原來生理期來可以這麼輕鬆自在。

最後一味，選擇用來調整情緒的精油。還記得那款來自日本的 EVE 止痛藥，裡面特別添加鎮靜劑。精油中有相當多鎮靜功效的精油，如：岩蘭草、桔葉、苦橙花、穗甘松、纈草等，任妳選擇。我另外提供不同情緒的舒緩精油選項，你選擇喜歡的精油入瓶中即可。

沒安全感型──真正薰衣草精油；
焦慮焦躁型──甜馬鬱蘭精油；
自怨自艾消極型──甜橙精油；
看老公不順眼型──依蘭精油；
厭世型──玫瑰精油；
無力提不起勁型──黑雲杉精油；
封閉自我型──永久花精油；
想哭卻哭不出來型──苦橙葉精油；
憤怒型──佛手柑精油；
恐懼害怕型──乳香精油。

注意事項

丁香花苞與甜茴香精油有可能會增加經血流量，如果本身的經血量很多，建議更改或移除精油。

特別推薦 亞麻仁油

亞麻仁油的用途相當廣泛，從餐桌食用油到口服營養補充劑、外用保養品中都可以看到它的身影。成分含有高比例的不飽和脂肪酸，最大特色就是含有 50%以上的 α -次亞麻油酸（Omega-3 脂肪酸類），為人體無法自行合成的必需脂肪酸。

台灣民眾的外食比例很高，而外食中使用的油多半以大豆沙拉油或葵花油為主，也因此飽和脂肪酸和 Omega-6 脂肪酸容易攝取過多，造成 Omega-3 脂肪酸嚴重缺乏。這種飲食營養失衡的現象，往往也導致前列腺素合成的失衡現象，讓生理期間子宮收縮加劇，產生疼痛。如果妳深受經痛的折磨，也碰巧平日大多以外食為主，那麼我真的建議妳在其中一餐的食物中加入亞麻仁油，它是一款很好入菜又營養，讓妳精神飽滿，永保青春的好油。

永久花純露

永久花精油被公認為抗血腫、化瘀的第一名藥草；純露也證實有散瘀的功效。永久花純露口感頗像煙燻烏梅湯的味道。芳療常用它來散去體內和體外的血腫，也能淨化血液，舒緩因血塊淤積造成的經痛。還能夠化去內心鬱結，讓我們堅強地面對下一次的生理週期。

使用芳香療法處理經痛需要一段時間，大家務必要有耐心使用 3～6 個月。建議一開始先每天早晚塗抹月經調理油（參考第 220 頁）來調理婦科，即使生理期來的第一天仍繼續擦調理油。生理期來時，在還沒經痛時就要每小時塗抹一次舒緩經痛養護油。如果你有服用止痛藥的習慣，也先不要停止服用，但可以慢慢減少藥物量。這樣利用藥物和芳香療法之間的協同作用，慢慢調整兩者的比例，較能確保有效性。

03 女性更年期

芳療藥師的真心話

正值 40 年華，生理期沒如期報到，「懷孕」會不會是妳第一個浮現的念頭呢？然而，往往在連續「受驚」幾個月後，一般人才恍然大悟這不是「受精」，而是更年期提早報到！統計數據顯示，更年期一般會在 45～55 歲之間來臨，也有 5%左右的女性會在 40～45 歲間跨入更年期前期，甚至有 1%的女性在還沒邁入 40 歲就進入了更年期衰老階段。隨年齡漸增，女性在正常的生理變化之下，子宮卵巢功能會逐漸下降，也會慢慢停止製造荷爾蒙，生理期經血量會一下變多、一下子又變少、週期不規則。到停經之前，這段長達五年以上的變化過渡期就是更年期。

更年期分前、中、後階段，而每一階段出現的症狀也都有不同：

第一階段前期（平均 45～50 歲）時，月經週期變得不規律，也會出現熱潮紅、盜汗、睡眠不安穩、乳房脹痛等情形，有時候會讓人以為是 PMS 症狀加重。這時期因為還有月經，所以常常在「不規律的經期」之下，誤認為是「懷孕的驚奇」。當然，在這段時間懷孕的女性也不少。

第二階段中期（平均 50～55 歲）時，通常月經已完全停止了。因為女性荷爾蒙的濃度驟降，影響身體器官和免疫力，就出現頻尿、陰道乾澀、感染等情形；更容易有煩躁、易怒、抑鬱、焦慮等負面情緒。

第三階段後期（平均 55～65 歲）時，除了生理和心理各種不適症狀加劇，還可能面臨增加體重、心血管或代謝性疾病或骨質疏鬆等問題。

更年期的保養方法：規律運動、均衡飲食、調整生活作息等。市面上有多種舒緩更年期不適的保健食品，如鈣、鎂、維生素 B 群、黃豆製品、維生素 C 和 E 等，適度補充是必要的。另外，若想優雅地度過更年期，我非常推薦定期做精油按摩，深層放鬆肌肉、釋放情緒壓力，會讓妳舒服很多。我在芳療 SPA 館工作十多年來，發覺定期來按摩的女性比較樂觀，因為身心都比較放鬆，也比同齡奔四的女性看起來年輕許多。

40 歲之後，身體器官就像一台運轉了 40 年的老舊機器，雖然還沒故障，絕對要好好保養！尤其是子宮與卵巢。女性的荷爾蒙就像潤滑劑，少了它，什麼都變得不正常。30 幾歲的妳或許還沒感受到衰老的危機，但 40 幾歲的妳一定要澈底覺悟！我經手無數芳療諮詢，最多是面臨更年期的女性客戶，她們最常提到的經典台詞是：「早知道現在會變成這樣，我以前應該要對自己好一點」。所以，把錢花在自己身上，對自己好一點，犧牲奉獻並非美德！

成人精油處方：更年期舒緩精油

單方精油：玫瑰、茉莉、橙花、永久花、依蘭

　　市售中女性更年期障礙的保養品琳瑯滿目，最常聽見的像大豆異黃酮、加味逍遙散、日本小林製藥「命の母 A 女性保健藥」，還有紅遍台日兩地，在電視瘋狂播放廣告的「SUNTORY 三得利蜂王乳＋芝麻明 E」。無論是哪一類藥品或保健品，大多功效集中在疏肝解鬱、健脾調經、清熱降火、促血液循環、鎮靜安神等。以芳香療法來預防和舒緩更年期症狀，我推薦先前介紹的月經調理油。處方中含有貞潔果、快樂鼠尾草、波旁天竺葵、佛手柑精油，足夠讓妳一路從經前症候群處理到更年期障礙。當然精油處方有百百種，依據症狀加減不同，在遵循基本藥理作用的邏輯之下，我仍然可以設計出一百種處方給你，但本篇我覺得沒必要用太複雜的調配處方來面對更年期。在這裡，我要大肆介紹給即將奔四的女性們，即使縮衣節食、掏空荷包，都一定要擁有的五朵花精油——玫瑰、茉莉、橙花、永久花、依蘭。這五朵花會在面對擾人的更年期時，帶給妳最幸福的芳香療法。

　　第一味，花中之后 —— 玫瑰精油（Damask Rose ／ *Rose×damascene*）。歷史上第一瓶出現的純精油就是玫瑰精油。由知名的阿拉伯醫師「阿比西納（Avicenne）」利用古波斯人的知識與技術，找回失傳已久的水蒸氣蒸餾機，並成功蒸餾出玫瑰精油。水蒸氣通過層層堆疊的玫瑰花瓣，將玫瑰花瓣裡的香氣分子與油相物質帶出來，當熱遇到冷後，就會凝結成油和水，因為油相物質與水相物質互不相容，會上下分層，就產生了玫瑰精油和玫瑰純露。

　　中古世紀的西方貴族們都癡迷於玫瑰花，還熱衷於用玫瑰花來做各種保養和護膚。善用精油勾魂懾魄的埃及豔后「克里奧帕特拉」，利用動人心魂的香氣，誘惑安東尼及凱撒大帝成為她的愛情俘虜，更賦予了玫瑰精油的女性魔力。我發現不管懂不懂精油的人，都對它都充滿仰慕之情，只要想選購精油，玫瑰精油都在首選名單上。

　　在邁入更年期時，身心不受控之下，常常會讓女人有失去愛或失去一切的空虛，對什麼都不願意放棄，緊抓著不放，甚至出現想控制子女、伴侶自由的強烈欲望。此時，玫瑰精油能幫助她完成女人一生中最後一次蛻變，並彌補心中的匱乏感，與過往人生斷捨離。當身心靈逐漸失去平衡時，若能沉浸在玫瑰溫柔又強韌的香氣裡，很快就能充飽滿滿的愛，這也是玫瑰永遠令人著迷的魔力。

　　第二味，精油之王 —— 茉莉精油（Jasmine ／ *Jasminum sambac*）。我很喜歡《香水的感官之旅・芳香詩篇》裡形容茉

莉花香氣的一段話:「馥郁、溫暖、醇厚、似果香般的濃烈花朵,幾乎令人酥軟,感官與想像完全被征服。」這句說得真好!芳療圈常用的茉莉精油,分別為大花茉莉(埃及茉莉、法國素馨花)、小花茉莉(阿拉伯茉莉、中國茉莉、聖巴克茉莉)。兩者生理作用方向一致,但香氣截然不同,大花茉莉有濃郁的吲哚味;小花茉莉有濃厚的甜膩味。在古文明裡,茉莉花是眾所皆知的春藥,著名的埃及豔后不僅愛用玫瑰花,也會在談判時塗抹迷醉人心的茉莉香膏,增加外交手腕。最終,凱撒大帝心甘情願為她平定內亂;後來羅馬帝國名將安東尼也是這樣被征服。

茉莉花被認為是月亮之花,在夜晚裡汲取月光的陰柔力量,而且越夜越香。茉莉在夜間開花,採摘人必須在夜晚收集花朵,保存花朵的能量與成分。據說,採摘茉莉花的熟手,一小時可以採集 5000 朵茉莉花,一天可以採集 10,000 到 15,000 千朵。柔弱嬌貴的茉莉花除了需要趁夜晚採收之外,還需經過多道費時的萃油手續,1 公克的精油需要 8000 朵,1 公斤精油則需要高達 800 萬朵的茉莉花朵,當然價格不會低於玫瑰精油。

茉莉精油被譽為「精油之王」,為精疲力竭的女性點燃青春熱力,有力氣面對更年期的困境。性味寒涼,能鎮靜內火,降低惱人的熱潮紅。嗅聞茉莉香氣使人不沉溺過去,為人生下半場找到自己的定位

與價值。精油之王茉莉的化學組成含有苯基酯類、單萜醇、吲哚與素馨酮等成分,與精油之后玫瑰一樣,滋補、調整子宮及卵巢機能的特性令人折服。這一王一后的美麗邂逅,更是錘鍊出著名的香水——香奈兒 N°5,香氣中散發令人迷醉的女人香,極致奢華卻不失優雅。

身為芳療講師,我喜歡在講台上呈現出自己太陽獅子座的王者風範,上台前一定會像埃及豔后塗抹茉莉香膏。這味「人間第一香」絕對讓我成為台上的一束光芒,充滿自信,自由自在地與台下聽眾分享芳香療法的每一份感動。同時,隨身的茉莉香氣,也讓我成為談判桌上的業務高手!當四十歲的女性因更年期而失去信心時,茉莉花能助妳再度綻放芬芳,讓妳持續散發誘人的女人香,感受到迷醉般的催情效果。

第三味,貴族公主 —— 橙花精油(Neroli / *Citrus aurantium bigarade*)。傳說橙花的名稱來自義大利的一位公主 Neroli,因為痴迷橙花的味道,將所有身上用品都用橙花薰香,此後便成為名媛貴族間流行的香氣。橙花含有沉香醇、乙酸沉香酯、檸檬烯及珍貴的芳香分子素馨酮,成為提振副交感神經的絕佳精油。對於情緒激烈、緊繃、敏感,動不動就被激怒,時不時就築起防備心的人,橙花平定心神的特性能減少情緒上的耗竭。它最讓人讚頌的功效是消除倦怠,讓無精打采的

人振奮心神，也用來處理因長期心理糾結、陷入絕望造成的意志低落，讓沮喪到無法成眠的人能夠好好睡一覺。橙花精油是由大量的新鮮苦橙花花朵提煉而成，價格如同玫瑰、茉莉一樣昂貴。市面上常會出現混摻苦橙葉精油的偽橙花精油，價格便宜很多，如果是化學合成的精油不僅療效大減甚至會傷身，一定要謹慎選購。

第四味，讓逝去的愛化為永恆——義大利永久花精油（Everlasting、Immortelle ╱ *Helichrysum italicum*），又名不凋花。永久花「Helichrysum」希臘文意指「黃金般的太陽」，金黃色的花朵在枯萎後，花色與花形仍維持不變，永不凋謝的特質，彷彿能凍結時光，永保青春。永久花精油是芳香療法中的活血化瘀首選，除了能化解外傷的瘀青，還可以化解負面情緒，或是脈輪的阻塞。當人生遇到巨大失落時，永久花能撫平失去愛的傷痛，療癒心傷。永久花給予女人強韌的生命力，迎接蛻變後的美好。

永久花精油陪伴我平靜面對失去的一切，告別過往的傷痛；同時我也十分感恩陪伴我一路走過來的老公。我想告訴他：如同永不凋謝的永久花，縈繞不去的芬芳，即使我倆年華老去，人事已非，物換星移，你仍是我一生的最愛，永遠刻在我記憶裡的最深處。

第五味，花中之花 —— 依蘭精油（Ylang Ylang ╱ *Cananaga odorata*）。依蘭的花香濃郁、豔麗、霸氣、誘人，常用來加入香水中，因而獲得「香水樹」的別名。有別於大多數的精油，它是採用分餾的技術，依蒸餾時間長短分不同的等級，依序為一級、二級、三級依蘭。第一道蒸餾取出的精油，被稱為「特級依蘭」，擁有最多細緻輕盈的花香小分子（單萜烯與酯類）；之後隨著蒸餾時間越長，花香越淡，較大的分子如倍半萜類的成分越多，氣味也越漸失去花香的細緻柔和；而將不同階段等級的依蘭精油產物加在一起，就變成「完全依蘭」。

市售的特級依蘭和完全依蘭，香氣和功效上相當不同。特級依蘭的香氣最接近花朵原味，層次豐富，有濃郁花香，香甜的果香，卻也飄散出淡淡的木質香和辛香，有種熱帶風情、異國浪漫的氣息，適合調製香水或情緒精油處方。對於更年期的女性們，這獨特誘人、鑽入心底的療癒香氣，有助處理各種情緒波動問題，改善焦慮性失眠；對控制欲強的人，能懂得放下執著與擔憂；對與另一半互動像老夫老妻的人，能夠再度喚起對愛的激情慾望。

完全依蘭的成分較多元，氣味豔麗濃郁。以生理功能來說，完全依蘭會比特級依蘭更強大，尤其它含有特殊的苯基酯化合物，在抗痙攣與止痛的效果上更傑出。還含有少見的倍半萜烯類化合物——大根老鸛草烯能激勵神經傳導物質，如腦內啡和血清素，為飽受病痛折磨的人帶來快

樂。另外，抗菌、抗病毒、調整血壓的作用更保護更年期後的免疫力低下與心血管問題。

絕大部分人初聞依蘭的氣味都有些抗拒，但女性們千萬不要拒絕。事實上，依蘭花的香氣融合妳的體味後，散發的氣味迷人的要命！此時，再調入一味萊姆精油一同薰香，氣味更是醉人。奔四的我們正值工作、事業、家庭最忙碌的時期，總是在白天灌入千頭萬緒，在夜晚迎來一夜難眠。我建議在白天塗抹或薰香依蘭精油，利用白天調整交感神經系統，到了夜晚自然能打開副交感神經系統，達到平靜安眠的效果。

夫妻或情侶之間在經歷漫長的共同生活，難免產生變質走味的情感，例如變成室友、變成朋友、昇華成兄妹、甚至變成宿敵或怨偶。我們或多或少需要些浪漫的火花，作為情感的催化劑，點燃剛交往時的激情。雖然每個人心中燃燒的起始點都各不相同，可能是一杯威士忌，可能是一首情歌，也可能是櫻花樹下的一場難忘交集，但香氣對於挑動內在情感來說，大概是最快速也最直接。若想營造浪漫感覺，為平凡的日子增添情趣，運用這味喚醒感官的依蘭精油，效果絕對令妳滿意。

☆ 特別焦點

玫瑰精油 VS. 玫瑰原精

玫瑰精油的萃取率非常低，5000 公斤的玫瑰花瓣只能蒸餾萃取出 1 公斤的玫瑰精油；1 滴玫瑰精油等於 300～500 朵的大小玫瑰花，珍貴程度可想而知。玫瑰獨特的高雅香氣，確實讓人一聞，心情如花開心綻放。但是，天然玫瑰精油價格高昂，大多人都會大吃一驚。

辨別玫瑰精油的真假不難，只要你親自聞過，就會知道差別。玫瑰獨一無二的香氣是由 300 多種以上香氣分子與微量化合物組成，成分複雜又奧妙，渾然天成的香氣無法模仿複製。而且玫瑰精油含有少量的蠟質成分，氣溫較低時或放到冰箱中會有結晶現象，但放回室溫時，結晶會消失，也可以此來判定玫瑰精油的真假。天竺葵精油號稱「窮人的玫瑰」，常常成為玫瑰的替代品，如果你期待能夠聞到與玫瑰相似的香氣，恐怕會相當失望。

你在選購玫瑰精油時，是否被市面上混亂的玫瑰名稱嚇到？

專業的精油廠商，在玫瑰精油的商品命名上，會根據產地、品系、萃取法而不同。以產地來命名，有保加利亞玫瑰、土耳其玫瑰、波斯玫瑰等。保加利亞是「玫瑰之國」，由於擁有得天獨厚的極佳環境與氣候，相當適宜栽種玫瑰，因此在市場上被認定為最佳的產地。以品種來命名，

有大馬士革玫瑰、千葉玫瑰、白玫瑰等；依照蒸餾萃取或溶劑萃取的方式命名，而有奧圖玫瑰精油、玫瑰原精。

蒸餾法萃取出的玫瑰精油，稱為奧圖玫瑰精油，因萃油率極低，價格最為昂貴。相較之下，以溶劑法採得玫瑰凝香體，再以酒精處理萃取出原精的方式，因萃油率較高，價格親民許多。每次在芳療講座上，我都會這樣跟學生說：「一瓶最頂級、最貴的玫瑰精油，是出產於保加利亞的大馬士革玫瑰，而且用蒸餾方式萃取的奧圖玫瑰精油」！

香氣的選擇上我偏好以溶劑萃取的玫瑰原精，長期頻繁使用也不會有太大的經濟負擔。與高溫蒸餾萃取的玫瑰精油相比，玫瑰原精保有玫瑰的天然分子與嬌媚香氣。如果你有收過愛慕者獻上的 99 朵玫瑰，那濃烈的玫瑰花香就是原精的香氣！除了濃厚的香氣，原精的苯乙醇含量也較高，更有效舒緩焦躁及憂鬱情緒。然而，玫瑰原精有化學溶劑殘留的疑慮，對於皮膚敏感又想要調製臉部護膚油的人，則盡量使用蒸餾的玫瑰精油，更不要聽信無良廠商口服玫瑰原精。

特別推薦 石榴籽油 Pomegranate Seed Oil / *Punica granatum*

石榴籽油價格昂貴且珍貴。果實中的石榴籽給人的形象如同一顆顆閃亮的紅寶石，稀罕少有，功效上有著顯著的調理體內激素的作用，不僅調理了性激素，還有壓力激素。關於石榴有許多神話故事，闡述了石榴其實就是代表了性能量與誘惑力。在中國的古代文化，石榴一果多子，也喻指子孫多福之意，白話文：很會生小孩。

傳說夏娃在伊甸園被誘惑摘下的禁果可能是石榴。可見有靈性的夏娃一眼就看穿石榴對女性的驚人療癒力，成為第一位最有說服力的女性代言人。另外，石榴也有個關於季節女神轉大人的神話故事，訴說女性一生的轉變。大地母神狄密特的女兒：春天燦爛女神因為被冥界之神誘惑吃了六顆石榴，被迫在地府生活六個月成為冥界之后。結婚後卻婚姻不順，老公出軌，這種再也回不去從前的事實，為求生存，讓她的個性也從天真爛漫的春天少女轉變成陰冷殘酷的冥后。或許是食入體內的六顆石榴有如一串魔法咒語，喚醒她強烈的女性能量和堅強意志，幫助她不斷的轉變。

石榴籽油可以說是更年期專用的保養油。油分中含有大量獨特的不飽和

脂肪酸（共軛脂肪酸：石榴酸），可提升免疫力、降低膽固醇，而全方面的抗氧化作用能強化心血管功能、預防多種癌症以及延緩老化。有助於女性邁入更年期時的生理轉換以及情緒、心靈上的不適應，對於男性和容易緊張的小孩也有幫助。

特別推薦　絲柏純露

　　絲柏種名 Sempervirens 意為「長青永在，常綠」。絲柏樹為希臘神話中冥神普魯托的聖樹，代表永生不滅。無論是絲柏精油或純露，都有著獨一無二的轉變能力，幫助人們突破最糾結、最難以擺脫的負面情緒。女人一生面對無數的轉變，從女孩變成女人，接著可能從妻子變母親，而後面臨一連串的失去，小孩離巢、容貌老去、健康不在、甚至伴侶離遠。絲柏會協助我們在所有人生重大轉變的過程，減少衝突，一路順暢。

　　我個人對於絲柏純露最讚賞的地方，除了它輕盈地跳躍轉變的能力，把負能量全部轉成正能量外，絲柏純露更是我每日保養頭皮的養髮液。女人上了年紀，毛髮會逐漸變細、變稀疏，甚至開始掉髮。露出頭皮，難免看起來蒼老憔悴。絲柏純露會讓頭皮血流循環變好，順利吸收營養，變得更健康，減少過度落髮。其他生理功效上，絲柏純露如其精油一樣，對於靜脈和淋巴系統有著絕佳的疏通淨化效果，常被拿來處理各式循環問題，如水腫、新陳代謝緩慢、靜脈曲張、橘皮組織等。對於更年期女性常見的經期疼痛和腰痛、熱潮紅、盜汗、膀胱炎和泌尿道感染，也有絕佳的舒緩效果。

04 男性更年期

芳療藥師的真心話

如果你問我為什麼把男性更年期處方歸列在女性保養篇？我的回答是把先生當成自己身體的一部分，保養他，讓他健健康康、快快樂樂也是善待自己的一種方法。此時，善用芳香療法，療癒他的肉體、情緒和靈魂是絕佳時機。相信我，在奔四之後，不只是自己進入更年期，家中也可能會出一位「只出一張嘴」的男人，會碎碎念、更情緒化的更年期障礙先生。你或許會想到男性壯陽藥「烏頭牌愛福好」的一句廣告台詞：「查甫郎千萬母湯剩一張嘴啦！」

更年期不是女性的專利，男人也會有更年期。一直以來，男性更年期議題鮮少被提起。對男性來說，性功能衰退才是正式向更年期揮白旗投降。因此，當你走進藥局的男性保健專區，大部分會看到壯陽藥，像是夜夜戰神系列、夜夜狂歡好棒棒系列、虎力雄霸系列、並繃叫丸等。另外，也有增強體力、加強精子活動度、刺激雄性激素系列，如鋅、精氨酸、祕魯馬卡、野山芋、大蒜精等。還有像維護男性第一腺的攝護腺保養，如南瓜籽、茄紅素等。至於常聽到獨霸天下、三強鼎立的藍色藥丸威而鋼、黃色藥丸犀利士、橘色藥丸樂威壯都是醫師處方藥，不會放在開架平台或網路銷售。

男性會隨年齡增長而導致荷爾蒙分泌不足。男性因體內睪固酮過低，引發的身心失調症狀，醫學上稱為「男性更年期」。男性一生當中，睪固酮分泌的高峰期在 15～30 歲之間，接著每年會以 1～2% 的速度直直下滑，到 40 歲之後，開始明顯不足。從韓國歐巴變中年大叔時，產生與女性更年期部分的相似症狀：心悸、熱潮紅、出汗、易怒、鬱悶、失眠、缺乏自信、體力衰退、性慾減退、勃起障礙、心臟血管問題等。

我來分享我日本人老公的「更年期奇幻旅程」。他一直以來，對工作盡忠職守，天天加班也從不抱怨；對於家庭盡心付出，總是負擔大部分的家事，假日更是洗衣、打掃、煮飯、顧小孩，一手包辦。對情緒控管得宜，總是保持日本人的禮貌與優雅。然而，前幾年我發覺他的情緒轉變很大，發現他在陽台抽菸沉思的時間越來越長，笑容也變得不多，甚至在深夜會對著月亮嘆氣。

有一次，我們全家一起看著電視播放的宮崎駿卡通《龍貓》，他看到主角小月與小梅的母親因為病況惡化不能回家，竟然放聲大哭，嚇壞我和兒子了。我本來心想：可能是因新冠肺炎疫情的關係，被困在台灣，回不了日本，很想媽媽吧！然而，我發覺他越來越悶悶不樂，變得很沒耐心，也不喜歡外出，脾氣好的老公突然變成情緒化的大叔。後來我們發生一次劇

烈的爭吵，而這位疑似更年期的男性，因為和老婆吵架，在氣頭上企圖想一次吞下 40 包中藥。這種愚蠢行為，請勿學習或模仿。經過這次的事件，我意識到男性更年期帶來的嚴重性，於是開始正視老公的更年期問題，對老公展開芳香療法的柔情攻勢。

我從一百多種精油中，找出觸發他喜怒哀樂情緒的精油，為他設計了泡澡油、沐浴乳、空間薰香、隨身噴霧劑等，也讓他開始口服純露和植物油。現在每天他一踏入家門口，一定會先聞到薰香器噴出的依蘭精油和萊姆精油香氣，他嘴角露出一抹淺淺微笑。這時我都會像「鳥頭牌愛福好」廣告中的女主角一樣，撫媚地奔向他，溫柔地問：「加班會不會累啊～～我來幫你放熱水。」這時他應該也在想：「家庭要幸福，沒撇步！只要身體好，事業順利，家庭自然幸福。」（請打開大腦中的「台灣話」語音系統）

成人精油處方：養腎固精泡澡油

精油成分		
配方濃度：3%	主要化學成分	作用
黑雲杉 15 滴	單萜烯、酯類	激勵腎上腺、滋補神經、補氣、提振身心
岩蘭草 5 滴	倍半萜醇、倍半萜烯、倍半萜酮	滋補神經、補氣血、促進淋巴和血液循環、穩定沉靜
歐白芷根 5 滴	單萜烯、倍半萜烯、倍半萜醇	激勵腎上腺、滋補神經、補氣血
冬季香薄荷 5 滴	酚類、單萜烯	滋補神經、補氣、活血促循環、提升免疫
杜松漿果 10 滴	單萜烯、倍半萜烯	利尿、滋補腎陽、滋補神經
佛手柑 10 滴	酯類、單萜烯、單萜醇	理氣、健胃、滋補神經、情緒雙向調節（鎮定安撫、提振情緒）
真正薰衣草 10 滴	酯類、單萜醇	鎮定安撫、助眠、肌肉放鬆
100ml 基底成分		
特清按摩調合油 100ml	椰子油、荷荷芭油、山茶花油	基底油（參考第 81 頁）

※以上精油處方濃度以 1ml＝20 滴計算。

使用方式

　　熱水浴中可先加入瀉鹽，增加排毒、排汗、舒緩肌肉痠痛效果。如果家中沒有浴缸，或是沒泡澡習慣的人，可以直接塗抹於局部腰側周圍或全身。要使泡澡效果最好，可全身塗抹油後，再進入浴缸，透過水和熱能，享受全身被療癒的暢通感。

處方解析 Important Note

　　以芳香療法來說，類男性荷爾蒙作用的精油不多，相關研究甚少。從中醫觀點，無論男性、女性更年期都與腎氣虛衰，或氣血陰陽失調有關。腎為先天之本，儲藏我們的精氣，一但消耗殆盡，身體的各種作用力就會迅速下降。現代人的壓力都很大，而且並不會因為進入中年而漸少，有時 40 歲男性也正值事業高峰期，往往會陷入超越生理限度的衝刺。長期用腦過度、時常加班、睡眠不足，會消耗先天的腎中精氣，產生體力差、易疲倦、腰膝無力、視力變差、聽力或記憶力下降等狀況。因此，採取養腎補精氣方式來改善，是比較好的方式。

　　首先，我們可以選擇高大的松科類精油來補足精、氣、神，如黑雲杉、蘇格蘭松、歐洲冷杉、大西洋雪松、石松、高山松等。大部分松科植物都有著激勵腎上腺作用，能迅速恢復過勞引起的各種問題。高大堅挺的松科，多半生長在艱困得環境中，非常適合飽受壓力困頓、夾縫中求生存，或深感中年危機的身體和心靈，為他們重新注入滿滿的能量與勇氣，提升自信，促進活力，增加承擔責任與抗壓的能力。如果妳家的男人跟我家那位一樣，突然變得感性又情緒化，看宮崎駿的卡通會大哭，吵架後會做出驚人舉動的話，可以特別選擇松科的黑雲杉精油。黑雲杉鄰水而生的個性，讓它比其他松科植物多了一股柔情似水的情感波動，驅趕內心的鬱悶低迷，在挫折失敗中重新再起來，肯定自我。

　　以中醫來說，補腎要將藥性引導至下焦，不要讓它全身串流，否則補腎的作用會被削弱。建議使用根部類精油，如岩蘭草或穗甘松，作為下焦的引藥。另外，滋陰補血也很重要，可以加入另一味根部類精油，如歐白芷根。再來，加入低劑量的酚類，火元素精油，如錫蘭肉桂、冬季香薄荷等，點燃命門之火，讓腎陰腎陽的能量開始交流轉動調合。對慢性疲勞、手腳冰冷、水腫的人，可多加一味杜松漿果精油，滋補腎陽，作為逐漸衰退的泌尿及淋巴系統的驅動劑。處方上，可以再加入理氣效果的柑橘類精油，如佛手柑、苦橙、葡萄柚。最後，為了我家先生，我加入精油之母——真正薰衣草精油，補足他的安全感。

☆ 特別焦點

恢復身心平衡的薰香

依蘭 1 滴＋萊姆 5 滴。

使用方式

將精油滴入薰香機中擴香。

男人普遍對香氣的反應，不會反映在臉部表情，在我的芳療 SPA 館的男性客戶也是如此。因此，最親近的老公是我唯一實驗香氣的對象，陪我聞了 100 多種精油，讓我詳細了解他對精油的喜怒哀樂。老公說他非常喜歡家裡玄關散發的依蘭和萊姆香氣，覺得很溫暖，讓他跳脫工作後的疲憊。或許你會說：「依蘭精油不是操弄情慾的香氣嗎？」其實，香氣對每個人的感受都不同，跟一個人的性格、生長背景，以及使用的精油劑量關係很大，不是用了依蘭就會血脈噴張，立馬激盪出歡愉的火花。老公形容依蘭和萊姆的花果味，讓他沉重的頭和僵硬的脖子，瞬間輕盈，整個人都放鬆下來；而且這香味讓他感受到家裡有位可愛的女人在等待他。說到這裡，強烈建議各位讀者尋找夫妻、情侶間的專屬香氣，你將感受到那種不用說出口的甜蜜氣氛。

香氣促發的深層情緒，絕對是跟個人生活和成長故事有很大的關聯。我常發現同一種香氣，不同的人可能會有天差地遠的反應，催情和催吐只是一線之間。十年前，我有一對極端冷漠的夫妻客戶，總是分開來 SPA 館按摩，即使遇到彼此也面無表情，沒任何對話。某天，我不慎打翻了整罐廣藿香精油在身上，整個 SPA 都充斥著廣藿香精油的味道，這位從來沒抬頭看我們一眼的先生，忽然特別要求用廣藿香精油按摩。隔天，他的老婆打電話來店裡說：「我老公這兩年來都非常冷淡，但昨天按摩後，老公與我有相當「歡愉」的下午，我很感動。」然而，全身被灑滿廣藿香的我回家後，老公卻說：「なに！這什麼味道，好像我阿公沒洗澡的味道ね！」勾起的不是情慾，而是老人味。這殘忍的事實反應了，每個人因生活故事不同，對同一種香氣的反應也會不同。

純露飲處方

如果你早上有喝咖啡或熱茶的習慣，那就太好了！美好的早晨，你一定要來享受一杯極緻美味的玫瑰咖啡。做法很簡單，在熱咖啡上，噴上 3～5 次的大馬士革玫瑰純露，聞著熱氣飄上的玫瑰花香，瞬間在心中灌入滿滿的愛。讓玫瑰花化成的愛，轉變成智慧、勇氣與力量，面對今日即將來臨的種種困難。同時，我每天會準備一壺 2000ml 的水，倒入 2ml 的橙花純露和 2ml 的香蜂草純露。橙花純露可以降心火，是一味很好的身心清涼劑，為他帶來平靜。萬用的香蜂草純露，則為身體的各大系統帶來平衡穩定的功效。

植物油飲處方

早餐後，我也會給先生喝下二匙南瓜籽油。南瓜籽油富含大量不飽和脂肪酸的亞麻油酸與油酸，以及特殊脂肪伴隨物。南瓜籽油含有高濃度的鋅，每 100 公克大約含有 8 毫克的鋅，是一般食物無法相比的，因此是人體補充鋅元素最優質的來源。在男性的前列腺組織與精蟲中含有高濃度的鋅。由於研究發現患有攝護腺疾病的病人的攝護腺液中，與健康者相比，鋅含量明顯較低，間接證明了補充鋅，在攝護腺及精蟲的保健上有正面的輔助效果。另外，南瓜籽也有抗氧化、抗發炎、促進膽固醇代謝，以及增進膀胱肌肉彈性，使排尿順暢等功效。

總結，不要忽略身邊伴侶的轉變，男人善於隱藏和忍耐，卻又暗地裡默默地折磨你，當壓抑不住而大爆發時，家中女人一定是第一位受害者。有了芳香療法的細心呵護，妳會發現他的靈魂、身體，甚至情緒，都會歸妳管，一切都在妳掌握中！有求必應的好男人，絕對比拒妳於千里之外或形同陌生人、怨偶的男人，在生活相處上來得更舒爽。更年期不是末期的不治之症，但卻是互相虐心的開始。保養好更年期的男人，絕對會是女人最好的身心保養品，當他再次露出開心的笑容，也會讓女人露出燦爛的微笑，而微笑會是最上等的臉部彩妝品！

05 私密處感染

芳療藥師的真心話

女性總有說不出口的私密處感染問題，最令人困擾的是難熬的搔癢感與濃濃的異味，真的很尷尬！而且反覆發作時又要一直跑診所、看醫生真得很煩。統計數據指出，高達四分之三的女性，一生中至少有一次陰道炎的經驗。婦產科門診大約有四分之一的病人，也都是因為陰道分泌物過多的困擾而就醫，而最常見病因就是感染性的陰道炎。儘管看似小毛病，但女性卻往往羞於啟齒，而可能變成大麻煩！

當私密處不舒服時，有些女性會分不清楚到底是陰道感染還是泌尿道感染。陰道感染會出現陰部搔癢疼痛、灼熱感、排出白色或濃稠分泌物，產生異味。泌尿道感染則會頻尿、尿液混濁、排尿刺痛，甚至尿中帶血。由於尿道口與陰道口相當接近，容易互相影響，有時免疫力弱時也可能一次患上兩種感染。治療藥物有抗生素、抗黴菌藥物，有時醫生也會加開止痛藥減輕疼痛感。

更年期是另一個陰道感染的高峰期。不少邁入更年期的女性，都有這樣的困擾，本以為停經後，沒有生理期或經痛，就可以享受停經後的悠閒時光。然而，天不從人願！女性荷爾蒙驟降的蝴蝶效應，可說是無遠弗屆。有一次芳療諮詢時，個案因為更年期鬱悶，又加上反覆陰道、尿

道感染的煩躁，開始疑神疑鬼，甚至懷疑老公在外亂搞，害她也被感染。我試著解釋陰道炎是很常見的婦女疾病，90%女人都會有白帶問題。不是每一種生殖器發炎都是由性行為引起，若真的是性病傳染，症狀可不會這般輕微！除了跟她釐清誤會，建議各種精油處方外，我也請她務必去婦產科檢查。

市面上有很多女性私密處的清潔保養用品，如弱酸清潔劑、免沖洗型護理噴劑、植物乾爽粉劑或灌洗劑，甚至還有私密處香水。然而，婦產科醫師大都建議用清水清潔即可。除非生理期間、私密處膚質較敏感或分泌物嚴重，此時使用私密部的專屬清潔品，確實會有不錯的效果，但是，不建議天天使用。另外，陰道本身具有自動排除分泌物、經血塊的機制，除非經醫師指示，否則不需要額外使用灌洗器去沖洗。

多數女性面對私密處感染時，也會選擇護理噴劑或凝膠，隨身攜帶很方便。市售商品如 EVE 舒摩兒、賽吉兒、婦潔液、施巴等市占率最大。提醒妳購買時看一下成分，面對女性私密處龐大的商機，一家廠商的噴霧劑就可能分好多種系列，有的並不適合天天使用。大部分商品都會強調弱酸或標榜天然草本，添加金銀花、天然乳酸、玻尿酸，或抗菌精油，如洋甘菊、茶樹、鼠尾草、百里香等成分，強調可以減少異味、舒緩感染、維持私密處微

生態的平衡。舉例：知名的女性私密保養品——賽吉兒，裡面便是添加天然乳酸，以及芳療圈常用來抗菌的鼠尾草和百里香植物精油。

除此之外，也有其他廠商添加化學抗菌劑，如碘製劑、或合成界面活性劑。我們以前常看到電視廣告的婦潔液，其中一款陰部專用治療藥就含有普威隆碘（Povidone Iodine），適合治療細菌、黴菌、滴蟲感染的陰道炎，但並不適合長期使用。給各位美女們一個觀念，並不是化學合成製劑就一定會危害身體，或者是含藥天然草本就可以卯起來亂用，一切都在於症狀和疾病的輕重。如果真的對商品不了解，可以問藥局的藥師們，我相信會有所幫助；錯誤的使用方式可是會傷害「親妹妹」。

成人精油處方：**陰部抗異味噴劑**

精油成分		
配方濃度：0.5%	主要化學成分	作用
沉香醇百里香 5 滴	單萜醇	抗菌、抗黴菌
西澳檀香 5 滴	倍半萜醇	抗發炎、抗菌、抗黴菌
100ml 基底成分		
沉香醇百里香純露 95ml	單萜醇	抗菌、抗黴菌
卵磷脂乳化劑 5ml（參考第 76 頁）	大豆卵磷脂、蔗糖醇	使精油乳化，溶解於水溶液中

※以上精油處方濃度以 1ml＝20 滴計算。

使用方式

如廁清潔後，直接噴於會陰部，使用前搖一搖。

處方解析 Important Note

以芳香療法處理私密處感染的方式非常多，像是隨身噴霧劑、局部精油坐浴、植物調理油劑、乾爽粉劑、衛生棉條栓劑、膠囊塞劑等。上述方式，我都有試過，個人比較推薦噴霧劑和調理油，既方便又不耗時間，效果也很好。一些芳療書籍或網路分享，會介紹利用玉米粉或天然礦石粉，加入精油來自製私密處爽身粉。我建議……還是購買專業廠商製造的舒粉，千萬不要 DIY！因為我在剛接觸芳香療法的初期，就在日本發生了永生難忘的糗事。

那次我在高溫悶熱的八月酷暑，飛去日本找男朋友（現在的老公），當時私密處發炎，分泌物像豆腐渣一樣，還飄散異味。因此，我調製了一罐又香又抗菌的私密爽身粉灑在內褲裡。下飛機後，分泌物越來越多，開始覺得內褲裡有一陀陀黏黏的東西。再加上走路時，爽身粉和分泌物不斷混合摩擦，內褲裡好像出現許多白色小顆粒。就在我進入一間高檔的西式餐廳時，發生歷史性的悲劇——那些白色小顆粒從我的裙子裡掉出來。沒人發現就算了，偏偏高大帥氣的服務生見狀，趕緊用日文提醒我：「你身上有白色粉狀的顆粒掉下來。」當時不懂日語的我，還透過男朋友翻譯，一臉極度尷尬，想奪門而出的我，全身僵住不敢動彈。兩位優雅的日本男士不知實情，還拿衛生紙擦起那些白色小顆粒。我以為惡夢就此結束……就在服務生把椅子拉出來讓我坐下時，我的下體發出「噗滋」一聲！此時此刻，才是我人生最大恥辱。

所以，我還是推薦使用噴劑，代替可能會出糗的爽身粉！介紹給妳這一款陰部抗異味噴劑，解決了病菌自然就能除去異味。處方濃度可以調整，1〜2%濃度可對抗感染，調低至 0.5%濃度可以長期使用，我外出幾乎都會隨身攜帶。這帖處方已經經歷了十多年的挑戰，拯救無數女性同胞。處方設計上，由於是水溶液劑型，較容易產生刺激感，所以選擇溫和不傷黏膜的精油。如果感染期，需要使用較強效又偏刺激性的精油，建議選擇以植物油為基底。本處方也適用於尿道炎和膀胱炎！

第一味，沉香醇百里香精油（Thyme CT Linalool／*Thyme vulgaris*），又稱甜百里香。百里香家族十分龐大，環境適應力很強，自古一直被視為藥用植物，在許多古老醫典上，都可以發現百里香的醫藥記載。百里香精油有不同的 CT 型態，沉香醇（單萜醇類）比例較高的沉香醇百里香精油，其性質很溫和、不刺激，就連敏感的黏膜部位都適用。因為沉香醇 CT 型態的百里香產量較少，因此價格上會比百里酚百里香、香荊芥酚百里香或其他百里香來得貴。儘管如此，在芳香療法的使用上，它還是用途最廣、禁忌最少、最安全的百里香，一直是芳療師的抗感染首選。要注意的是水溶液的噴霧劑型比較刺激，所以千萬要看清楚百里香的種類，錯用成百里酚百里香的話，「親妹妹」會燒傷！

第二味，西澳檀香精油（Australian Sandalwood／*Santalum spicatum*）。全世界的檀香木主產在印度與澳洲，也就是我們常聽到的東印度檀香和西澳檀香。東印度檀香，目前印度禁止出口，其主要化學結構以檀香醇（50〜70%）為主，深厚的木質香氣，肅穆沉靜、讓人有著佛教文化的禪和感，有助我們撇除心中雜念，讓人感到寧靜與踏實，自古多用於靜坐冥想等靈修。

西澳檀香與印度檀香是同科屬植物，被芳療圈以環保再生因素，替代東印度檀香。檀香醇比例較低約 25%左右，價格稍微便宜，氣味較淡也較為輕盈開闊。西澳檀香的前調氣味較為青澀刺鼻，不如東印度檀香那麼沉穩醇厚，但後調香氣卻很相似。其化學成分含較多的沒藥醇，因此，比東印度檀香具有更強的抗發炎效果，最常用於泌尿生殖系統感染，如尿道炎和膀胱炎。檀香亦是相當溫和的抗菌精油，本帖處方就是以西澳檀香精油為主，取其抗發炎與抗菌的優點。

第三味，沉香醇百里香純露。我在調製精油噴霧劑時，習慣使用純露當基底水溶液，尤其這帖處方是用於私密處，會接觸到敏感的黏膜部位。即使是蒸餾水或純水，也會滋生細菌。市面上的百里香純露有兩種，一種是溫和甜美的青草味，以沉香醇成分為主的沉香醇百里香純露；一種是辛辣刺激的消毒藥水味，以百里酚成分為主的百里酚百里香純露。

沉香醇百里香純露如同精油一般，能提升免疫力，既溫和又有效抗菌和消毒。常被用於生殖泌尿道感染，有時不加入任何精油直接使用，抗菌效果也很好。提醒大家，千萬不要誤用百里酚百里香純露於私密處，尤其是在感染期有傷口的時候。回想個人的切身之痛，貪心認為百里酚的殺菌力強，噴下去的那一瞬間，那股灼熱感有如被烤盤燙傷，讓我痛到飆淚，抱著下體在地上打滾、尖叫哀嚎。

🧴 成人精油處方：**陰部強效止癢油**

精油成分		
配方濃度：2%	主要化學成分	作用
沒藥 8 滴	倍半萜烯	抗發炎、止痛
玫瑰草 4 滴	單萜醇	抗發炎、抗菌、抗黴菌、調節免疫
玫瑰天竺葵 4 滴	單萜醇、酯類	抗發炎、抗菌、抗黴菌、調節免疫
佛手柑 4 滴	酯類、單萜烯、單萜醇	抗發炎、抗菌、抗黴菌、鎮定安撫、提振情緒
50ml 基底成分		
金盞花浸泡油 50ml	微量精油、胡蘿蔔素、三萜類、類黃酮、葉黃素	抗發炎、抗菌、抗黴菌、促黏膜修復

※以上精油處方濃度以 1ml＝20 滴計算。

使用方式

如廁清潔後，直接塗抹於會陰部，每日 2～3 次。

處方解析 Important Note

一般輕微的感染，使用上一篇溫和的抗菌婦潔液噴霧劑即可；難纏的反覆性陰道炎，往往是藥物、免疫系統低下、更年期荷爾蒙波動所引起，則需要加較強效的抗菌精油。植物油加精油絕對比純露加精油溫和許多，比較不傷害脆弱敏感的私密處部位。另外，利用精油衛生棉條的方式，效果又快又好。抗菌複方精油調勻後，將衛生棉條吸入油，後放入陰道，約 2～3 小時候取出，不可放置太久，一天三次即可。這樣方式，大概當天就會舒緩很多，約 3～5 天症狀就會消失。但大多台灣女性比較不喜歡衛生棉條，因此這方法比較不普及。大部分會說：不知道如何使用，或因為不正確方式置入棉條，導

致異物不適感。

本帖處方設計以抗發炎、抗菌、增強免疫、止癢、修復黏膜為基礎。

第一味，沒藥精油（Myrrh／*Commiphora myrrha*）。與德國洋甘菊精油一樣，擁有倍半萜烯類的消炎特性。沒藥樹生長在乾燥險惡的沙漠地帶，樹枝帶刺，樹脂具有防腐殺菌的效果。這完全呼應了當女性的生殖、泌尿道受到大量病原體包圍攻占後，猶如身處險惡之地，此時沒藥帶刺的保衛特性，能發揮對病原體的殺傷力。除此之外，戰後還能為傷口止痛、消炎、修復癒合。在心理層面上，對於重複不斷的感染，逐漸讓身心失衡，生活節奏錯亂，不知所措時，沒藥讓你在面對看似沒有止盡的感染苦難戰役中，堅強對抗，重新找回生命的韻律，讓生命更悠遊自在。

單萜醇類中的二味「窮人的玫瑰」：玫瑰草精油（Palmarosa／*Cymbopogon martinii var. motia*）和玫瑰天竺葵精油，為本處方擔起抗感染的重責大任，也同時解決令人不悅的異味。

玫瑰草與香茅、檸檬香茅同屬於禾本科家族，其植物形貌特色像雜草。雖然植物外貌相當不顯眼，感覺永遠只是個配角，但牻牛兒醇成分占 80%以上的高含量，讓它搖身一變成主角，無論對細菌、黴菌、病毒都相當有殺傷力。在心理上，玫瑰草強韌的順應天地本能，能提升適應

力，在面臨突如其來的轉變、感染的起起伏伏，也能如太極般的陰陽調合、化干戈為玉帛，平息內心與身體之間的惡鬥。有人說玫瑰草隱約帶有玫瑰的氣息，甚至常被不肖商人混入玫瑰精油高價販賣，但我真的聞不出一點玫瑰的香氣。我反而覺得玫瑰草與玫瑰天竺葵氣味比較相似些。

另外，因為玫瑰草精油比較刺激，調合玫瑰天竺葵精油能降低皮膚和黏膜敏感。玫瑰天竺葵精油加入整體處方，是為了強化免疫力，並增強抗菌力，對抗念珠球菌、鏈球菌、葡萄球菌、滴蟲的感染。玫瑰天竺葵為溫和的單萜醇與酯類共同體，是芳香療法中的「平衡之油」。擅長處理任何生理上或心理上失衡的狀態，調入處方中能抗菌，也能撫平重複感染造成的煩躁。

最後，加入佛手柑精油，是柑橘類的情緒調整高手。同時擁有高濃度檸檬烯、乙酸沉香酯和沉香醇成分，既可以抗菌和抗發炎，對付生殖泌尿道感染和搔癢。對於感染引起的焦躁與憂鬱，可以提振情緒及舒緩焦慮不安。

最佳的基底療癒油，我推薦金盞花浸泡油，具有抗發炎、抗菌、止癢、促進傷口癒合的功效，主要功效成分包括類黃酮類（Flavonoids）、三萜類（Triterpenes）、胡蘿蔔素（Carotene）等。類黃酮類物質在抗發炎與清除自由基方面備受肯定；三萜類化合物，在結構上和固醇類物質相似

性極高，可抑制細胞發炎，調控發炎反應。另外，透過增加成纖維細胞的活性，促進皮膚再生。

總結，可以同時使用抗異味噴劑和強效止癢油。當發炎、紅腫，搔癢、灼熱感等症狀明顯改善後，可以單獨使用抗異味噴劑。因為濃度低，精油屬性溫和，所以可以長期保養兼預防感染。另外，這二帖改善陰道炎的抗菌、抗發炎處方，也非常推薦給罹患尿道炎和膀胱炎的人！

在生活建議上，平時清洗內褲時，在最後用清水沖洗時，滴入約 5～10 滴抗菌特性的精油，如：茶樹、玫瑰天竺葵、玫瑰草等精油，有助於消除內褲上的細菌、黴菌，而且還會有淡淡的植物清香，非常棒！

注意事項

婦科重複性的感染是個長期抗戰，除了芳香療法的輔助以外，也要改善生活方式。飲食方面，少吃高糖、生冷或刺激性食物；補充維他命 C、乳酸菌或蔓越莓，為身體增強免疫力。內褲選擇透氣的材質，少穿悶熱的牛仔褲或緊身褲。若持續不適，搔癢、疼痛、灼熱感皆無明顯改善，即應趕快就醫檢查，找出原因，對症下藥。

06 失溫的私密處

芳療藥師的真心話

私密處肌膚像是女人的第二張臉。如同解決了臉上痘痘和粉刺的面子問題，我們開始在乎是否暗沉、老化或鬆弛。當我們解決了私密處的感染及異味飄散問題後，自然而然也開始意識到保濕、美白、恢復彈性的重要性。隨著私密處保養逆勢崛起，重拾私密處的青春和色澤，已成為新時代創造女力幸福快樂的來源。

女性私密處的保健美容產品不斷地推陳出新。除了常見的清潔產品外，在美妝大賞和各廠商的大力宣傳下，女性對私密處保養的觀點與過去大不相同，像是私密肌的青春露、緊實嫩白凝膠、熱感潤滑劑，甚至面膜和香水等，現在藥局、網路都有販售。對新世代女子來說，追求美體新境界，講求的不只是白皙、緊實、有彈力的臉龐或芬芳的體香，現在連私密基地都要白拋拋、幼咪咪，甚至要發散迷人的香氣。

常見的知名品牌，舒摩兒、賽吉兒和婦潔都有銷售針對私密處的美白、緊實、淨味功效的相關產品。另外，像新歡縮得妙女性私密專用凝膠或 KY 潤滑劑也是我在藥局工作時，常被詢問的熱門商品。

成人精油處方：初階版縮得妙 —— 歡愉之夢

精油成分		
配方濃度：1%	主要化學成分	作用
聖巴克茉莉 6 滴	苯基酯、吲哚、素馨酮	催情、煥白、淨化、歡愉感
雷公根油 30ml	積雪草苷	消炎、緊實、彈力、潤滑、保濕

使用方式

如廁清潔後，取幾滴複方油，輕柔塗抹於會陰部，不需按摩。每日 1～2 次。

處方解析 Important Note

既然都出書了，我就來大方分享我的「NANA 版縮得妙」，廣告詞我都想好了：「為鬆弛、失去彈性的私密處添加青春活力，彈性加倍，緊實宛如少女。」「NANA 版縮得妙」能深入私密肌膚底層，持續修護因老化、長期摩擦造成的傷害，緩緩滲透粗糙肌膚，再創粉嫩細緻，宛如新生。

「精油之王」茉莉精油在古文明裡是有名的春藥和月亮藥草。茉莉裡迷醉人心的關鍵成分是吲哚與素馨酮，絕對讓你持續散發誘人的女人香，有迷醉般的催情效果。事實上，真正為本帖處方帶來消炎、緊實、彈力、潤滑、保濕效果的是雷公根浸泡油。雷公根中的積雪草苷，可促進細胞更新，激勵膠原蛋白生成，延緩肌膚衰老。長久以來，在印度阿育吠陀傳統醫學被視為回春的藥用植物，細胞再生的元素之一，促進傷口癒合，並強化免疫，具良好的抗炎功效。同時也是平衡的補藥，既能提升能量，又能放鬆身心。

雷公根浸泡油是從雷公根植株中經過浸泡法萃取而來，也被稱為積雪草或印度水臍。雷公根有個小故事，據說老虎受傷時，會在長滿積雪草的河岸邊，使勁摩擦傷口處，當積雪草的汁液布滿傷口後，能使傷口快速癒合，因此便有了「老虎草」這可愛的小名。如果你的年紀跟我差不多，應該還有印象電影《黃飛鴻之獅王爭霸》中，黃飛鴻（李連杰飾）請暗戀他的十三姨（關之琳飾）教他說英文時，將英文「I Love You」讀成了「愛老虎油」。看到這裡，你覺得有比雷公根浸泡油更適合調入這帖「初階版縮得妙」的植物油嗎？雷公根浸泡油也成為我最愛的「愛老虎油」。

使用心得

時間快轉回十多年前，還是一位芳療新手的我，非常迷戀聖巴克茉莉精油（小花茉莉）。某天上班前，我塗抹這帖處方於私密處。當時我調的茉莉精油濃度略高，氣味也彷彿透過血液串流，籠罩我全

身，我的臉部因此微微泛紅。此時，一位男藥師默默飄過來說：「原來是妳，我從外面就聞到味道。好香噢！妳擦什麼香水？茉莉花駒！這茉莉花香很不一樣耶！哪裡買的？」還是未婚少女的我臉皮很薄，說不出真相。心想：「這味道可是結合我獨特的費洛蒙和分泌物的絕香。」那一天，我自己好像中了迷魂散的毒，只要從領藥的洞口看到小鮮肉，就會心花怒放；只要聽到音樂，就幻想自己是佛朗明哥女郎嘴裡咬著紅玫瑰，甩著大紅蓬裙，盡情搖擺舞動。

芳香療法中，不同氣味就像是不同咒語，協同了彼此的咒語，就會變成威力無比的魔法。有了氣味的刺激，鼻子也變成慾望的器官。我們都知道氣味分子會透過鼻黏膜的神經傳導至大腦，刺激杏仁核等邊緣皮質，影響我們的情緒或情慾。然而，經過這次聖巴克茉莉的私密處奇幻之旅後，我發現不僅透過鼻子嗅吸可挑動慾望，塗抹於私密處，更是傳導幸福香氣的聖地。

🫙 成人精油處方：**進階版縮得妙——危險愛神**

精油成分		
配方濃度：2%	主要化學成分	作用
聖巴克茉莉 4 滴	苯基酯、吲哚、素馨酮	催情、濃郁馨香
芳枸葉 4 滴	氧化物、單萜烯、單萜醇	溫暖身心，提升甜蜜愛意
豆蔻 4 滴	氧化物、酯	愉悅、忘卻煩愁、打開緊鎖的心房
雷公根油 30ml	積雪草苷	消炎、緊實、彈力、潤滑、保濕

使用方式

如廁清潔後，取幾滴複方油，輕柔塗抹於會陰部，不需按摩。需要時使用。

處方解析 Important Note

這帖進階處方是我後來改良的處方，是屬於有「特殊目的性」的處方，需要時再使用，千萬不要像我一樣在上班前塗抹！整體香氣讓女性變得甜美、可愛，溫暖有熱力。別人聞到後，會像是看到一位甜美清純的少女，坐在窗邊，太陽照射在她身上的光芒，讓人眼睛離不開她。

這帖處方中，除了聖巴克茉莉花精油之外，也調入氧化物類的精油：芳枸葉和豆蔻。芳枸葉精油的化學成分比例如「黃金三角」般的數字：30%單萜醇、30%單

萜烯和 30%氧化物，在芳香世界十分罕見，像是由大自然調配的複方精油，卻以單方精油身分出現於世。效用跨足身、心、靈，氣味也十分甜美，十足誘人。

另一味，豆蔻精油讓人想起唐代詩人杜牧寫下的詩句「娉娉裊裊十三餘，豆蔻梢頭二月初」。後人便以「荳蔻年華」來形容十三四歲的花漾少女。我極度喜愛豆蔻精油，已經到了癡迷的地步，每次聞到這種輕盈、溫暖、甚至帶點男性香汗的氣味，我就會滿心雀躍，疾病不藥而癒。

豆蔻的化學成分中氧化物與酯類接近一比一（各占約 40%），所以賦予氧化物的輕盈與酯類的溫暖。豆蔻就像是植物界的「風流才子唐伯虎」，挑逗著妳，讓妳熱血沸騰；而那才子般的溫柔，讓妳甘願靜靜躺在他的懷中。這種從心底的寧靜、愉悅、輕鬆的流動療癒特性，進而將疲憊的身軀、緊繃的思緒，全部一掃而盡的作用力，豆蔻做得很到位。

總結，聖巴克茉莉馥郁芬芳的馨香，沁入敏銳的嗅覺裡，撩撥壓抑的慾望。隨著芳枸葉與豆蔻揚起氧化物的風帆啟航，領引著單萜烯，滋養挑動每一條感官神經；溫情暖意的單萜醇純粹不羈，浴火燦爛；忘卻煩愁的酯類，靜靜敲開最後一道緊鎖的心房。撩人的香氣旋律，流入體內禁地，操弄一次次的起伏、汗腺的燃燒，赤裸而奔放，為妳揭開夜晚的狂火盛宴，盡情的享受吧！長久的伴侶關係讓我們失去了冒險、改變、探索和新奇的悸動，那就試試這帖可乖、可壞，令人蠢蠢欲動的迷香吧！妳仍然可以在熟悉的柔暖溫度中，傾訴心中的愛意，尋覓出激情浪漫的夜晚！

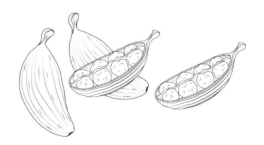

Chapter 06

頭皮保健篇

01 落髮

芳療藥師的真心話

現今拜延緩老化科技所賜，多數人即使奔齡 50，仍然維持年輕的肌膚。然而，逐漸稀疏的髮量，卻殘忍地洩漏已褪去的青春，甚至讓人看起來顯老。很多人都覺得自己沒有落髮，所以不需要特別保養；但是，研究顯示女性從 30 歲開始，頭皮就會老化、失去彈性，頭髮也會逐漸變細；而男性更早老化，從 25 歲開始！當你花大錢保養臉部皮膚，也千萬不要忽略最容易透漏實際年齡的頭皮。最好趁早好好保養，才不會老大禿頭徒傷悲。頭皮真的也會鬆弛，甚至隨著情緒波動、精神壓力而受損。

落髮的常見原因，像是壓力、荷爾蒙變化、疾病、藥物等。重點是落髮已不是中年危機的專屬傷害，而是各年齡層的男女都有可能會遇到的問題。坊間的養髮品眾多繁雜，如養髮液、頭皮水、生髮液等

各式各樣商品名詞，一樣都是針對頭皮的商品，但成分和作用其實完全不同，消費者選購時要注意。

市售商品大致分類為兩種：藥品和保養品（化粧品衛生安全管理法）。落健、萌髮 566、杏輝凱蕾等**生髮液**有刺激頭皮生髮的藥用成分（如：Minoxidil），是分類成藥品。**養髮液**是提供頭皮營養，大多屬於保養品，不是藥品；既然不是具療效的藥品，就會只有養髮和滋養頭皮的效果，沒有促進生髮的療效。

養髮液的功能比較像是預防重於治療的保養概念，平日把頭皮清潔乾淨、灌溉營養，自然能減緩頭皮老化、落髮的困擾。市售養髮液的功效都強調在促進頭皮血液循環、強健髮根、活化毛囊、補給養分、抑菌、調理油脂分泌等。特色成分會隨著各家廠商變化，如植物萃取（繡線菊、柑橘皮、大蒜、牛蒡、白蕁麻、洋甘菊、山金車）、中藥萃取（薑黃、當歸、苦參、龍膽、生薑、甘草）或咖啡因、菸鹼

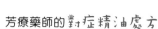

酸、鋅、維他命 E、維他命 B₅ 等。台灣、日本藥妝熱賣的柳屋雅娜蒂 YANAGIYA 髮根營養液，和資生堂 SHISEIDO 不老林頭皮養髮精，就是屬於保養品類型的養髮液。

成人精油處方：**髮肌養護液**

精油成分		
配方濃度：0.5%	主要化學成分	作用
真正薰衣草 5 滴	酯類、單萜醇	抗發炎、抗菌、抗黴菌、促循環、鎮靜安撫
馬鞭草酮迷迭香 5 滴	單萜酮、單萜烯	抗菌、抗黴菌、平衡油脂、細胞再生
100ml 基底成分		
真正薰衣草純露 40ml	酯類、單萜醇	抗發炎、抗菌、抗黴菌、促循環、鎮靜安撫
馬鞭草酮迷迭香純露 40ml	單萜酮、單萜烯	抗菌、抗黴菌、平衡油脂、細胞再生
雙倍蘆薈酵母膠 15ml 或 十倍蘆薈原液 15ml	200%蘆薈、酵母膠	抗發炎、抗菌、抗黴菌、平衡油脂、促循環、促傷口癒合、抗氧化
卵磷脂乳化劑 5ml（參考第 76 頁）	大豆卵磷脂、蔗糖醇	使精油乳化，溶解於水溶液中。

※以上精油處方濃度以 1ml＝20 滴計算。

調製方式

先將精油加入卵磷脂乳化劑中，再加入純露均勻攪拌。最後，全部加入蘆薈膠或原液中。

使用方式

使用前搖一搖瓶身。洗髮後，噴灑於頭皮，稍加按摩。

處方解析 Important Note

我剛生產完的那一年瘋狂落髮，額頭兩側髮線倒退，頭髮變稀疏。產後落髮雖然不算是異常現象，據悉還有媽媽掉到快禿頭。常常隨便一撥髮，手上就一搓頭髮；洗頭後更可怕，浴室的排水孔都被大量髮絲塞住了，讓人心驚甚至心慌，頓時

能理解男性對禿頭的恐懼。為了生一個小孩，差點變光頭、身材變形、臉變老、變皺、變蠟黃……總覺得女人這部分真的犧牲很大！

本帖養髮液（**髮肌養護液**）是以頭皮化妝水的概念形式來設計處方。你甚至可以當作臉部化妝水，噴完臉後，往上噴頭皮，非常方便，而且絕對不會忘記使用。如果時間允許，稍稍按摩頭皮來幫助吸收，用浴帽包覆約 10 分鐘後，再吹乾頭髮。頭皮化妝水的保養方式比頭皮滋養油的按摩方式，方便太多了。除非你去美髮沙龍做頭皮 SPA 按摩，否則用頭皮滋養油按摩後需要很多時間清洗。久而久之，真的會懶得保養。保養最好是天天用最有效，如果用一天停一個月，不如就別用了。

髮肌養護液的精油濃度不要調太高，大約 0.5%濃度就好。濃度太高反而會刺激頭皮分泌油質，增加細菌繁殖機率。很多人很喜歡頭皮涼爽而選擇加胡椒薄荷精油或純露。不過，依照我的調劑經驗，它很容易刺激頭皮出油，我不太建議使用。本帖調入於頭皮保養液的精油和純露，重點放在市面上養髮液強調的功效，主要是促進頭皮血液循環、滋養強健髮根、抑菌、平衡油脂等。

處方設計主軸：精油合併純露來傳達相同植物完整能量。我選擇真正薰衣草精油搭配真正薰衣草純露，馬鞭草酮迷迭香精油搭配馬鞭草迷迭香純露。芳香植物在透過蒸餾的轉化過程後，純露和精油分別蘊含了各自的植物能量密碼，將兩者合併可獲得更完整的身心能量療癒。

第一味組合，真正薰衣草精油與真正薰衣草純露。它溫柔的花草氣味廣受喜愛，成為芳香療法中歷久不衰的最佳代言人。在氣味協調上，很適合搭配花類、木質、果香、葉片、根部類型的精油。有時候在調複方時，不小心氣味變得不太好聞，可加入真正薰衣草精油，充當稀釋劑，氣味會變得柔和。另外，真正薰衣草有一種以愛與關懷出發的嚮導性格，如甘草是中藥處方的萬藥之引，薰衣草也是芳療處方的精油之引，可增強協同作用，產生一加一大於二的效果。

真正薰衣草含有高比例的乙酸沉香酯及沉香醇，香氣清新、甜美，帶有草本味。除非你排斥它的氣味，否則在任何身心不適的狀況下，都能夠立即發揮安撫、鎮靜的效果。預防落髮的機制來自於它的抗菌、抗發炎的效果，有助於清除毛囊中的細菌，降低頭皮發炎或敏感。真正薰衣草也能放鬆身心，有助於消除造成落髮的兇手之一——壓力。

第二味組合，馬鞭草酮迷迭香精油與馬鞭草迷迭香純露。在芳香療法中，迷迭香精油有三種 CT 型——樟腦迷迭香、桉油醇迷迭香、馬鞭草酮迷迭香。樟腦迷迭香常被用來處理神經肌肉問題和活化記憶；桉油醇迷迭香常被用來處理呼吸道感

染問題；馬鞭草酮迷迭香則特別適合處理肝臟與膽囊的問題。

馬鞭草酮迷迭香「更生」的特質也讓它成為除皺美顏的護膚聖品，在純露界穩站美容護膚寶座，連大馬士革玫瑰純露的皇后寶座都要讓位。馬鞭草酮迷迭香無論精油或純露，幾乎都是芳療師拿來養護頭髮和頭皮的不二選。它可以改善頭皮的血液循環，除了可以預防落髮，也能刺激毛髮生長。優異的抗氧化力，可以防止自由基對頭皮的傷害；其抗菌的特性可減少頭皮屑，並有助於頭皮平衡油脂、強韌秀髮。

第三味，蘆薈膠或蘆薈液。蘆薈是自古以來重要的民俗良方，以前家中長輩會直接把蘆薈摘下來，擦在皮膚上當保養品，或治療燒傷、曬傷、凍傷、禿頭和落髮。不過，皮膚科醫生建議，不要把新鮮蘆薈直接塗在肌膚上，不然可能會引發過敏性接觸皮膚炎！蘆薈必須經過提煉、篩選、脫敏等專業工程處理後，將成分分離，才可安全使用。

蘆薈之所以萬用，來自於多肉植物葉片中的黏稠凝膠，含有各種活性化合物，包括維生素、礦物質、氨基酸、酵素、多糖、木質素、皂苷和水楊酸等。蘆薈膠對肌膚和頭髮的好處相當多，抗發炎作用可降低頭皮發癢、發紅；抗氧化作用可延緩髮肌老化；淨化收斂作用可平衡皮膚油脂分泌，防止積聚皮脂、微生物和汗垢；抗

菌作用能夠抵禦頭皮表層的細菌和微生物，避免因感染問題而落髮。不但能促進頭皮的血液循環，還能預防落髮和刺激毛髮生長。蘆薈的酵素會幫助頭皮恢復活力；蘆薈的多醣會激勵細胞活化，同時舒緩乾燥的頭皮，除去死皮細胞。

調製頭皮保養液，必須要注意精油是否完整乳化於水溶液。雖然純露和蘆薈膠會幫助精油分散於水溶液中，但還是建議使用天然乳化調合劑。先將精油調入乳化調合劑中，加入純露均勻攪拌後，再加入蘆薈膠或蘆薈液。因為天然乳化劑的成分大多為大豆卵磷脂、杏仁、椰子油成分，無法像化學合成的乳化劑一樣完全將精油溶於水中，久放還是會分層，所以使用前要搖一搖。

注意事項

有些生理上的疾病，也可能從掉頭髮的症狀開始表現，如甲狀腺功能異常、自體免疫性疾病等，不要輕忽身體給你的健康警訊。如果落髮狀況嚴重，請前往醫院皮膚科進行檢查，釐清問題。

02 禿髮

芳療藥師的真心話

我已經持續使用上一篇的「髮肌養護液」十多年了,幫助我和很多芳療個案解決產後嚴重落髮的問題。如果要討論禿髮的生理和心理障礙,我也可以跟你說我的真實經驗。我的國中生涯並不像荳蔻少女們充滿青春的喜悅。相反的,我時時處在自卑又恐懼的輪迴中。當時隨著荷爾蒙變化,在我身上引發一種自體免疫疾病——紅斑性狼瘡,免疫系統會攻擊自身的健康組織,引起發炎反應。因此,發炎反應破壞全身的毛囊,我引以為傲的長髮,甚至

眉毛、睫毛和體毛,在短短二個月內全部掉光,接踵而來的是整整兩年,有苦難言的假髮生涯。那時候,我非常痛苦……有時假髮被同學惡意扯下,滿腹羞憤。在內心悲涼的這兩年,有幾次還起了跳樓輕生的念頭。

後來頭髮慢慢長回來,紅斑性狼瘡卻持續在我身上引發一系列的自體免疫性疾病,直到現在奔齡 40,在我頭頂還會出現鬼剃頭(圓形禿),時常東禿一塊西禿一圈。年輕時,我幾乎嘗試過市面上所有生髮液,甚至用薑、蒜頭、蘆薈擦圓禿的頭皮,搞到頭皮發炎、發臭。還好這一切都結束了!我現在有自製的賦活生髮液。

成人精油處方:賦活生髮液

精油成分		
配方濃度:2%	主要化學成分	作用
馬鞭草酮迷迭香 15 滴	單萜酮、單萜烯	抗菌、抗黴菌、平衡油脂、細胞再生
大西洋雪松 10 滴	倍半萜酮、倍半萜烯、倍半萜醇	抗發炎、抗菌、抗黴菌、促循環、鎮靜安撫
薑 CO_2 5 滴	倍半萜烯	抗發炎、抗菌、抗黴菌、促循環
醒目薰衣草 10 滴	酯類、單萜醇、氧化物、單萜酮	抗發炎、鎮靜安撫
100ml 基底成分		
馬鞭草酮迷迭香純露 70ml	單萜酮、單萜烯	抗菌、抗黴菌、平衡油脂、細胞再生

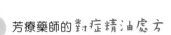

雙倍蘆薈酵母膠 20ml	200%蘆薈、酵母膠	抗發炎、抗細菌、抗黴菌、平衡油脂、促循環、促傷口癒合、抗氧化
卵磷脂乳化劑 10ml（參考第 76 頁）	大豆卵磷脂、蔗糖醇	使精油乳化，溶解於水溶液中

※以上精油處方濃度以 1ml＝20 滴計算。

調製方式

先將精油加入卵磷脂乳化劑後，再加入純露中，均勻攪拌後，再全部加入蘆薈膠中。

使用方式

局部塗抹後，稍加按摩效果更好。如果需要全頭皮使用，建議調降濃度至 1%。每日 1～2 次。

處方解析 Important Note

現代人生活步調急促，壓力也大，長時間久坐，不運動，加上外食營養不均衡，這些問題看似細微，卻會讓身體累積毒素，血液循環漸漸變差，形成落髮的肇端。除了調整生活型態，這時也非常建議每週 1～2 次用精油按摩頭皮，促進頭皮下的血液循環，藉由舒緩頭皮緊繃，減少壓力性落髮的現象。

賦活生髮液仍以頭皮保養液的功效設計處方——抗菌、抗炎、抗氧化、促進頭皮血液循環和活化毛囊。這帖生髮液是我芳療教學多年來經常分享的處方，自己也使用將近 20 年。每次出現鬼剃頭，大約使用 2 個月左右，就會長出細毛。不過，我也不是只靠這帖生髮液來恢復毛髮生長，會同步調整生活、飲食、紓解工作壓力，也會與免疫風濕科醫生討論監測血液數據變化。

首先，馬鞭草酮迷迭香精油與馬鞭草迷迭香純露，除了抗落髮也是促進生髮的不二選擇。它可以改善頭皮的血液循環，除了可以預防落髮，也能刺激毛髮生長。優異的抗氧化力，可以防止自由基對頭皮的傷害。抗菌效果可改善黴菌、頭皮屑等對毛髮的威脅，也有助於平衡頭皮油脂分泌、防止脫髮。（詳見第 252 頁「髮肌養護液」的處方解析）

第二味，大西洋雪松精油（Cedarwood／Cedrus atlantica）。除了迷迭香常被用來處理落髮和生髮，大西洋雪松也是頭皮保養不可或缺的一味，尤其是生髮液的處方。精油是從木心蒸餾萃取而成，擁有醇厚又柔和的木質味，廣受男士喜愛，常見於各大品牌保養品、髮妝品中，作為後味香調與基底，價格也很親民。此外，心靈層面上，沉穩的大分子成分：倍半萜

酮、倍半萜烯和倍半萜醇類化合物，讓大西洋雪松精油具有穩定人心和鎮靜安神的效果，在睡前按摩頭皮，還能釋放頭部壓力，放鬆心情。

大西洋雪松是一味強化、強健的補氣精油，能滋補腎氣與脾胰之氣。化學組成歸屬於倍半萜酮類，也擁有一整系列大分子的倍半萜類成分：大西洋酮（倍半萜酮類）、雪松烯（倍半萜烯類）、雪松醇（倍半萜醇類）。它對難纏的圓形禿與產後大量落髮也有明顯助益。能夠抵抗頭皮上的細菌和微生物，避免因感染問題而落髮；能改善頭皮出油，減少毛孔阻塞而落髮；其中的大西洋酮能促進淋巴和血液循環；雪松烯則具有減輕頭皮炎症的抗炎特性，適用於炎症疾病或化療類型的脫髮。

第三味，薑 CO_2 精油（Ginger／*Zingiber officinale*），天然生髮藥。自古以來，薑都是生髮、烏髮作用的良藥。化學屬性為倍半萜烯類，含有 20 種以上化合物，如薑烯、沒藥烯、薑黃烯等，具有抗發炎、抗氧化、促循環特性。超臨界 CO_2 萃取的薑更多了二種神效成分：薑辣素（Gingerol）與薑烯酚（Shogaol）。薑的溫熱活血行氣特性，外用於頭皮時，有一定程度上增進頭髮的新生能力。**薑的薑辣素有助於活化頭皮毛囊組織，有效地強化髮根，防止落髮**。殺菌、抗發炎效果有助於抑制頭皮搔癢，改善頭皮屑、感染性發炎的頭皮，以及因化學漂白劑或染髮劑引起的頭髮損傷。

坊間傳說用生薑按摩頭皮能刺激生髮。小時侯因為紅斑性狼瘡落髮時，母親就是用生薑加藥酒，塗抹圓形禿的地方，結果太刺激還一度造成頭皮、毛囊發炎，頭髮掉更多，直接使用生薑抹頭皮真的太刺激！建議以 1%以下的薑精油濃度搭配合適的基底油或凝膠調製後，再按摩，也可以使用本帖處方設計的生髮液，較為理想，不刺激。

最後，處方中調入一味身心舒緩和協同作用良好的醒目薰衣草精油。與真正薰衣草的酯類特性一樣，具有甜美放鬆的芳香，還多了 1,8-桉油醇（氧化物類）和樟腦（單萜酮類），促進循環和細胞再生。水溶液部分仍然以馬鞭草酮迷迭香純露為首選。基底中的蘆薈膠比例可以調高一些，增加保溼度與停留在頭皮的時間。另外，把這帖處方拿來擦眉毛，生髮效果也很令人滿意！各位要注意一點，本帖處方對黏膜有些刺激，塗抹眉毛時，建議用棉花棒，避免滲入眼睛內。

注意事項

長時間過度落髮或圓禿，有可能是免疫系統異常，如有疑慮，建議接受檢查，先了解落髮原因。塗抹時，避免滲入眼睛。處方設計以局部使用為主，如果需要全頭皮使用，建議調降濃度至 1%。

03 頭皮毛囊炎

芳療藥師的真心話

　　頭皮也會長痘痘？那是頭皮毛囊炎！一顆一顆紅色丘疹從頭皮冒出頭來，伴隨著不少黃白色膿皰，不但又癢又痛，忍不住抓頭皮，還會導致痘痘破裂還流血流膿。如果發炎太嚴重會形成囊腫，甚至會破壞毛囊。因此，建議先至皮膚科就診，讓過度的炎症緩和下來，再運用芳香療法來輔助控制。千萬不要手癢去擠或摳它，容易擴散感染範圍，讓病情惡化。如果毛囊損傷或形成疤痕，會造成落髮或無法再生新髮。

　　頭皮毛囊發炎時，必須注意頭皮清潔，減少使用化學性髮妝品，少吃辛辣及刺激性食物，油膩食物或甜食。最重要的是調節壓力。在芳療諮詢中，頭皮毛囊炎的個案還真不少，他們的共同特性是生活作息不正常、日夜顛倒、頻繁熬夜、睡眠不足，有著壓力極大的工作。

　　很多人一剛開始會更換各種牌子的洗髮精，都還是沒有改善。看了皮膚科醫生，擦了藥膏也口服藥品，雖然有改善，但反反覆覆頻繁發作，相當困擾。你可不要想說只是頭皮上的幾顆痘痘很好解決，事實上並不容易，頭皮毛囊炎可能是細菌，也可能是黴菌引起，若沒抓準致病的根源、改善生活、積極治療，非常容易復發。我的處理方式會從三個方向著手：
第一，清潔——抗菌洗髮精。
第二，抗壓——頭皮與舒壓兩用噴霧劑。
第三，抗炎——消炎凝膠。

成人精油處方：抗菌洗髮精

精油成分		
配方濃度：1%	主要化學成分	作用
茶樹 20 滴	單萜醇、單萜烯	抗菌、抗發炎
100ml 基底成分		
精油專用洗髮精 100ml	植物油提煉成分	清潔頭皮

※以上精油處方濃度以 1ml＝20 滴計算。

使用方式

洗髮時先用溫水將擠出的洗髮精稀釋，再由髮絲搓向髮根及頭皮，用指腹輕輕按摩頭皮。

處方解析 Important Note

經常有人問毛囊炎會痊癒不再發作嗎？我的回答：如果你什麼都不改變，很難！頭皮毛囊炎就如同臉上的青春痘一樣，從發紅、腫脹到膿胞，發炎歷程大約需要 5～7 天。如果沒適當清潔或正確處理，受到感染部位會擴大發炎範圍，細菌或黴菌會把你的頭皮當成溫暖的家，再呼朋引伴，開始大量繁殖。你會發現同一個部位很容易反覆發作，嚴重發炎時，會有強烈的疼痛感，甚至造成受損區塊永久性的禿髮，由此可見對頭皮的深遠傷害。

如果有頭皮毛囊炎困擾，挑選洗髮精時務必要注意成分。成分必須不含香精、人工色素、矽靈、化學防腐劑和合成界面活性劑。市面上有很多洗髮精為了增加去油脂力會添加成本低廉的合成界面活性劑，刺激性強，容易刺激皮膚表皮層產生敏感現象，衍生出更多的頭皮問題。

很多人為追求「天然」洗髮精，以為只要添加精油，就可以把任何一種洗髮精變成天然無害，於是拿家裡現有的洗髮精，不管它的成分如何，就往裡面加精油，結果不但沒有獲得改善，反而造成頭皮越來越癢、乾燥和敏感。尤其是有添加護髮乳成分（如矽靈）的洗髮精，反而把精油變成傷害頭皮的兇手！原則上，我不太建議這樣做，有些精油的 pH 值比較低，額外添加太多精油，反而干擾了洗髮精裡的鹼性清潔成分，會有洗不乾淨的問題。另外，精油會降低洗髮精中乳化劑的作用，如果加太多，你會發現洗髮精怎麼變成液態，大大減少去油脂的清潔力效果。

調製天然精油洗髮精，建議選擇精油專用洗髮精或無香精洗髮精。你可能會覺得使用後不但沒有香味，還有一股不太討喜的乳油味，洗完又不蓬鬆，甚至頭髮還會打結的洗髮精，怎麼價格貴那麼多，有的甚至上千元。主要原因是以植物油做的天然乳化劑價格是一般乳化劑的數倍。不過，好的無香精洗髮精，不但能讓你避免受到香精和化學乳化劑的慢性傷害，加上適當的抗菌精油更能改善頭皮的問題，當然多了更多的益處。

最溫和的天然抗生素——茶樹精油。我選擇價格不貴、抗菌力好、溫和不刺激的茶樹精油調入洗髮精。洗髮精的主要功能是清潔頭皮上的細菌與髒汙，加上停留的時間短，因此不要期待精油有生髮、保濕效果，它能發揮抗菌效果就很不錯了。我個人覺得洗髮精加入太多精油反而是一種浪費。茶樹精油中，含有豐富的單萜醇類：萜品烯四醇（Terpinen-4-ol），它的消炎、抗菌能力眾所皆知，也是自古以來的

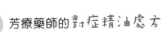

抗菌良方。

有毛囊炎的敏感頭皮，洗髮時要注意，先用溫水將調製的精油洗髮精稀釋，不要讓洗髮精直接擠在頭皮上，可能會刺激頭皮，容易造成頭皮屑、頭皮癢。洗髮時用指腹輕柔按摩頭皮，可以稍微停留幾分鐘，增加茶樹精油在頭皮的抗菌效果，再沖掉即可。

 成人純露處方：**頭皮與舒壓兩用噴霧劑**

純露成分		
	主要化學成分	作用
100ml 基底成分		
羅馬洋甘菊純露 50ml	酯類	抗發炎、抗過敏、放鬆身心壓力
波旁天竺葵純露 50ml	單萜醇、酯類	抗菌、平衡油脂分泌、平衡情緒

使用方式

頭髮洗淨後，可噴灑於全頭皮。

處方解析 Important Note

當茶樹洗髮精清潔完頭皮表面細菌和油汙後，輪到純露接著修復與清潔頭皮。所有的純露都含有機酸成分，pH 值呈弱酸性的都有良好的抗菌功效。我試過許多純露組合，最後選擇羅馬洋甘菊和波旁天竺葵純露。除了香氣十分舒壓，還能處理毛囊炎的症狀，效果最讓我滿意。如同真正薰衣草純露，酯類的羅馬洋甘菊純露非常溫和，連嬰兒脆弱肌膚和黏膜敏感部位都可以使用。純露噴在頭皮的清涼感，能減緩正在發炎、發紅的肌膚，同時安撫神經，舒緩焦慮不安。如果家中沒有羅馬洋甘菊純露，也可以使用真正薰衣草純露替代。

另一味，波旁天竺葵純露，單萜醇的抗感染效果，能強化了處方中抗細菌或黴菌的效果。「平衡之油」天竺葵能調理失衡的皮膚，特別適合油性肌膚與青春痘（痤瘡）肌膚。不但可以平衡油脂過度分泌，同時也補充水分，預防肌膚乾燥。亦能調節交感和副交感神經系統的運作，緩和失控的壓力荷爾蒙的負面影響。天竺葵的清涼特性，能清熱順氣，整頓思緒、消解怒火，回到輕鬆、自由自在的隨意感。

成人精油處方：毛囊炎舒緩凝膠

精油成分		
配方濃度：3%	主要化學成分	作用
月桂葉 10 滴	氧化物、單萜烯、單萜醇、酯類、酚類	抗發炎、抗菌
綠花白千層 5 滴	氧化物	抗發炎、抗菌、促進角質代謝
玫瑰草 10 滴	單萜醇	抗菌
真正薰衣草 5 滴	酯類、單萜醇	抗發炎、抗菌、安撫鎮靜
50ml 基底成分		
波旁天竺葵純露 15ml	單萜醇、酯類	抗發炎、抗菌、調節荷爾蒙、平衡神經系統、平衡油脂分泌
快樂鼠尾草純露 10ml	酯類	抗發炎、調節荷爾蒙、平衡神經系統、平衡油脂分泌
雙倍蘆薈酵母膠 20ml（參考第 78 頁）	200%蘆薈、酵母膠	抗發炎、抗菌、平衡油脂、促循環、促進傷口癒合
卵磷脂乳化劑 5ml（參考第 76 頁）	大豆卵磷脂、蔗糖醇	使精油乳化，溶解於水溶液中

※以上精油處方濃度以 1ml ＝ 20 滴計算。

調製方式

先將精油加入卵磷脂乳化劑中，再加入純露中，均勻攪拌後，再全部加入蘆薈膠中。

使用方式

頭髮洗淨後，塗抹於毛囊炎部位。

處方解析 Important Note

詳見於外用皮膚藥篇〈05 青春痘、成人痘〉成人精油處方：抗痘凝膠（參考第 114 頁）

注意事項

濃度高，建議局部患部使用。

04 頭皮濕疹（脂漏性皮膚炎）

芳療藥師的真心話

有一種頭皮很癢的症狀叫做「頭皮濕疹」。在日本的藥妝店，除了看到手部濕疹藥，一定也會看到的「頭皮濕疹治療藥」商品。事實上，兩種藥品組成都差不多，大都含有：類固醇、抗組織胺藥、抗菌劑、止癢藥、組織修復成分和清涼劑等。我相信承受高壓力的日本人，一定有很多頭皮問題，因此藥商特別針對頭皮區域的皮膚炎，開發頭皮濕疹治療藥。這名詞台灣比較少用，它就是我們常聽到的脂漏性皮膚炎。

脂漏性皮膚炎是濕疹的一種，其發炎反應好發生在皮脂腺分泌旺盛的部位，常見於前額髮際線處及後側頸部的頭皮，會反覆出現像頭皮癢、大量頭皮屑、頭皮油膩、頭皮乾燥等症狀。除了頭皮，也會出現在鼻側、耳後、眉毛四周、胸前等。目前脂漏性皮膚炎的發生原因還不清楚，但與皮脂過度分泌、發炎反應及黴菌感染脫不了關係。

傳統治療以外用類固醇與外用抗黴菌藥為主。一般的處理會先以類固醇藥膏來消炎和止癢，雖然治療反應好又快，但是容易再復發。類固醇是一種心機很重的「小三」藥品。短期使用類固醇，享受它美好的療效，是沒有問題的！然而，因為大部分的患者都會持續忽略來自食物、環境、用品或壓力的致敏原，導致濕疹反反覆覆發作，為了避免濕疹症狀起起伏伏帶來的困擾，而選擇長期使用它。於是，當皮膚養成對類固醇的依賴性時，忽然覺得不需要而瞬間拋棄它時，類固醇就會像小三一樣，做出激烈地愛的反彈，到元配家鬧得雞犬不寧，最後為了掩蓋事實，又淪落到無限循環用藥和反覆發作。再也回不去了！

類固醇製劑不是那種說停就能馬上停的藥品，它有疾病反彈現象。頭皮濕疹很容易因為類固醇的錯誤使用和停藥方式，而產生症狀無限輪迴的折磨。相較之下，外用抗黴菌藥溫和度較高，但長期使用會有產生抗藥性的疑慮。有時醫師也會建議搭配抗黴菌的洗髮產品，可降低反覆發作的機率，市售常見產品，像是仁山利舒、金美克能、海倫仙度絲、綠蒂絲等。

西藥：ムヒHD 頭皮濕疹治療藥、メディクイックH GOLD 頭皮濕疹治療藥、ラクピオンHスプレー頭皮濕疹治療藥

商品	ムヒHD 頭皮濕疹治療藥	メディクイックH GOLD 頭皮濕疹治療藥	ラクピオンHスプレー 頭皮濕疹治療藥
藥廠	池田模範堂	樂敦製藥	東光藥品工業
藥品類別	指定第 2 類醫藥品	指定第 2 類醫藥品	指定第 2 類醫藥品
主成分	Prednisolone Diphenhydramine HCL Isopropyl methylphenol Allantoin Panthenol l-Menthol	Prednisolone Glycyrrhetinic acid Isopropyl methylphenol Crotamiton Allantoin l-Menthol	Prednisolone Diphenhydramine HCL Isopropyl methylphenol Allantoin l-Menthol
適應症	發癢、濕疹、皮膚炎、接觸性皮膚炎、汗疹、蕁麻疹、蟲咬		

藥品主成分與作用類別

（1）類固醇—— Prednisolone

（2）抗組織胺藥—— Diphenhydramine HCL

（3）抗發炎劑—— Glycyrrhetinic acid

（4）抗菌劑—— Isopropyl methylphenol

（5）止癢藥—— Crotamiton

（6）組織修復—— Allantoin、Panthenol

（7）清涼劑—— l-Menthol

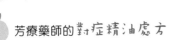

 ## 成人純露處方：抗菌、抗炎、抗壓噴劑

100ml 基底成分		
	主要化學成分	作用
杜松漿果純露 50ml	單萜烯	抗發炎、抗菌、抗黴菌、鎮靜安撫 淨化心靈和排除負面能量
絲柏純露 50ml	單萜烯	抗發炎、抗菌、抗黴菌、鎮靜安撫 協助度過人生重大轉變、穩定心緒

※以上精油處方濃度以 1ml＝20 滴計算。

使用方式

噴霧：頭髮洗淨後，可噴灑於全頭皮，也可當情緒舒緩隨身噴霧劑。

內飲：無法排解的鬱悶時，可以取 5ml 加入 100ml 的溫水中飲用。

處方解析 Important Note

事實上，有頭皮搔癢或濕疹的人還真不少。我會按照個案的嚴重程度，建議不同的芳療處方。芳療處方的設計方向會涵蓋平衡皮脂分泌、降低發炎反應、對抗黴菌感染與紓解壓力。除了上一篇精油洗髮精的使用外，也會使用純露噴劑和頭皮專用敷膜。

這些芳香療法諮詢的個案，絕大部分是因為情緒壓力造成頭皮濕疹。其中讓我特別印象深刻的二位女性，一位是經歷五次人工受孕失敗，另一位是自然懷孕但連續流產的個案。她們原本都是相當優雅並且十分注重外表儀態的女性，因為自責加上來自家人的壓力和指責，以致於情緒受

到很大的打擊。很難想像當她們再度來諮詢時，頭皮上已經布滿黃油油的脫屑，一片片頭皮屑真的像雪花一樣掉滿整個肩膀，頭髮還會隨著皮屑一起掉下來，讓人很難不注意到！讓我心疼的是，她們已經放棄自己，也放棄外表。不過，我好高興，她們都還願意找我諮詢和聊天。從談話當中，可以感受到她們的絕望，甚至強烈的憤怒感。然而，這些絕望和憤怒的負面情緒，選擇顯現在頭皮上，產生又紅又癢又痛的症狀。

這樣夾雜著黴菌感染、皮膚發炎、荷爾蒙驟變，以及情緒重擊的頭皮濕疹，真的很難纏。再加上，這兩位女性個案都正在接受類固醇和抗黴菌藥物的治療，更增加芳香療法使用的難度。身為一位藥師，我是絕不可能叫她立即停止使用藥物，完全轉換成芳香療法。我建議精油薰香和口服純露，先從情緒安撫著手，然後花了很長一段時間，一邊協助藥物減量，一邊緩

慢增加和調整精油處方。很高興，在經歷了3個多月後，我在這兩位個案上，看到她們的笑容和改變。芳香療法的美好在於它的多重生理與心理功效，同時具備抗炎、抗感染和情緒調整等效果，而且比較不需要擔心抗藥性和類固醇的反彈現象。

在使用**茶樹精油抗菌洗髮精**（參考第258頁）澈底洗淨後，先為頭皮噴灑純露來展開輕療癒的前奏。

我遇到的芳療個案比較極端，頭皮濕疹大都來自於過度壓抑的負面情緒。當一個人身心狀態不斷受到重大打擊，內心產生的憤怒跟恐懼便幻化成心魔，心魔轉化成疾病。

因此，我選擇了二味芳療圈中知名的驅魔精油——杜松漿果與絲柏。二者都帶著單萜烯類的特性，消炎、抗菌、清阻塞，為頭皮濕疹舒緩帶來加分的效果！除了外用於頭皮，我也會建議內飲，有助於剷除心中無法排解的鬱悶。

第一味，杜松漿果純露。杜松是一種萬靈藥，可抗菌、可消炎、可解毒，也可以降妖伏魔，常被用來淨化心靈和排除負面能量。杜松漿果能澆熄因憤怒而瘋狂蔓延的燃燒狀態，也為無止境失去而衍生的恐懼、無力感，灌注勇氣與意志，帶來生命重新開始的想法。

第二味，絲柏純露。無論是絲柏精油或純露，都有著獨一無二的轉變能力，幫助人們突破最難以解開的負面情結，讓我們懂得接受改變，也懂得放手捨棄。女人的一生，會面對無數的失去與痛苦難捱的轉變，絲柏輕盈跳躍般的轉變能力，會協助我們在所有人生重大轉變的過渡期，減少衝突，一路順暢，同時給予支持與穩定心緒。

女性們彷彿會被一直灌輸對生活要不畏痛苦，對家庭要義無反顧，但無極限的壓抑痛苦，為家庭失去自我，實在令人心疼不已。當受壓抑的負能量找不到出口，變成了蠶食我們內心的惡魔，任何抵抗都沒用！若想擺脫心如刀割的酷刑，可試試芳香療法的輕療癒，溫柔輕觸內心，能為垂死的心靈，獻上一帖芳香解藥。讓女性更通透與自在，恢復美麗與自信。

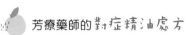

成人精油處方：頭皮淨化凍膜

精油成分		
配方濃度：2%	主要化學成分	作用
德國洋甘菊 8 滴	倍半萜烯、倍半萜醇	抗發炎、止癢、抗菌、抗黴菌
沒藥 8 滴	倍半萜烯	抗發炎、止痛、促傷口癒合、抗菌、抗黴菌
廣藿香 15 滴	倍半萜醇、倍半萜烯	抗發炎、抗菌、抗黴菌
真正薰衣草 17 滴	酯類、單萜醇	抗發炎、抗菌、鎮靜安撫
120ml 凍膜成分		
杜松漿果純露 25ml	單萜烯	抗發炎、抗菌、抗黴菌、鎮靜安撫
絲柏純露 25ml	單萜烯	抗發炎、抗菌、抗黴菌、鎮靜安撫
雙倍蘆薈酵母膠 50ml（參考第 78 頁）	200%蘆薈、酵母膠	抗發炎、抗菌、抗黴菌、平衡油脂、促循環、促傷口癒合、抗氧化
卵磷脂乳化劑 20ml（參考第 76 頁）	大豆卵磷脂、蔗糖醇	使精油乳化，溶解於水溶液中

※以上精油處方濃度以 1ml＝20 滴計算。

調製方式

先將精油加入卵磷脂乳化劑中，再加入純露中，均勻攪拌後，再全部加入蘆薈膠中。

使用方式

將凍膜塗抹於患部，用毛巾包覆，靜靜等候 30 分，然後用溫水沖洗即可。

處方解析 Important Note

頭皮淨化凍膜的設計方向為：抗發炎、止癢、抗黴菌和組織修復。或許你覺得敷面膜都懶了，還在頭皮上敷一層凍膜，等待 30 分鐘，好像很麻煩。不過，

這帖處方的組成有如一串魔法咒語，使用過的人都因頭皮神奇療癒而驚喜不已。請一週使用 2～3 次，絕對讓你非常滿意。

這裡我使用了兩款倍半萜烯類精油——德國洋甘菊和沒藥，具有相當強效的抗發炎、抗過敏作用，甚至有止癢、止痛、抗菌、修復傷口的特性。基本上，如果疾病本身需要使用類固醇與抗組織胺藥來治療時，我的處方中一定會出現這兩味精油。（德國洋甘菊和沒藥精油的詳細解說可見〈03 濕疹、過敏、感染〉第 106 頁「多功能乳霜」的處方解析）在生理上，德國洋甘菊和沒藥都擁有強大的效力，然而對

於情緒心靈的療癒力，也是神佛等級。

　　德國洋甘菊精油的深藍色澤成分並不是來自植物本身，而是經過高溫萃取得來。植物的母菊素分子不斷地捨下身上的原子團，反而獲得更強大的母菊天藍烴分子，成為植物界的藍色神話。德國洋甘菊植物能量代表「放下執著」，讓我想起金剛經中的一句經典「應無所住而生其心」。德國洋甘菊彷彿在傳達：「施主，苦海無邊，回頭是岸，只有悟道放下，才能獲得超脫。」或許真正放下舊有的惡習與執念，疾病和災難才能自然遠去。

　　另一味，沒藥精油。沒藥樹身處沙漠險境，卻也寧靜祥和。樹枝帶刺，能為自己的生命捍衛殺敵。受傷後流出的樹脂，能為自己的傷口療癒，奇蹟般的止痛力更能度過肉身的苦痛。沒藥的植物能量代表「重獲契機與靈感」，再度為人生燃起好奇心，探索所有美好的機緣。

　　第三味，廣藿香精油。濃郁的氣味，常讓人想到下雨過後的森林泥土。落地踏實的土味，適合身心疲憊不堪、過多思緒與擔憂的人，使其紮根，心智穩定。組成中含有高量倍半萜醇和倍半萜烯的廣藿香，其生理價值表現在抗炎、抗感染、減緩紅腫搔癢及修復創傷，如濕疹、牛皮癬、頭皮屑、足癬、褥瘡等。其抗老化的功效，被廣泛用於回春抗皺產品中，幾乎是各類皮膚疾病的處方中必備的一味良方。

　　最後調入真正薰衣草精油，它引領著

德國洋甘菊精油使人放下舊有限制，跳脫生命的框架與執念，隨著生命流轉，重新享受生命的自由。引領著沒藥精油平靜沉穩的氣息，讓心靈瞬間感到放鬆和寧靜，傷口也默默地癒合。最後，廣藿香的大地踏實、落地歸根氣味，讓被撕成碎片的心靈，重新緩緩合一。

　　基底凍膜是由蘆薈膠、絲柏純露及杜松漿果純露組成。蘆薈膠對肌膚和頭髮的好處相當多，已於〈01 落髮〉的處方解析中詳細說明（參考第 254 頁）。純露的選擇，可以持續使用象徵淨化的杜松漿果和象徵正能量轉變的絲柏。當然，也可以使用其他消炎、抗菌和平衡油脂分泌的純露，如真正薰衣草純露、羅馬洋甘菊純露、天竺葵純露、馬鞭草酮迷迭香純露、沉香醇百里香純露、香蜂草純露等。

注意事項

　　倍半萜烯類的精油（德國洋甘菊和沒藥）不好溶解於水溶液中，需多花一些時間攪拌均勻。

　　調製時，先將精油加入卵磷脂乳化劑，再加入純露中，均勻攪拌後，再全部加入蘆薈膠中。使用前如有分層，請再次攪拌均勻。

Chapter 07

眼部保健篇

眼睛疲勞怎麼辦？芳香療法有幫助？

　　眼睛是靈魂之窗，同時也是人體中最脆弱的器官之一。人一睡醒，眼睛就開工。很多人必須整天盯著電腦；即使吃午餐，還是盯著手機；睡前還在昏暗的燈光下看手機，眼睛負擔更大。現今 3C 產品盛行，更與工作和生活密不可分，螢幕藍光或許是傷害眼睛的主要危險因子。患有眼部相關疾病，如乾眼症、飛蚊症、青光眼等的人越來越多，因此我們更應該注重眼睛的日常保健，避免眼睛提早退化。

　　許多人在眼睛乾澀時，會自行購買生理食鹽水、人工淚液，或專程委託代購到日本購買眼藥水使用。日本堪稱是眼藥水奇幻王國，種類五花八門而且包裝設計精美。許多台灣人旅遊時都會跟隨網紅、部落客或藝人的推薦，購買眼藥水，有時看著上面似懂非懂的日文，甚至對成分也一知半解的情況下，就相信誇大的功效，把眼藥水當眼部保養品使用。提醒各位，大部分的日本眼藥水不是第 2 類就是第 3 類醫藥品，是藥品！真的「藥小心」使用。

　　常聽到一句話「話不能亂說，藥不能亂吃」。不過，藥師當久了會發現，平常衛教病人吃藥都不是很願意吃，怕副作用，怕有毒，怕傷身傷肝，但眼睛明明沒生病，卻很愛點眼藥水！一般來說，我們對於不清楚成分或效用的口服藥，通常不會貿然地吞下去，可是不知為何對於來自日本的眼藥水就很寬容，不加思索就把它滴到最脆弱的眼睛，大概是被精美包裝蒙蔽了防禦之心吧！

　　日本傳奇的眼藥水很多，每次回日本，總有朋友要我代買。最多人指定款是小花眼藥水（樂敦妮婕眼藥水）、眼藥水界愛馬仕（參天玫瑰亮澤眼藥水）、參天沁涼眼藥

水、樂敦勁眼藥水、獅王獅美露保視捷眼藥水等。有時候，我會多問一句，你眼睛怎麼了嗎？他們的答案大都是「很多人都會買」、「點起來超涼」、「粉紅色好萌」、「好像香水，好時尚，好想要！」以上回答好像都不把眼藥水當藥品的概念。

不瞞各位，我這位小藥師也曾經迷戀過那款參天最具知名度的眼藥水系列，擁有比銀色版更爆涼爽的金色版ＦＸＶ＋。每次上班想睡覺或眼睛乾澀時，只需一滴就能讓你尖叫，涼到睜不開眼睛，之後瞬間腦醒。不過，我發現這種清涼感雖然可以驅趕瞌睡蟲、振奮精神，卻更容易造成眼睛乾澀和疲勞。

一般眼部藥品依照不同功能有分四大類：眼睛疲勞、眼睛乾燥、消炎抗菌、眼部清潔。通常像紓解眼睛乾燥的人工淚液、抗結膜炎的抗菌眼藥水及洗眼液，一般人會有清楚的認知，不能亂用。然而，這些花俏包裝的眼藥水就很被忽略是藥品。其組成大多含有：縮瞳劑、血管收縮劑、抗組織胺藥、促代謝循環成分、保濕成分等。其中所含的藥品成分，如縮瞳劑是透過眼部調節機能，降低眼壓；α-腎上腺素受體促效劑，具血管收縮作用，能緩解眼充血；抗組織胺藥，阻斷過敏原反應，改善眼睛紅、腫、癢等症狀。既然眼藥水也是藥品，那就真的不要沒事就用。

先前一直傳來負面新聞的小花眼藥水，新聞大大的標題「常點小花眼藥水，當心角膜潰爛」。自上市以來，小花眼藥水鎖定的是年輕女性族群，淡淡的玫瑰香，粉粉的夢幻色，成為日本女性化妝包裡的必備小物。台灣小女生更把小花眼藥水當作是眼部化妝品，而不是「第 2 類醫藥品」。在台灣常聽到點了小花眼藥水，會像偶像劇中的女主角一樣，眼睛大而且眼珠清澈，黑白分明。以藥理邏輯來解釋，因為眼藥水中血管收縮劑的作用，收縮了眼球表面的血管，一旦看不到紅紅的血絲了，自然就呈現出眼球黑白分明的效果。然而，眼睛紅癢可能是角膜炎或結膜炎的現象，若長期使用眼藥水有可能會掩蓋或延誤病情！

如何使用芳香療法改善眼睛的乾澀、疲勞？

方法是有的，但不多就是了。不過，絕對比長期亂點眼藥水來的安全。芳香療法上，最常被用來舒緩眼部不適的是純露。由於眼周皮膚非常薄，眼睛黏膜更是敏感脆弱，所以精油的高濃縮，高刺激性，並不適合用於眼部。然而，純露裡主要的成分是水，呈弱酸性，相對比精油溫和許多。

在我「芳療新手」時期，看到國外的芳療書籍和網站推薦使用純植物油（不加精

油）保養眼睛的方法，我想了又想：「眼藥膏裡面的賦形劑不就是油和蠟製造而來嗎！而且芳療的安全守則都會告知：如果精油不小心接觸到眼睛，絕不可用水來沖洗，要用植物油來稀釋清洗。所以，應該很安全吧？」思考過後，我選擇冷壓芝麻油。我從小就患有修格蘭氏症候群（Sjögren's syndrome），臨床症狀為眼睛的乾性角膜結膜炎及口腔的乾燥症，也就是俗稱的「乾眼乾嘴症」。當乾燥的眼睛滴入芝麻油時，我覺得很滋潤，但我不喜歡那種點完後，眼睛模糊又油油的感覺。

不過，另一位新手同學可沒那麼幸運，演變成急性結膜炎。她說家裡有一瓶不知道放了多久的芝麻油，她覺得沒油耗味，應該沒壞，於是就把它滴入眼睛。我心想，天呀！放那麼久，沒壞也會滋生細菌吧！

另一位同學，跟我一樣，不敢用開瓶很久的植物油，新開了一瓶芝麻油使用。因為她從小眼睛就常得結膜炎，本身就很敏感，滴入後眼睛發癢。在這裡，個人做了一個小小的結論，或許純植物油當眼部保養品，並沒有危險性，也並無不妥，但如果眼睛敏感或者植物油已有汙染疑慮，還是避免使用。實在是因為有不好的經驗，後續也耳聞不少負面消息，因此以植物油來保養眼部的方式，自然就不推薦給各位。

純露如何使用於眼部保養？可以直接滴入眼睛中？

很多人會問我：「純露可不可以直接滴入眼睛內？」我個人覺得這問題很難回答，無論是以銷售者、芳療師或藥師的角度，都不是一件容易的事情。我確實每天會使用純露當眼藥水滴眼睛，但僅限於下班回家後，使用一次。在我還沒確定消費者手上的純露來源時，我不願意回答可不可以。因為我真的不清楚消費者家中的純露品質如何，或者是保存狀況。我相信人的自尊心作祟，沒有人會跟我說：我的純露不好。每個人都跟我說：我的純露品質很好，而且保存絕對沒問題。

有時，在我確定消費者的純露是有問題的之後，即使我跟她說：「不可以點眼睛！」，還是會聽到眼睛過敏的事件。因為某些鐵齒的消費者會相當信任自己選擇的品牌，會跟我說：「你自己不是也這樣用，我的純露品質也很好，為什麼不可以點眼睛！」，我只能說個人業障個人擔，過敏是你家的事！我可是清清楚楚告訴你了，不可以！

市售的純露品質和價格相差很大。你應該發現到，網路上出現一些並未受到政府規範，自行蒸餾的「有機純露」。以大馬士革玫瑰純露 100ml 來說，價格從 200～2000

元都有。雖然高價格的純露不是高品質的保證，但便宜的純露一定有問題，尤其是在網路上購買來路不明的純露，拿來濕敷或甚至滴入眼內，真的很危險。學會如何辨識純露品質真的很重要。構成好品質純露的關鍵是水的純淨度、植物的栽種方式、植物的含量和萃取技術。如果你發現純露中除了水還有香精、乳化劑及防腐劑，即使商品上有認證標章，那也不是真的純露！千萬不要輕易拿來使用在脆弱的眼睛上！

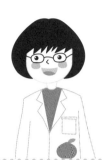

01 眼部疲勞、不適

提醒事項

· 精油不可以滴入眼睛！（很重要，請跟我複誦三次！）

 ## 成人純露處方：純露舒視滴露

推薦純露處方：羅馬洋甘菊純露

可以直接拿來點眼睛的純露不多，我試過一些，像矢車菊、香桃木、快樂鼠尾草、永久花和羅馬洋甘菊純露。我個人最推薦的是羅馬洋甘菊純露，刺激度小，可以瞬間讓眼睛明亮和放鬆。酯類的羅馬洋甘菊純露舒緩眼睛過敏的效果真的很好，它的效果經過所有日本的親朋好友認證。日本每年接近 2～4 月是花粉症的高峰期，每次這時間回去，我一定要做足準備，否則會眼淚、鼻涕直流。因為我不想一直服用會嗜睡的抗組織胺藥，所以一定

隨身攜帶羅馬洋甘菊純露，噴眼睛也噴鼻腔。有一次羅馬洋甘菊純露被我用完了，換成香桃木純露，效果也很好，多了一份清涼感和輕盈感。

在這向大家說明一下，**純露舒視滴露**的注意事項。千萬不要把水溶液的純露當人工淚液一樣，一直點，眼睛會變得更乾澀。淚液成分除了水，還有油脂和黏液。純露像生理食鹽水一樣，可沖洗眼睛內的異物和分泌物。雖然能舒緩眼乾的酸澀感，但純露和生理食鹽水「就只是水」，無法將水分鎖在眼睛內；因此，只能暫時解除乾澀，效果非常短暫。如果一天多次，持續點眼睛，洗去油脂層的保護，反而使眼睛的水分更容易蒸發，還可能會破壞淚水結構。建議一天不要超過 1～2 次的使用率，純露滴入後，閉眼休息幾分鐘，讓淚液與純露融合後再張開眼睛。

事實上，國外的藥局，尤其法國，是有販售純露眼藥水，但包裝上會清楚的寫

著「眼部使用」。然而，純露眼藥水在台灣的藥局並無販售。因此許多喜好芳療的消費者會買純露，然後自行分裝。要注意一點，標準純露是不加制菌劑或防腐劑，本身就不容易保存，所以分裝時一定要把器具和容器完整消毒，不然純露就會被汙染而滋生細菌。盡量使用像一般眼藥水的點眼瓶，避免使用噴瓶。因為用噴瓶的方式，眼睛周圍的髒汙、防曬乳和彩妝，可能會隨著純露流入眼睛內，造成刺激。如果要使用噴瓶，須先把臉部和眼睛周圍清潔乾淨。

 成人純露處方：**晶亮純露洗眼露**

推薦純露處方：羅馬洋甘菊純露 10ml ＋ 生理食鹽水 50ml

晶亮純露洗眼露是用來清潔眼睛，建議不要每天用，需要時再使用就好。當風沙、細小毛屑、異物不慎飄進眼內時，眼睛會分泌淚液，用淚水排出外來異物。因此，頻繁地使用洗眼露清潔眼睛，反而有可能破壞分泌淚液的生理機制。建議使用時機，如：游泳後、眼內有異物、長時間處在風沙和灰塵漫天的地方。

提醒使用洗眼液的時候，記得先清潔眼周肌膚，以免誤把髒汙洗進眼睛。洗眼杯使用前要消毒，用完後也要清洗烘乾，避免塑膠材質的洗眼杯孳生細菌，導致眼睛感染發炎。

純露眼部濕敷法

純露濕敷眼睛的作法非常簡單，用純露浸濕化妝棉後，閉起雙眼，化妝棉濕敷在眼皮上，大約敷 5～10 分鐘就可取下。濕敷眼睛的時候，可以搭配紅豆枕熱敷，加強眼睛循環。敷完後可做簡單的眼周穴點按摩，增加舒緩的效果，感覺像是做完一整套的眼睛 SPA，連頭痛都不見了。要注意一點，有時眼睛濕敷純露時，因為香氣使人過於放鬆，會不小心睡著，敷太久，化妝棉會整片乾掉，甚至黏在眼周撕不下來，長期下來反而會讓眼周變得乾燥敏感！

對於用眼過度造成的眼睛酸澀或乾燥問題，可以使用的純露很多，如橙花、大馬士革玫瑰、香蜂草、真正薰衣草、永久花、快樂鼠尾草純露等。不過，像百里酚百里香、錫蘭肉桂、檸檬馬鞭草或胡椒薄荷等較刺激的純露，就不建議使用在脆弱的眼部周圍。

02 眼壓高

 成人純露處方：**降壓濕敷片**

推薦純露：馬鞭草酮迷迭香純露

由於我的工作必須一整天盯著電腦，有時長達 12 小時之久，加上我有乾眼症，眼睛容易酸澀和乾燥，常常會因為眼壓高，引發劇烈頭痛。因此，我為了擾人的高眼壓，試過 10 幾種純露，而單萜酮類的馬鞭草酮迷迭香純露，是我覺得最有效的一味。我會明顯感覺到眼內和腦內慢慢釋出壓力，眼部肌肉逐漸放鬆，眼睛周圍的血流變得很順暢。幾分鐘後，連頭痛也消失了。

我之前在日本有購入一台 Panasonic 溫感蒸氣眼罩按摩器，有芳香放鬆功能。它可是我的神奇寶貝，這 5 年以來，除了每晚用，外出旅遊也一定帶著它。它裡面有一個凹槽，噴入水後會產生微弱的蒸氣。我會把馬鞭草酮迷迭香純露噴上去，它會產生溫溫的熱氣和香氣，還可以自動按摩眼周，真的很舒服。這台雖然有些昂貴，但 CP 值真的很高！

03 眼睛感染

 成人純露處方：**抗菌濕敷片**

推薦純露：岩玫瑰純露、沉香醇百里香純露、香桃木純露、天竺葵純露、絲柏純露、杜松漿果純露

如果感染了結膜炎或角膜炎，請先就醫，千萬不要把純露滴入眼內，反而會刺激眼睛。如果是針眼初期，則可以選擇以上任一種抗菌的純露濕敷眼睛。偷偷告訴大家，我平均每三個月會長一次針眼。我會在濕敷岩玫瑰純露 5～10 分鐘後，反手拉眼尾來消除針眼。說真的，這對於輕微的針眼症狀，還挺有效的。拉眼皮時，要右手拉左眼，左手拉右眼，才夠力道！這方式也不太算迷信。某種程度上，拉眼尾的眼皮能夠排除瞼板腺（tarsal glands）的阻塞。如果針眼已經發炎或生膿包且腫痛時，就別拉眼尾了，去眼科看醫生吧！

對於舒緩針眼，我個人偏愛強力抗菌又消炎的單萜烯類──岩玫瑰純露。在針眼開始輕微腫痛時，用化妝棉在眼周濕敷岩玫瑰純露，再蓋上乾淨的熱毛巾。熱敷有助於打開被堵塞的瞼板腺開口，排除膿物，感染狀況也相對會快速緩解。

04 識人不清、鬼遮眼

🫙 成人純露處方：**清澈之眼濕敷片**

推薦純露：快樂鼠尾草純露

電視劇常常會看到一個人搥著胸口並大聲哭喊著說：「我就是瞎了眼，才識人不清，被你騙啊！（迴音）」。這個時候為了避免他再度被騙，你可以拿快樂鼠尾草純露給他濕敷眼睛。中古世紀時藥草學家稱快樂鼠尾草為「清澈之眼」，經常拿它來治療各種眼疾。除此之外，對於古代的祭司、鍊金術士和巫醫而言，快樂鼠尾草的香氣能拓展視野，開啟智慧與遠見，看清事實，明辨善惡是非。

如果家人或身邊朋友，總是會被詐騙集團騙得團團轉，眼睛濕敷快樂鼠尾草純露，真的會清醒。我最驕傲的案例是來自於一位職場的女主管。她總是看不清身邊不斷出軌的渣男，總是最後一個才知道男友偷吃，即使重複被騙不下十次，還是識人不清。雖然她看不清真相，或者是自己選擇視而不見，但身體已經慢慢浮現內心的創傷，開始不斷出現蕁麻疹。當她來做芳療諮詢時，我請她每天用快樂鼠尾草純露濕敷眼睛，可以的話每天加入 5ml 純露於飲用水中。三個月後，她跟我說：「我忽然覺得自己怎麼這麼傻，哭了幾天後，就決定分手了。」而她也沒再發生慢性蕁麻疹了。老實說，當我聽到她和渣男分手的消息，連我都被療癒了！

05 黑眼圈、眼睛浮腫

🫙 成人純露處方：**循環濕敷片**

推薦純露處方：永久花純露、杜松漿果純露

你是否有因為睡不好、熬夜追劇或晚上偷吃泡麵，以至於隔天起床時發現，眼睛出現深深的黑眼圈，而且還眼睛浮腫，很像黑眼貓熊。此時，這帖純露處方會是上班前搶救氣色的絕佳利器。雙酮類的永久花，是公認活血化瘀的首選植物，可以刺激淋巴和血液循環。單萜烯類的杜松漿果更是排水、利尿、清阻塞和淨化的高手。若要快速解決黑眼圈和泡泡眼，以 1：1 的比例混合兩種純露，趕緊在上班前，花 5～10 分鐘濕敷一下吧！

注意事項

請勿購買來路不明或化學合成的純露使用。如果覺得雙眼的疲勞已經影響到生活，常常乾澀、視力模糊、脹痛，或甚至是發炎紅腫等症狀，建議到眼科就診。請勿自行以芳香療法取代正統醫療，耽誤了疾病的治療。

Chapter 08

口腔保健篇

01 口腔清潔（一）

芳療藥師的真心話

你有想過嗎？我們早上起床後，第一個服下的化學成分是什麼？根據我的觀察……大部分都是牙膏和漱口水！相較於食品或其他個人衛生護理用品的成分，好像很少人會關注牙膏的成分，但每天刷2～3次牙，習慣很多泡泡，習慣甜甜、涼涼、香香的感覺，你可知道裡面藏了多少的化學物質？即使大部分牙膏都被吐出來，但仍有些化學物質可能會經由口腔黏膜進入人體中，每天累計下來也不容小覷。

牙膏的成分大致上有：發泡劑、抗菌劑、保濕劑、摩擦劑、增稠劑、芳香劑、防腐劑、染色劑及其他添加劑等。經常被質疑有危害的化學物質，如下：

三氯沙（Triclosan）：抗菌劑，殺菌、對抗牙齦炎。

十二烷基硫酸鈉（Sodium Lauryl Sulfate） 和十二烷基聚氧乙醚硫酸鈉（**Sodium Laureth Sulfate**）：界面活性劑，清潔、起泡作用。

氟化物：預防蛀牙。

阿斯巴甜：甘味劑，調味。

過氧化氫：漂白劑，美白。

聚乙二醇：保濕劑，保持牙膏水分、助香氣持久。

看了上述成分和功效，可以想一想，牙膏真的需要添加這麼多化學物質？是否這些添加物真的像網路流言說的有毒性，會造成刺激敏感，甚至致癌呢？如果這些添加物會嚴重危害人體，那為什麼眾多知名的牙膏品牌還硬要添加呢？

事實上，任何商品的添加物，都有國際標準的使用限制規範。如果真的有危害性，早被各國政府禁止使用了。牙膏廠商比消費者更貪生怕死，不會刻意自找麻煩。一但被查出有添加致癌物，一定立馬被勒令下架回收。在藥局工作時，就會收到衛生局通知立即下架某種商品或藥品，

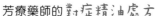

有時還是全球下架，那損失可是非常可觀的。

我們愛天然的無添加產品，但也不用對牙膏有太多恐懼。這概念就像超商的便當、沙拉和軟性飲料等也是含有防腐劑、抗氧化劑、味精、護色劑、色素、增稠劑等食品添加物。你可以自由選擇吃或不吃！如果要維持無毒、無添加物的養生生活，我們就得自己下廚料理食物，或親自製作生活清潔用品。DIY一款天然無毒的精油牙膏，減少吃進牙膏的化學物質，是很不錯的選擇！

🍶 成人精油處方：精油牙膏

精油成分		
配方濃度：1%	主要化學成分	作用
檸檬 5 滴	單萜烯	抗菌
青葉薄荷 2 滴	單萜酮、單萜烯	抗菌、抗發炎
胡椒薄荷 3 滴	單萜醇、單萜酮	抗菌、抗發炎
50g 牙膏基劑		
椰子油 20g	月桂酸、肉豆蔻酸	滋潤、保濕、抗菌、抗發炎
小蘇打 25g	碳酸氫鈉	清潔
岩鹽 5g	氯化鈉	抗菌

※以上精油處方濃度以 1ml＝20 滴計算。

製作方式

先把精油和椰子油均勻混合後，再加入岩鹽，最後加入小蘇打均勻攪拌。

使用方式

與一般牙膏相同，用水沾濕牙刷刷毛，沾取玉米粒大小，仔細刷完牙齒。成人和兒童皆可使用。

處方解析 Important Note

以小蘇打粉、椰子油、鹽及精油等成分DIY的牙膏，清潔效果好，口感清新舒服，但不太適合按摩或在牙齦上磨擦太久。因此本款牙膏就當作日常口腔清潔用品，若要舒緩牙周、牙齦問題，最好用漱口水或凝膠按摩的方式（詳細說明於下篇文章中）。

精油牙膏製作方式非常簡單，讓你很輕鬆就可與氟化物、三氯沙和發泡劑等牙膏常見的化學物質說拜拜。然而，自製牙膏最大的缺點就是沒泡泡，也不像某些市售牙膏有那麼清涼的薄荷味，很多人一開始使用會不太習慣。不過，持續使用一星

期後，大部分人都會愛上它。

食用小蘇打粉除了可以烹煮、充當個人清潔及美容用品，也是天然牙粉，可去除汙垢，潔白牙齒。另一成分，椰子油為飽和中鏈脂肪酸，油質清爽，有良好滋潤及保濕效果，其成分中的月桂酸，可以抑制細菌生長，在牙膏中有抗菌、消炎功效。大家可在配方上加入少量岩鹽，對細菌有抑制作用，但不要加太多，會覺得太鹹不舒服，對牙齦或嘴唇也會比較刺激。

最後，精油可以選擇具殺菌的檸檬精油；也可以另外添加青葉薄荷和胡椒薄荷精油，這兩味薄荷可以為口腔帶來清涼感和維持口氣清新芳香，同時具有消炎和殺菌功效。當然你也可以根據自己的喜好，選擇其他具抗菌力和消炎的精油。不過，我無法接受牙膏中有茶樹、薰衣草或尤加利的味道，會減少我刷牙的慾望。我覺得自製的牙膏，如果能保留一般正常牙膏熟悉的清涼薄荷味，會大大減低沒泡泡的遺憾，持續使用的機率比較大。在這裡鼓勵各位藉著這款天然風味的牙膏，欣賞大自然的恩賜，你便會不再執迷於那些誘人的化學添加物質與人工香料，讓口腔真正感受純淨的清潔力。

注意事項

使用時，如有分層，請先攪拌均勻再使用。

02 口腔清潔（二）

芳療藥師的真心話

用牙刷、牙線、牙間刷來清潔牙齒後，你還會使用漱口水嗎？我會！在藥局工作，早被李施德霖漱口水的廣告詞洗腦：「只靠刷牙清潔是不夠的！刷牙只能清潔 25% 口腔細菌！漱口水能深入口腔清除牙菌斑，每次 20ml，每天 2 次，每次 30 秒，全天守護口腔健康，完美笑容無需隱藏！」像咒語般的廣告詞，讓我建立了一套無法改變的洗牙儀式，刷完牙後，一定再用漱口水清潔一次。

漱口水容易取得，購買時要注意一下成分，並不是每一種漱口水都可以每天使用或一天用好幾次。衛福部食藥署的規範中，漱口水有兩種主要類型：成藥型與一般型。成藥型漱口水用於口腔手術後的輔助性治療，痊癒後應停止使用，避免影響口腔內正常菌群或產生抗藥性。另外，一般型漱口水的成分除了常見的氟化物、精油、酒精等，也可能含有抗菌劑；如果不當或過度使用，也會對我們口腔、牙齒有所影響。除了成藥型與一般型漱口水，隨著無毒、無添加的時代來臨，市售天然口腔清潔品琳瑯滿目，消費者可以根據自己生活喜好和原則去挑選，當然也可以自己調製一款全方位功效、全天然的漱口水！

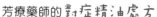

 成人精油處方：精油漱口液

精油成分		
配方濃度：10%	主要化學成分	作用
沉香醇百里香 30 滴	單萜醇	抗菌
冬青樹 10 滴	苯基酯	抗發炎
藍膠尤加利 15 滴	氧化物	抗發炎、抗菌
胡椒薄荷 35 滴	單萜醇、單萜酮	抗發炎、抗菌、止痛
薑 10 滴	倍半萜烯	抗發炎
50ml 基底成分		
卵磷脂乳化劑 50ml（參考第 76 頁）	大豆卵磷脂、蔗糖醇	使精油乳化，溶解於水溶液中

※以上精油處方濃度以 1ml＝20 滴計算。

使用方式

取大約 4 滴的漱口液，加入 20ml 的水裡混合均勻，漱口 30 秒。

注意事項

漱口液必須加水稀釋，均勻混合後，才可以使用。

處方解析 Important Note

各位看到這帖精油漱口液的處方組成是否感到有些熟悉呢？沒錯！本帖精油處方是參考 130 年的漱口水專家「李斯德霖」牙齦護理除菌漱口水的熱銷款「草本薑味」。它的成分含有食品防腐劑之外，也添加具有抗炎、抗過敏、保濕功效的甘草酸二鉀，以及清除牙菌斑的百里香精油、薄荷精油、冬青樹精油、尤加利精油；還另外添加的薑根萃取成分來強化、

修復、舒緩牙齦敏感問題。

本帖精油漱口液處方的設計是可以每天使用，因此處方中的百里香精油，我並沒有選擇抗菌能力最強的百里酚百里香（酚類），而是選擇對黏膜較溫和的沉香醇百里香（單萜醇類）。百里酚百里香精油成分組中含有近 70%的百里酚與 5%香荊芥酚成分，全面的殺菌力是精油中數一數二的強烈。考慮到口腔中正常的菌叢，太強的殺菌力，反而會破壞平衡，對於維持口腔環境，並不是好的選擇。剛開始調製時，我曾經有試過極低濃度的百里酚百里香，但強力消毒水的氣味真的很不討喜；再加上，我有重大傷病等級的乾燥症，酚類精油入口腔漱口，引發的刺激、熱燥感，真的會不太舒服。沉香醇百里香的氣味清新甜美，非常適合敏感脆弱的黏

膜組織，對抗細菌也相當優異。

第二味，冬青樹精油（冬綠樹精油），含有近 99% 水楊酸甲酯成分，具有強力消炎和消血腫功效。氣味強烈，對皮膚和黏膜有刺激性，因此必須維持低濃度。第三味，藍膠尤加利精油，含有 70% 以上的 1,8-桉油醇成分，抗菌效果佳，讓口腔擁有清爽的草本氣味。第四味，胡椒薄荷精油，是漱口水中的標準必備精油，同時具有清涼感、抗發炎、緩解出血、促循環作用。

最後一味重點成分，薑精油。如果你牙齦本身有些敏感或輕微發炎，加入薑精油後的效果會令你讚嘆不已。剛開始看到李斯德霖的草本薑味漱口水，由於這款是強調舒緩牙齦的系列，感到好奇買來用。有別於其他系列，這款加了薑根的漱口水，對於已經有些腫脹的牙齦，果真有消腫效果。不過，薑的氣味和薑的溫熱感相當微弱，幾乎可以被忽略。

薑精油是倍半萜烯類，擁有傑出的抗發炎特性，由新鮮的地下莖蒸餾而得。薑精油有二種萃取方式，一種是水蒸餾萃取，顏色偏黃，氣味像嫩薑；另一種是超臨界 CO_2 萃取，顏色偏橘黃色，氣味像老薑。這裡我選擇水蒸餾萃取的薑，因為超臨界 CO_2 萃取的薑，強大發紅發熱的威力，還真不適合調入漱口水中。

除了上述李斯德霖——草本薑味漱口水成分中的精油，選擇針對消除牙菌斑的精油，如肉桂、檸檬、茶樹等也不錯。這帖薑風味的牙齦護理的漱口水提供給你參考，倘若已經有明顯的牙齦牙周問題，還是建議先接受醫師的診斷會比較好！另外，漱口水不可取代牙刷及牙線。只有在正確潔牙後，再使用漱口水，才能高效地清潔口腔、抑制細菌、降低口腔疾病的發生率！

03 牙周病、牙齦腫脹

芳療藥師的真心話

　　我相信大多數的人，跟我一樣極度害怕看牙醫。因此一開始對於刷牙時的輕微牙齦出血，都會選擇忽略，假裝看不到。然而，往往在過了一些日子後，覺得牙齒怪怪的，對冷熱極度敏感，牙齦開始腫脹、萎縮，甚至不刷牙時也會流血，而且口腔有難忍的異味時，才鼓起勇氣去看牙醫。台灣看牙醫真的很方便，世界一流！日常生活中除了正確刷牙，也建議由牙醫師定期洗牙，檢查是否有口腔問題。症狀輕微時的治療方式都不是太可怕，深呼吸，兩眼一閉，兩腿一伸就度過了！若症狀嚴重到要大刑伺候時，牙醫診所才真的會瞬間變人間煉獄。

　　由於牙周疾病的源頭是牙菌斑，進而造成發炎，因此市售上的牙周護理產品著重於口腔內之殺菌、消毒、消腫、抗發炎功效。台灣常見的牙周護理產品，如「樂利口抗炎凝膠」，含有 Chlorhexidine，具有抗牙菌斑微生物作用；齒博士牙齦膏，含有甘草次酸，具有緩解牙齦紅腫、發炎。日本國藥妝店常見的「齒槽膿漏藥」，也是牙周病護理藥品，有別於台灣單一成分，多為複方合併製劑，同時含有抗菌劑、抗發炎劑、組織修復及促進血液循環。

 西藥：樂利口抗炎凝膠、齒博士牙齦膏、齒槽膿漏藥

商品	Perioxidin Bioadhesive Gel 樂利口抗炎凝膠	齒博士牙齦膏	デントヘルスR 齒槽膿漏藥
藥廠	LACER，S.A.	臺灣派頓化學製藥	獅王株式會社
藥品類別	醫師藥師藥劑生指示藥	醫師藥師藥劑生指示藥	第 3 類醫藥品
主成分	Chlorhexidine digluconate（抗菌劑）	Enoxolone（消腫、抗發炎）	Cetylpyridinium chloride（CPC）（抗菌劑） Hinokitiol（抗菌劑、抗發炎） Glycyrrhizinate dipotassium（抗發炎） Allantoin（組織修復）

成人精油處方：**牙齦舒緩凝膠**

精油成分		
配方濃度：2%	主要化學成分	作用
沒藥 5 滴	倍半萜烯	抗發炎、止痛、抗菌
德國洋甘菊 5 滴	倍半萜烯、倍半萜醇	抗發炎、抗菌
丁香花苞 4 滴	酚類、倍半萜烯	抗發炎、止痛、抗菌
芫荽籽 3 滴	單萜醇、單萜烯	止痛、抗菌
佛手柑 3 滴	酯類、單萜烯、單萜醇	抗菌、鎮定安撫、提振情緒
50ml 基底成分		
雙倍蘆薈酵母膠 20ml（參考第 78 頁）	200%蘆薈、酵母膠	抗發炎、抗菌、促進傷口癒合、促進循環
胡椒薄荷純露 20ml	單萜醇	抗菌、清涼感
卵磷脂乳化劑 10ml（參考第 76 頁）	大豆卵磷脂、蔗糖醇	使精油乳化，溶解於水溶液中

※以上精油處方濃度以 1ml＝20 滴計算。

調製方式

先將精油加入卵磷脂乳化劑，再加入純露中，攪拌均勻後，再全部加入蘆薈膠中。

使用方式

口腔清潔後，取出適量凝膠，塗抹在發炎的牙齦部位，按摩約 3～5 分鐘後，漱口即可。

注意事項

倍半萜烯類精油，德國洋甘菊和沒藥不易溶於水溶液中，使用前搖一搖，有助於精油均勻分散。

處方解析 Important Note

本帖牙齦舒緩凝膠是針對牙齦腫脹與發炎。這帖處方歷史也很悠久，十多年來，父親每次出國前，總是交代我調製幾十份，帶去給國外客戶當伴手禮。在國外，看牙齒總是不方便，更不用說定期洗牙，因此常常會有些擾人的牙齦發炎問題。曾經有人問父親，你的藥師女兒是不是偷偷加了消炎、止痛藥，才這麼有效。父親總會很浮誇地告訴他們：「這可是我女兒精心研究多年的祕方。」牙齦舒緩凝膠的使用方法很簡單，在清洗完口腔後，取出適量的凝膠，於牙齦上稍作按摩 3～5 分鐘後，漱口即可。

綜合市售牙周護理產品的功效，處方設計方向為抗菌、消炎、消腫止痛。處方中，使用了兩味抗發炎必備的倍半萜烯類精油組合——德國洋甘菊與沒藥。德國洋甘菊精油的藍色奇蹟與萬用消炎能力是眾所皆知。另外，沒藥精油從很久以前就被作成酊劑添加到漱口水中，絕佳的抗炎與止痛作用，經常用它來治療口腔、牙齦和喉嚨感染。在日本和台灣藥局中，有一款非常暢銷的牙齦護理牙膏和漱口液，日本佐藤製藥的雅雪舒（アセス-acess）牙齦護理牙膏，成分中添加洋甘菊、沒藥、薄荷油、茴香油等多種天然草本植物成分。說真的，這款以洋甘菊和沒藥為主成分的牙齦護理商品，配方真的不錯，效果也很好，不瞞各位，我也是愛用者。

第三味，丁香花苞精油。能為處方提升止痛、消炎、抗菌效力，成分中含有牙科不可或缺的丁香酚，為強效的酚類化合物，亦含有消炎效力的 β-丁香油烴（倍半萜烯類）。

第四味，芫荽籽精油（Coriander／Coriandrum sativum）。芫荽（香菜）是台灣料理中常見的辛香料，含有豐富的沉香醇（單萜醇類）和萜品烯、對傘花烴（單萜烯類），同時擁有止痛與抗菌功效。芫荽籽精油相當溫和，除了增加與丁香花苞精油的抗菌協同力外，也能緩和其刺激性。

最後一味，佛手柑精油。這裡的柑橘類精油，你也可以選擇具抗菌力高的檸檬精油。我個人偏好佛手柑的沉著感，而且有乙酸沉香酯（酯類）的溫暖花香味。若要由眾多柑橘類精油中選出一味精油，能提振身心、放鬆情緒，同時抗菌功效極佳，佛手柑絕對會是最佳精油。

凝膠基底部分，是由胡椒薄荷純露與蘆薈膠調製而成。單萜醇類的胡椒薄荷純露除了有緩和充血腫脹現象，也有很好的清涼感和抗感染作用。蘆薈中的各種活性化合物，包括維生素、礦物質、氨基酸、酵素、多醣、木質素、皂苷和水楊酸等，好處相當多，具有抗菌、抗發炎、降低敏感、促進局部血液循環、促進傷口修復等作用。

牙齦舒緩凝膠調製時，必須要注意精油是否有完整乳化分散於水溶液中。久放容易分層，使用前建議攪拌均勻，避免精油刺激口腔黏膜與牙齦部位。要注意一旦牙周病菌入侵，對全身健康都帶來風險，如果牙齦持續發炎，請務必就診。

04 牙痛

芳療藥師的真心話

大家應該都知道台灣的佛系健保是世界奇蹟，包含牙科的許多治療項目都含在全民健保之內。在台灣像是治療蛀牙或是洗牙，只要帶著健保卡，負擔大約 100～150 元掛號費及部分負擔費，就可以解決一半以上的牙科問題。那國外看牙齒呢？多多少少都有耳聞國外昂貴的醫療費用吧！基本上外國看牙的費用都是如此，並不是國外太貴，是台灣太廉價。

先前在美國讀書時，就遇到長智齒的麻煩事。由於學校位於山中偏鄉，當時電話預約都要等二個月。「二個月！天呀！美國人牙齒痛都要等二個月嗎？」還好我這位藥師留學生，出國前掐指一算，牙齒會有一劫，帶了一瓶「齒治水」，牙痛的局部麻醉劑。幸運的是我牙齒只是輕微發炎，勤用抗菌漱口液和擦齒治水，大概三天就好了。

齒治水是一種醑劑（含乙醇量＞60%）。其組成為：Benzocaine（局部麻醉劑）、丁香油（止痛）、龍腦（止痛、消腫）、煤硫油酚（殺菌消毒、輕微的麻醉）。將藥液滴到棉花中，塞住齒痛部位，立即感覺到一陣熱麻的怪異藥味，然後牙痛就會舒緩很多。不過，雖然齒治水藥液可以消炎、消腫，但是只能用來臨時緩解牙痛，並不能真正解決牙痛的問題。

另一次牙痛是發生在日本，那時傻傻地當了幾個月的外籍新娘，牙痛才發現一件令人心痛的事實，愚蠢的老公竟然沒幫我加健保！心裡正想著命苦嫁錯郎時，我腦中立馬浮現那瓶神奇的齒治水。不過，當時嫁去日本時，實在是沒想太多，天真以為就此榮華富貴、無病無痛，常備藥一瓶也沒帶！還好，日本國有類似的藥物，友善的藥師介紹我兩種丹平製藥的齒痛藥，一瓶是百年歷史的「新今治水」，另一瓶コンジスイQ。我選了新今治水，裡面除了有熟悉的局部麻醉劑和丁香油，還有肉桂油、消炎抗織胺藥、抗菌劑等。當時，我的牙痛都算輕微，這類應急的消炎、止痛劑都可以派得上用場。

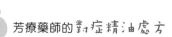

 西藥：齒治水、新今治水齒痛劑、コンジスイQ

商品	齒治水	新今治水齒痛劑	コンジスイQ
藥廠	人生製藥	丹平製藥	丹平製藥
藥品類別	成藥	第 2 類醫藥品	第 2 類醫藥品
主成分	Benzocaine（局部麻醉劑） Clove Oil（止痛） Borneol（止痛、消腫） Creosote（殺菌、輕微麻醉）	Clove Oil（止痛） Cinnamon Oil（止痛） Phenols（止痛、抗菌） dl-Camphor（止痛） l-Menthol（止痛） Dibucaine（止痛） p-Butylaminobenzoyldiethylamin-oethanol hydrochloride（止痛） Diphenhydramine HCL（抗發炎劑） Gardenia tincture（抗發炎劑）	Eugenol（止痛） dl-Camphor（止痛） Phenols（止痛、抗菌）
適應症	齒痛		

成人精油處方：**齒痛舒緩油**

精油成分		
配方濃度：10%	主要化學成分	作用
丁香花苞 10 滴	酚類、倍半萜烯	止痛、抗發炎、抗菌
錫蘭肉桂 2 滴	酚類、芳香醛	止痛、抗菌
沒藥 8 滴	倍半萜烯	止痛、抗發炎、抗菌
9ml 基底成分		
金盞花浸泡油 9ml	微量精油、胡蘿蔔素、三萜類、類黃酮、葉黃素	抗發炎、抗菌、促進黏膜修復

※以上精油處方濃度以 1ml＝20 滴計算。

使用方式

以滴管取 2 滴齒痛舒緩油滴在小棉花球上，將棉花球塞於疼痛的牙齒上，咬住 10 分鐘。

注意事項

處方濃度高，請勿給幼童或年長者使用。

處方解析 Important Note

本帖齒痛處方，綜合上述藥物功效，局部麻醉、止痛、消炎、抗菌，也特別參考了百年歷史「新今治水」的經典成分。新今治水容量只有 4ml 而已，有時會剩下一點點，我也捨不得丟掉，有次突然被跳蚤襲擊，腳被連環咬了 7 個包，又腫又癢，塗上剩下的新今治水後，所有腫脹都消失了，彷彿沒發生過，止癢消腫效果真的很好。但是，也不要故意買它當蚊蟲叮咬藥，4ml 容量價格近 200 元台幣，有點貴！

齒痛處方以丁香花苞精油與錫蘭肉桂精油扮演局部麻醉劑角色，兩者皆含丁香酚。除了有止痛麻醉功效外，也有很好抗菌效果，幾乎牙痛都會用到它。台灣的齒治水和日本的齒痛劑皆含丁香油，可見其有效性。另一味，錫蘭肉桂精油，其成分中含有高達 70%以上的反式肉桂醛與 10%以上丁香酚成分。肉桂醛的殺無赦，強大殺菌力，是天然精油界的龍頭老大，也能降低前列腺素的發炎反應。因為對黏膜刺激度較大，處方的比例不可以太高。

第三味，沒藥精油，很常出現在草本藥用牙膏中，扮演消炎、消腫的角色。它擁有倍半萜烯類一慣的消炎、止痛、抗菌作用，傳統上經常被製作成酊劑添加到漱口水中，用它來治療口腔、牙齦、和喉嚨感染。最後基底油的部分，我選金盞花浸泡油，利用其抑制發炎反應、促進黏膜修復、抗菌的特性來改善牙痛。

口腔保健養生法──油漱法

俗話說「病從口入，禍從口出」，指的是病源會因飲食而入侵，災禍會因說錯話而引起。你會不會覺得好像只要管好自己的嘴巴，既能減少業障又能避免疾病呢？

在執行油漱法前，我推薦先閱讀布魯斯‧菲佛醫師（Dr. Bruce Fife）撰寫的《油漱療法的奇蹟：清除齒科毒素與致命疾病》。提起油漱口，很多人會面露驚恐表情，覺得很噁心。然而，認真實行，受惠於油漱法的人，都會大力推薦這個省錢又養生的方法。我深信除非你有強烈的養生意念，否則沒病沒痛的人要認真執行油漱法很困難。大部分人試了一兩次後就放棄，因為把油膩膩的植物油含在嘴裡 20 分鐘，確實有些難受。我剛開始油漱時，有幾次還引發嘔吐，差一點放棄。

油漱口是源自 2000 年前印度阿育吠陀醫學（Ayurvedic medicine）的油拔法（oil pulling），出現在阿育吠陀醫學的經典《揭羅迦本集》和《蘇許露塔論本集》中。不過，這樣的另類療法，一直以來被正規的醫療視為偽科學。部分醫學專家指出：用油來拔除口腔裡的毒素，或者解決各種疑難雜症，如糖尿病，哮喘，皮膚炎，偏頭痛等，缺乏科學根據。

不過，科學研究主題往往必須是有利可圖的項目，才會吸引藥商或廠商投入經費研究。油漱法這種無利可圖的自然療法，在正規的科學期刊上自然就不會有大量的研究論文。醫學專家對於未證實的療法採取謹慎態度是正確的，但對於另類療法無法被足夠的科學證明，甚至淪落為偽科學也是一種無奈！

雖然沒有太多醫學研究證明油漱法的療效，並不表示它就沒用。至少，油漱法在這 2000 年以來已被證實，沒人因為用植物油漱口受到傷害或導致死亡。我認為面對任何一種輔助法或另類療法，只要不傷害身體，自身疾病也不遠離正規醫療的監測之下，能讓身體恢復健康的方式，都值得一試。我相信你我身邊一定會有這樣的親人或朋友，同時患有 10 種以上慢性疾病、重大傷病或稱不上病的小毛病。

舉例一位我在芳療諮詢時遇到的個案，她同時有癌症、糖尿病、高血脂症、偏頭痛、慢性蕁麻疹、慢性支氣管炎、過敏性鼻炎、失眠、胃潰瘍、腸躁症等。你絕對無法想像她需要吃多少藥，而且常因為需要服用太多藥，乾脆放棄什麼都不服用。當我問她：「你不怕死！」她卻回答：「我怕！但吃那麼多藥也會死啊！」我以過來人的經驗與她分享，該吃的藥還是要吃，一定要改變生活習慣與飲食，並嘗試芳香療法來輔

助身心。其中我最推薦的就是油漱法。在她認
真執行之後，果真一些擾人的小毛病慢慢消失
了，如蕁麻疹、偏頭痛、鼻炎、失眠等。最讓
我感動的是，當她發現身體正在慢慢恢復健康
時，開始繼續服用那些應該持續吃的藥物，並
注重飲食生活。這些個案的真實回饋總是鼓舞
人心，如果你相信就嘗試，不相信也不勉強。

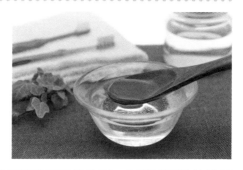

　　我是一位重大傷病患者，需要依賴免疫抑制劑維持正常生活，無藥可根治的情況
下，自然會受到油漱法的感召。《油漱療法的奇蹟》中提到這段話：「當油在口中起作
用的時候，它就能將血液中的毒素透過黏膜驅趕出來。十五至二十分鐘之後將油吐
掉，並用清水清洗嘴巴。隨著毒素一天一天被清除，免疫系統的壓力也會降低，然後
身體就會自己痊癒。慢性和急性的病症都會痊癒。」如果你問我：我的病是否因為油漱
法而痊癒？我的回覆是：「當然沒有！」我打從心底就不認為我的免疫系統疾病會因此
痊癒，更不輕易斷藥。我只求透過清除毒素的方式，慢慢改善一些免疫機制衍生的小
毛病，避免服用更多藥物就好了。油漱法讓我的生活解除了牙齦炎、口乾症、過敏性
鼻炎和蕁麻疹的困擾。對我來說，改善這些死不了卻很擾人症狀，已經是上天的恩賜
了！而且隨著遠離病痛，在心中燃起「我也可以舒舒服服地過生活」的信念，更是難能
可貴，不是嗎？

油漱法的執行方法

　　油漱法可以使用芝麻油、椰子油、橄欖油、葵花籽油等油品。

　　早上起床空腹時，是口腔內細菌含量最高的時候。你可以趁刷牙前，將 2 茶匙植
物油含在口中，努力上下左右漱口，大約持續 15 ～ 20 分鐘，就可以吐掉（呈乳白色）。
最好先把嘴巴幻想成是一台洗碗機；把植物油當清潔劑。

　　與唾液混合的植物油，建議不要吐在水槽裡，長期下來可能會阻
塞水管；建議吐在衛生紙上，丟到垃圾桶。更不要把充滿細菌和毒素
的混合液吞下去！油吐掉後，你會發現口腔內和牙齒表面並不會油
油，反而很清爽。不過，最好是用水再次漱口。最重要的一點，別忘
了標準的口腔清潔方式——正確刷牙。油漱法不能取代刷牙！

05 口臭

芳療藥師的真心話

口臭是社交上的大敵，也是身體的警訊！事實上，很多人都不知道自己有口臭。一般人基於禮貌，會不好意思直接明講，怕傷了自尊。有沒有人跟我一樣，只敢在背後說：「吼，她嘴巴好臭！」不過，我認真的想了一下，應該要告訴他們，至少能幫助他們意識到口臭的嚴重性。很多人因為不知道自己口腔有嚴重異味，導致職場工作被排擠、甚至相親不斷被拒絕，卻不知自己到底哪裡不好，而感到自卑。

氣味會影響情緒，而情緒會影響一個人的行為和決策。如果你清楚香味的迷幻魔力，那你更要了解臭味的負面影響。讓我來分享相親和幫公司面試時，遇到的口臭者。

某次被長輩安排相親，相親對象什麼都好，就是口腔氣味讓人無法接受，連坐在對面的我都可以聞到濃濃的口臭。我可以大膽地猜測他中午有吃魚、有輕微牙周病、胃食道逆流，而且一定有便祕。口臭真的讓人幻想破滅，雖然男主角人品一流，相貌一流，前途無量，我還是無法繼續來往。我想到萬一交往後要接吻，他口腔的細菌和臭味會進入我的口腔，就覺得好可怕（抱歉……是我想太多。畢竟只是相親，我就已經想到口腔體液的交流了）。

另外，有一次幫公司面試新人，也遇到嚴重口臭的面試者。雖然她有一張完美的履歷表，端莊的衣著，身上也有淡淡的香水味，但是她的口臭讓我只想趕快結束面試。嗅覺與情緒變化、回憶、行為判斷力是有相當正向的關係，好氣味通常會帶來正能量。有時候不得不承認，「聞」比「看」更有震撼力，當嗅覺透過邊緣系統的轉化刺激，真的會扭轉一個人的潛意識行為。

最近出現一個有趣的現象，購買口腔芳香劑的消費者變多。因為新冠肺炎疫情關係，每人必須戴上口罩。大概是因為戴上口罩後，發現自己的嘴巴原來有臭味，趕快來買口腔芳香劑。市面上有許多消除口臭的商品，如口香糖、口氣清新噴劑、漱口水、口腔除臭錠等。不過，大部分商品是治標不治本的短效除臭產品。口臭多半是口腔疾病引起，也有部分是由鼻子相關疾病、糖尿病、腎臟病或上呼吸道疾病等引起。因此，建議你一旦意識到自己有口臭，口腔檢查是第一步，再慢慢循序漸進找出原因。

成人精油處方：**口腔芳香噴劑**

精油成分		
配方濃度：2%	主要化學成分	作用
檸檬 5 滴	單萜烯	抗菌
胡椒薄荷 5 滴	單萜醇、單萜酮	抗菌、抗發炎、清涼感
25ml 基底成分		
胡椒薄荷純露 20ml	單萜醇	抗菌、清涼感
卵磷脂乳化劑 5ml（參考第 76 頁）	大豆卵磷脂、蔗糖醇	使精油乳化，溶解於水溶液中

※以上精油處方濃度以 1ml＝20 滴計算。

使用方式

使用前搖一搖，噴於口腔內。

注意事項

天然乳化劑久放容易分層，所以使用前建議要搖一搖。

處方解析 Important Note

我來提供一帖芳香、抗菌的口腔除臭噴劑，天然無毒，不傷身！市售上的口腔芳香劑大都有香精、色素和防腐劑等化學添加物。如果你考慮長期使用，甚至像我一樣十分在乎自己的口腔氣味，幾乎每 2～3 小時就噴一次，那我建議你自己調製一款天然無毒的口腔芳香劑。畢竟，這些噴入口腔的物質都會吞入肚內，被身體會吸收。處方中，我選擇檸檬精油（單萜烯類）、胡椒薄荷精油（單萜醇類）與純露。這兩味精油都有很好的殺菌、去油膩和健胃整腸功效，而且讓口氣清涼芳香。我特別喜歡在飯後使用，有時連輕微胃脹氣都會消失，連飯後昏昏欲睡的疲倦感，也會一併解決。

06 口角炎、口腔潰瘍

芳療藥師的真心話

先說明一下，口腔潰瘍（嘴破）與口角炎（臭嘴角）是臨床症狀和致病原因不同的疾病。

常說的「嘴破」，即所謂的「口腔潰瘍」，指的是舌頭、嘴唇和口腔的黏膜細胞產生大小不一白色的潰瘍。其病因繁雜，除了口腔外傷、感染之外，腸胃道疾病、自體免疫、惡性腫瘤、化療與藥物副作用等都可能會是致病的原因。治療口腔潰瘍藥物主要以抗發炎劑（類固醇藥製劑）為主，也會添加麻醉止痛劑、抗菌劑、黏膜保護劑等。

「口角炎」就是我們熟知的「臭嘴角」，是嘴唇交界處的發炎，常見於單側或雙側嘴角，有時會因感染而出現白斑、潰瘍等症狀。常見原因有可能是感染或缺乏維生素 B_2 所引起。感染型口角炎則會由醫師判斷，給予抗生素或抗黴菌藥。

在台灣，治療口腔潰瘍的口內膏，以及黏貼於發炎處的口腔錠，大致上為類固醇製劑，常見如康寧口內膠、口炎寧口內膏、口舒爽口腔錠等，能減少發炎，並在傷口上形成保護膜。要注意一點，不要把這類含類固醇成分的口內膏拿來擦口角炎患部。口角炎的感染源常見為白色念珠菌等黴菌，有時是金黃葡萄球菌，也有可能是兩者同時感染。因此，如果你使用只有含類固醇成分而沒抗菌成分的口內膏，塗上後可能會更嚴重。

在藥妝市場上，台灣和日本的口角炎與口腔潰瘍製劑的差別很大。在台灣，這類藥品大都為單一成分，會依照疾病症狀給予建議。在日本，你會看到包裝上，大大的寫上口角炎、口內炎（口腔潰瘍）的治療藥品，以森下仁丹株式会社的 Dental Cream 系列為範例，成分組成同時含有類固醇和抗菌劑，甚至連局部麻醉藥都有，因此二者疾病皆可受益。在台灣的複方製劑，大概就是我們從小聽到大的西瓜霜和廣東苷藥粉吧，嘴破和臭嘴角都可以用的中藥製劑。

西藥：メンソレータムメディカルリップ、デンタルピルクリーム、デンタルクリーム

商品	メンソレータム メディカルリップ Mentholatum Medical Lip	デンタルピルクリーム Dental Pill Cream	デンタルクリーム Dental Cream
藥廠	樂敦製藥	森下仁丹株式会社	森下仁丹株式会社
藥品類別	第 3 類醫藥品	指定第 2 類醫藥品	第 2 類醫藥品
主成分	Glycyrrhetinic acid（抗發炎劑）Cetylpyridinium chloride（抗菌劑）Allantoin（促進傷口修復）維他命 E 誘導體（促進血液循環）維他命 B$_6$（促進皮膚新陳代謝）	Prednisolone（類固醇）Cetylpyridinium chloride（CPC）（抗菌劑）	Dibucaine（局部麻醉劑）Benzocaine（局部麻醉）Cetylpyridinium chloride（CPC）（抗菌劑）l-menthol（舒緩炎症不適）
適應症	口唇炎、口角炎	口唇炎、口角炎、口炎、齒肉炎、齒齦炎	口炎、口角炎、蛀牙、齒根炎、齒肉炎

成人精油處方：抗菌消炎養護油

精油成分		
配方濃度：5%	主要化學成分	作用
德國洋甘菊 5 滴	倍半萜烯、倍半萜醇	抗發炎、抗菌
沒藥 5 滴	倍半萜烯	抗發炎、止痛、抗菌、促傷口癒合
岩玫瑰 5 滴	單萜烯	止血、抗菌、促傷口癒合
乳香 5 滴	單萜烯、酯類	抗菌、促傷口癒合

20ml 基底成分		
金盞花浸泡油 10ml	微量精油、胡蘿蔔素、三萜類、類黃酮類、葉黃素	抑制發炎反應、促進黏膜修復、抗菌
瓊崖海棠油 10ml	多種脂肪酸、脂肪伴隨物質（樹脂、精油）	止痛、抗發炎、抗菌

※以上精油處方濃度以 1ml＝20 滴計算。

使用方式

口角炎時，先清潔患部，再塗抹抗菌消炎養護油於嘴角。

口腔潰瘍時，可以將養護油滴在無菌紗布上，覆蓋傷口 10 分鐘左右，再移除紗布。

注意事項

提醒各位，雖然口角炎或口腔潰瘍症狀十分常見，但成因有很多種，也很複雜，除了改善生活習慣與飲食，若發現潰瘍與發炎症狀與過去不太一樣，甚至遲遲不癒，頻繁反覆發作時，建議還請求專業醫師診斷病因。若超過兩個星期仍未好轉，就有可能是其他或嚴重疾病的徵兆，一定要注意！

處方解析 Important Note

各位有沒有發現我很喜歡以日本藥品做範例？因為我一直覺得日本藥商設計藥品的方式，挺有芳香療法的邏輯，面面俱到！你在台灣一定買不到同時可以治療口腔潰瘍和口角炎的藥膏；不過，這和藥品的型態與看病的方便度有很大的關係。台灣因為有佛系全民健保，而且醫療診所的密集度高，看病容易又便宜，一般都會尋求由專業的醫師仔細判斷後，再給予適當藥品，自然也不太需要像日本一樣製作超級複方藥品。

為了符合疾病本身的治療需求，設計一帖同時可以輔助口腔潰瘍和口角炎的精油處方，就必須含有止痛、抗發炎、抗菌、促傷口癒合的精油與植物油。天然精油都有多重功效，在消炎的同時也能全方位抗細菌、抗黴菌，不太需要擔心像西藥的類固醇一樣，只顧及到炎症，卻讓病菌肆虐，讓患部更惡化。

這帖處方跟先前介紹的皰疹處方一樣，算是歷史悠久，長期不變的固定處方。處方中，同類固醇的抗發炎角色，非倍半萜烯類的德國洋甘菊精油和沒藥精油兩者合併莫屬。

基本上，德國洋甘菊和沒藥精油加在一起，對於我這位芳療藥師來說，就是我的類固醇，而且還多了抗菌和止痛效果。這個精油組合非常適合處理在傳統醫學裡用類固醇治療的發炎、過敏症狀。熱愛芳

療的你，可能會覺得我怎麼可以把天然植物汙名化成類固醇。對有芳療師與藥師雙重身分的我來說，精油和類固醇都令我尊敬，兩者都有不可替代的優點。若要談起類固醇被濫用或不適當使用的缺點，精油也是一樣都沒少過！適時適量的使用，兩者皆可以發揮其美好效果。

樹脂類的沒藥精油質地很黏稠，常常很難滴出來。因為我很常使用這個消炎組合，所以我都混合一瓶 50% 沒藥精油與 50% 德國洋甘菊精油，精油比較不會凝固，甚至還可以再加上一倍的荷荷芭油，就更不會乾硬掉。使用加入植物油稀釋過的精油，在計算濃度劑量時，只要記住 2 滴複方（包含 0.5 滴沒藥與 0.5 滴德國洋甘菊精油，等於 1 滴純精油）。

眼尖的你，是否注意到這帖處方我用了三種樹脂類精油，岩玫瑰（單萜烯類）、乳香（單萜烯類）、沒藥（倍半萜烯類）。樹脂是植物的防護和自體修護的利器，最強的生理價值就是促進皮膚及黏膜組織傷口的癒合。口角炎和口內炎的處理除了要消炎之外，促進潰瘍中的傷口癒合也很重要。當然，這三味樹脂精油也有相當顯眼的抗感染特性，也滿足了疾病本身抗細菌、抗黴菌的需求。岩玫瑰精油在芳療中更享有「止血第一」聖名。神奇的傷口止血效果，是內在、外在創傷藥膏處方必備的良油。

處方為何調入乳香精油？是因為我相信它神聖的魔力和巨大的協同力，把處方的效力提升到最高點。我曾經把乳香精油移出處方，卻發現對症效果變弱了。乳香精油就是手持盾牌的戰士，保護力可是比我們想像得更強大、更威猛。無論在身體、內心，甚至靈魂上，乳香都像是一位強悍戰士，義無反顧地保護及阻擋所有不懷好意的攻擊。

基底油的部分，我調合了金盞花浸泡油和瓊崖海棠油。金盞花中的類黃酮類物質、三萜類化合物可調節細胞中的發炎反應，也能促進皮膚再生，修復傷口。瓊崖海棠油是首選舒緩疼痛的特效藥，但如果口角炎和口腔潰瘍沒有明顯的疼痛感，可以不用調入這味止痛特效植物油，只保留金盞花浸泡油即可。瓊崖海棠油的組成中除了含多種脂肪酸，最特別的是含有大量脂肪伴隨物質（樹脂和精油成分：萜烯類、醇類、百里酚、芳香酸、吡喃香豆素衍生物），運用於消炎、鎮痛及促進傷口癒合。

Chapter 09

保肝篇

01 疲勞肝

芳療藥師的真心話

　　台灣人一定都聽過的廣告台詞「肝若好，人生是彩色的；肝若壞，人生就變黑白的」。肝能解毒、排毒，也是最任勞任怨、最沉默的器官，吃下去的食物和藥物都需要勞煩它。因為肝臟沒有痛覺神經，即使發炎也不會覺得疼痛，而且只要四分之一的功能正常，還是可以上山下海如正常人，所以很多人直到肝細胞幾乎完全陣亡，肝臟幾乎停止運作時，才發覺異常，去醫院一檢查，往往病情已經相當嚴重了。肝藏的狀況好不好，不能靠感覺，一定要定期檢查才能確定。

　　隨著醫藥的進步，肝炎雖然已有特效藥，但坊間的保肝健康食品，來路不明的偏方草藥，路邊買的、山上摘的、祖宗十八代傳下來的，或電視上廣告的 XX 保肝丸，卻從來沒減少過。這種愛吃保肝藥來保心安的心態，大概來自於在台灣層出不窮的食安問題，像塑化劑、毒澱粉、毒醬油、黑心毒油等食安事件，讓我們情不自禁，自我感覺「我的肝不太好」。

　　相信很多人跟我一樣有戒不掉的壞習慣，下午都會想喝一杯超紓壓飲料「珍珠奶茶」。新聞經常報導某些不肖廠商賣的珍珠奶茶內，含對人體有害的化學添加物——塑化劑、毒澱粉、反式脂肪酸。明知珍奶喝多對身體不好，卻還是無法放棄它！在又擔心又愛喝的情況下，台灣民眾好像一直活在肝病的夢魘中，只要看到解毒、排毒、養肝的保健品都很容易心動（註：台灣還是有相當多美味又安全的珍珠鮮奶茶！）。

　　說到保肝品，台灣和日本都有各式五花八門，讓人眼花撩亂的保肝食品和藥品。最大的差別是日本的藥品或食品包裝上，會明顯地、大膽地寫著肝臟相關功能性字眼，或是畫上肝臟的圖案。台灣在包裝上相對保守且功效寫得曖昧不清。常見市售保肝產品中所含的成分，如朝鮮薊、

水飛薊、靈芝、牛樟芝、五味子、芝麻素、PPC（Polyenylp Hosp Hatidylcholine）、肝精、蜆精等。功效多半圍繞在調節發炎、抗氧化、保護肝臟細胞、促進肝膽分泌、加速毒性物質排泄、修復損壞肝臟組織、促進肝細胞活化再生等多項功效。

成人精油處方：護肝保健養護油

精油成分		
配方濃度：3%	主要化學成分	作用
檸檬 5 滴	單萜烯	淨化血液、抗氧化
馬鞭草酮迷迭香 10 滴	單萜酮、單萜烯	促進肝臟細胞再生、激勵肝臟功能
薑黃 10 滴	倍半萜酮	促進膽汁分泌、消解脂肪
杜松漿果 5 滴	單萜烯	減輕肝臟淤塞、肝腎滋補劑
50ml 基底成分		
特清按摩調合油 50ml（參考第 81 頁）	椰子油、荷荷芭油、山茶花油	基底油

※以上精油處方濃度以 1ml＝20 滴計算。

使用方式

塗抹於右側肋骨下方（對應肝臟位置），每日 1～2 次。

處方解析 Important Note

養護肝臟可以考慮服用上述市售的保健食品，也可以試試芳香療法的精油與純露。我常在芳療教學的講座結束後，被聽眾詢問：是否有養護肝臟的建議。養肝利膽可是芳香療法的拿手絕活，許多精油對肝臟也有抗發炎、抗氧化、刺激膽汁分泌、激勵肝代謝、排毒、細胞再生等優異的功效。

本帖精油處方的設計是用來平日養肝，適合工作勞累，經常熬夜或外食的族群。一般含檸檬烯（單萜烯類）成分的精油都是保肝衛膽的好隊友。所以，第一味選擇檸檬精油，檸檬具有傑出的淨化血液與抗氧化功能，也能激勵肝臟的解毒酵素來排除毒素。

第二味，馬鞭草酮迷迭香，其珍貴的馬鞭草酮（單萜酮類）成分，讓它成為養肝利膽的招牌精油，對於增進肝細胞再生、提升肝臟整體運作、淨化肝膽，以及保養消化系統有卓越的貢獻。

第三味，薑黃精油（Turmeric／

Curcuma longa）。薑黃成分經常被添加於市售的保肝食品和解酒液中。薑黃的養肝功效之所以強大，主要來自於化學組成中一系列的大分子倍半萜類——倍半萜酮、倍半萜烯及倍半萜醇。由 α 薑黃酮、β 薑黃酮和芳薑黃酮組成高比例的倍半萜酮化合物，可以促進膽汁的分泌、消解脂肪與增強排毒功能。

第四味，杜松漿果精油含有高量的單萜烯化合物，能減輕肝臟的淤塞與排毒。此外，它也是一味肝腎滋補劑，能溫和提振肝臟功能、調整肝膽失調，以及激勵腎臟排除多餘的體液與毒素。

除了上述的養肝精油，還有許多精油可以交替使用，調入植物油來按摩。其他養肝利膽精油，如繖形科中的胡蘿蔔籽、芹菜籽、圓葉當歸精油，能強化消化器官，尤其是肝與膽。

胡蘿蔔籽精油中的特色成分：胡蘿蔔醇（倍半萜醇類），能強化再生因病毒而受損的肝臟細胞，也具養肝利膽、消除黃疸、解毒的效果。芹菜籽和圓葉當歸精油含香豆素和內酯，能淨化血液、養肝，消除累積的疲勞和毒素，化解肝氣鬱結。另外，菊科中的羅馬洋甘菊、德國洋甘菊與義大利永久花精油，能處理肝氣鬱結所造成的肝火妄動、情緒抑鬱與躁動，以及呈現於皮膚表面的紅腫癢等過敏現象。

最後，如果你是經常處於高壓力、緊張、憤怒和絕望等多種負面情緒和生活的人，處方中可以調入幾味鎮定安撫身心的精油。怒傷肝，焦躁、不安、悲傷、憂鬱等情緒會不斷地累積，儲藏在體內，使氣無法順暢、自由移動流遍身心，進而造成氣血滯留，肝氣鬱結。舒緩身心的精油，如佛手柑、橙花、苦橙葉、真正薰衣草等，也可以依照自己喜歡的香氣來調入養護油中。

最親民的養肝法：只有檸檬的處方

比起養肝處方的詢問度，更常被問到的是：養肝處方一定要加這麼多種精油嗎？我只有檸檬精油夠嗎？可以喝檸檬精油養肝嗎？如果你只有檸檬精油的話，我建議除了塗抹稀釋的檸檬按摩油外，還可以搭配喝檸檬水。這裡強調一下，檸檬水是買新鮮有機檸檬自己壓榨，再稀釋到水中，不是喝檸檬精油！市售精油百百款，品質落差甚大，我不敢說每款都可以喝下肚，所以還是新鮮的有機檸檬最安全。

如果你手邊沒有太多精油，檸檬精油確實是養肝、排毒、解毒的首選。檸檬精油中的右旋檸檬烯成分具優越的抗氧化作用，可與肝臟中酵素受體結合啟動解毒效應，養肝及淨化血液。當我還是一位學生時，沒有太多預算，也不太懂芳香療法，都是拿萬用的檸檬精油和新鮮檸檬水來解決熬夜和飲酒過量引起的肝臟疲勞。尤其檸檬的血液淨化和解酒能力是最讓我滿意的功效。

題外話，回想我還是 27 歲少女時，好不容易撐到美國研究所畢業，年輕氣盛的我與同學開心狂飲，迎來「三天三夜的宿醉」。因為本校畢業生的傳統：穿著一件白 T-Shirt 到學校附近的每一間酒吧「Take A Shot」（以小杯純伏特加酒乾杯），酒保會在衣服上簽名。本校附近有將近 20 間酒吧，我隔天醒來才發現，除了衣服被簽滿酒保的名字外，臉上、肚臍、內衣上也有簽名！那一晚發生的事，我完全不記得。至今仍是一個謎團，但我永遠忘不了那長達三天三夜的宿醉。酒精好像住在我的血液裡，無論睡多久都提不起勁。當時，我就是用稀釋的檸檬精油塗抹身體、泡澡和喝熱檸檬水。幾小時後，明顯感覺酒精慢慢代謝掉了。在此呼籲：「飲酒過量，有害健康」，大家一定要謹記在心！

02 過勞、飲酒過多的肝損傷

芳療藥師的真心話

我常常聽到身邊的人形容自己「爆肝工作」。最經典的例子就是我家那一位每天用生命在工作的日本老公。拿他的爆肝生活來當我的芳療個案說明，最適合了。

我曾經隨著老公，搬到日本住一年。老實說，融入日本生活後，才理解為何日本經常有跳軌自殺的鐵道人身事故。日本人實在太辛苦了……很多人都要來回花 3～5 小時搭電車上班。每天加班就算了，有時加班太晚，還要趕最後一班的終點列車。這種嚴重超時，責任制的滾血熬肝工作，真的讓我見識到什麼叫「一生懸命」的工作精神。難怪大街小巷的藥妝店，總是在最顯眼的地方看到保肝、護肝的商品。

最讓我無法理解的是日本公司的應酬文化（有年輕妹妹陪酒）。除了陪客戶喝酒之外，公司老闆請喝酒也不能缺席，因為那也是一種工作責任。不僅如此，對於日本男人來說，喝酒也是他們最常用來解除壓力的方式。總而言之，這種幾乎每天喝酒到深夜才回家的職場文化，差點讓我以為老公是不是為了養活我這位外籍新娘，到酒店兼差當陪酒少爺。最可怕的是，無論多晚回家，隔天他還是一早準時起床，西裝筆挺地出門上班。

有一晚，外頭下著大雪，深夜 3 點仍

不見酒店少爺回家，怒火中燒，我對著肚中的小寶寶說：「你爸再不回家，我們明天就回台灣。媽媽我一個人也養得起你！」在我做好當一位單親媽媽的打算時，聽到外頭有奇怪的腳步聲，接著聽到大力的敲門聲。打開門後，只見一位脫到只剩下內褲的醉漢，大聲地對我說：「我最愛的 Nana，我回來啦！」你們絕對無法想像那幅苦命人妻的淒涼畫面，當時懷孕 3 個月的我，在深夜 3 點，冒著大風雪，到街上沿路撿他脫下的衣服、褲子、鞋子和公事包。面對老公史上最誇張的爛醉行為，我一邊撿，一邊委屈地唱著周杰倫的那首歌〈說好的幸福呢〉。

經過那一晚後，終於實現我期待的事（孕婦的詛咒很靈驗）──他生病了。以前不會過敏的食物，都開始輕微過敏。你能想像一位對生魚片、海鮮、麵食過敏的日本人，有多麼淒慘嗎？除了嚴重的疲倦感外，他的口腔內滿滿的潰瘍、嘴角大大的皰疹和手指間滲血流出組織液的汗皰疹，一併發作。我覺得生病不是壞事，因為人往往在生病時，才意識到健康的重要性。那段期間，他除了不敢喝酒，也開始改變生活作息，接受我給他的養肝芳香療癒。

成人精油處方：養肝油敷包

精油成分		
配方濃度：5%	主要化學成分	作用
檸檬 15 滴	單萜烯	淨化血液、抗氧化
馬鞭草酮迷迭香 25 滴	單萜酮、單萜烯	促進肝臟細胞再生、激勵肝臟功能
胡蘿蔔籽 10 滴	倍半萜醇、倍半萜烯	修復受損肝臟細胞、肝腎解毒、清血利尿、補強氣血、抗發炎
50ml 基底成分（可使用 3 次的分量）		
冷壓芝麻油 50ml	芝麻酚、芝麻素、芝麻林酚素	抗氧化、肝臟解毒
材料		
一塊 100%純棉厚紗布	尺寸：10×10 cm｜厚度：8P	
加強版+++		
格陵蘭喇叭茶（精油）3 滴	單萜烯、倍半萜烯、倍半萜醇	肝臟解毒、淨化血液

※以上精油處方濃度以 1ml＝20 滴計算。

製作方式

首先，將厚紗布用水浸濕後擰乾（待會兒比較好吸收植物油），然後把紗布放入調好的養肝油小碟子中，完全浸油後，便成為精油敷包。請將精油敷包放在身體右側肋骨下方的肝臟對應位置，你也可以再蓋上熱敷墊或暖暖包，以醫療膠帶固定。熱敷時間約 30 分鐘，順便讓自己休息一下，最好睡上一覺。睡醒後，你會發覺精油敷包的養肝油全部被皮膚吸收，而且身體會有無毒一身輕的舒暢感。

使用方式：肝敷包保養，每週可施作 1～2 次。若在特定情況下，如春天養肝季、近期頻繁飲酒、工作過勞時，可每天施作 1 次，連續一週療程型保養。

處方解析 Important Note

以中醫理論，春氣通於肝，春季是調養肝臟的最佳季節。不過，養肝排毒對現代人來說似乎是一年四季都要做的功課。現今社會帶給人們的沉重壓力，比以往更難以承受。除此之外，過度攝取人工添加物和高油高鹽的食物，還要面對空氣及環境汙染，這些都會不斷增加肝臟負擔。如果你和我家那位酒店少爺一樣已經被工作和酒精重重傷害，也出現明顯病徵，或者你開始睡不好、嚴重疲勞、口乾舌燥、眼睛乾澀模糊、常頭痛、皮膚暗黃、易怒、健忘……代表肝臟向你發出求救訊號，也暗示隨時都會罷工。

養肝油敷包是最簡單又有效的養肝方法，你一定要試試。

肝敷包的精油處方中，保留具有淨化血液和抗氧化力的檸檬精油，以及促進肝臟細胞再生、激勵肝臟功能的馬鞭草酮迷迭香精油。再調入一味可修復受損肝臟細胞、清肝毒、減緩慢性發炎的胡蘿蔔籽精油。另外，你也可以多調入一味養肝利膽的超級戰將──格陵蘭喇叭茶精油。主要成分以單萜烯（檜烯、檸檬烯、蒎烯）為主、以倍半萜烯（蛇床烯）和倍半萜醇（喇叭醇）為輔。不管是精油或純露，都因為對肝臟有超乎優秀的解毒與淨化療效而著名。芳療上，格陵蘭喇叭茶經常被用來處理各種肝毒反應、肝功能不良，以及病毒性肝炎後的修復，也能改善由毒素累積引起的皮膚炎反應。

我個人是偏愛飲用格陵蘭喇叭茶純露。在每日晚餐後，將 5ml 的純露加進 1 杯溫熱水中飲用，除了排毒淨化，還可以寧心安神，幫助睡眠。這個來自酷寒大地的植物，清涼性質，可去火養肝，改善因情緒過度激動、善怒、愛生悶氣或熬夜引發的肝火旺症狀，如口乾、口苦、舌乾苔、胸悶、心煩、頭痛等。

常用養肝油敷包的你一定會發現，敷上去的養肝油幾乎都會被身體吸收。因此，肝敷包的基底油部分要慎選，我推薦具有排毒特性的冷壓芝麻油。芝麻油是阿育吠陀療法中最被推崇的排毒用油，療法

中會使用溫熱的芝麻油，淋在全身來做淋巴淨化按摩，帶出體內的重金屬與有毒物質。芝麻油中除了含有高比列的油酸和亞麻油酸外，其脂肪伴隨物：芝麻酚、芝麻素、芝麻林酚素，具有抗氧化作用，能減少肝臟受到自由基的破壞，以及強化肝臟機能。

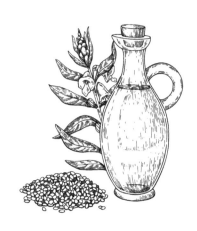

Chapter 10

萬用保健篇

諸病不適（感冒、頭痛、蚊蟲叮咬、痠痛……）

芳療藥師的真心話

　　綠油精、白花油和虎標萬金油是台灣人出國，隨身必帶的萬能神油。早期在學習芳療過程中，看到這幾款萬用神油的成分，才恍然大悟，原來我從小就已經一直在接觸芳香療法。我很想知道一件事，各位在學習芳香療法後，是否還會再購買這幾瓶台灣知名的萬用級神油嗎？老實說，我會！即使，我已經學習長達 18 年之久，仍無法停止使用。原因大概來自於它們獨特的香味吧！我發現當自己在國外生病時，像頭痛、肚子痛、感冒等各種不舒服，只要拿出任一款神油，擦一擦，聞一聞，就會身心暢快許多。有時候，真的太委屈、太想念家鄉，萬能神油們還可以充當舒緩思鄉情緒的芳香療法。當我想念台灣時，就是會擦著綠油精，掉著眼淚，嘴巴還會不斷地哼著：「綠油精，綠油精，爸爸愛用綠油精，哥哥姐姐妹妹都愛綠油精，氣味清香綠油精……」。擦一擦，聞一聞，唱一唱，哭一哭，什麼都好了！

　　在銷售精油時，我經常會遇到個案詢問：有沒有一瓶一百多元的精油？你們精油也太貴了吧！還要買那麼多瓶！難道沒有一種精油可以治感冒、治所有疼痛、治蚊蟲咬、治皮膚炎、還可以增加記憶力、消水腫，最好也可以除皺、美白、淡斑……。大致上我會請他們直接到藥局買綠油精、白花油、或虎標萬金油，我相信這幾瓶可以滿足他們 80％以上的需求吧！

💊 西藥：萬應白花油、虎標萬金油、綠油精

商品	萬應白花油	虎標萬金油		綠油精
藥廠	天乾製藥	西德有機化學藥品		新萬仁化學製藥
藥品類別	乙類成藥	乙類成藥		乙類成藥
主成分	薄荷腦（Menthol） 冬青油（MethylSalicylate） 桉葉油（Eucalyptus oil） 樟腦（Camphor） 薰衣草油（Lavender oil）	（紅） Camphor Menthol Cajuput oil Clove oil Mint oil Cinnamon oil	（白） Cajuput oil Camphor Menthol Clove oil Mint oil	Menthol Methyl Salicylate Camphor Clove oil Eucalyptus oil
適應症	感冒頭痛、急慢驚風、湯火損傷、蚊蟲咬傷、中暑暈眩、無名腫毒、止痛止癢、刀傷創傷、舟車暈浪、肚痛腹痛、風濕筋痛、小兒腹痛	蚊蟲叮咬、皮膚搔癢、暫時緩解肌肉痠痛或頭痛		頭眩鼻塞、肚痛、頭痛、小兒腹痛、胸肩不舒、蚊蟲咬傷、湯火灼傷、止癢消腫、手足痠痛、肌肉痠痛、暈船、暈車

🧴 成人精油處方：輕效版萬應油膏

精油成分		
配方濃度：8%	主要化學成分	作用
樟腦迷迭香 20 滴	單萜酮	舒緩各種疼痛問題
胡椒薄荷 30 滴	單萜醇、單萜酮	止痛、清涼感
澳洲尤加利 30 滴	氧化物	舒緩各種呼吸道不適問題
夜間安眠版		
配方濃度：5%	主要化學成分	作用
真正薰衣草 15 滴	酯類、單萜醇	助眠、抗痙攣
樟腦迷迭香 10 滴、胡椒薄荷 10 滴、澳洲尤加利 15 滴		

50g 基底膏成分		
基礎軟膏 50g	（參考第 84 頁）	基劑

※以上精油處方濃度以 1ml ＝ 20 滴計算。

處方解析 Important Note

如果說東方萬能神油是綠油精、白花油或虎標萬金油，那麼西方萬能神膏應該是像「Vicks Vaporub」、「Solimo Chest Rub」或「Mentholatum Vaporizing Rub」等。如同台灣人家中必備神油，這些傷風舒緩按摩膏在西方國度也是家家戶戶必備神物，不只用於感冒，也用於輕微外傷，甚至是按摩舒緩肌肉痠痛。研究一下成分，你會發現無論東方、西方的萬能油或萬能膏，它們的主要成分幾乎相同。以西方的萬用神膏來說，各家廠商不管是否多增加其他功效，如夜間專用（額外添加薰衣草精油），其主成分中幾乎都有樟腦、薄荷腦與尤加利油。

這裡我提供兩款諸病萬應油膏處方，輕效款與強效款（參考第 304 頁）。輕效款處方，會讓你有芳香療法的輕療癒感受；而強效款，會讓你強烈感受到接近藥品的快速治療感。首先，輕效款的精油組成：樟腦迷迭香、胡椒薄荷、澳洲尤加利。第一味，樟腦迷迭香精油。市售迷迭香精油，除了有樟腦迷迭香，還有桉油醇迷迭香、馬鞭草酮迷迭香等不同化學 CT 類型。屬於單萜酮類的樟腦迷迭香，含有較高比例的樟腦成分，特別適用於神經肌肉的問題，例如：肌肉痠痛、經痛、風濕痛、神經痛；也是全身性的滋補劑，具有溫暖的特性，促進循環，提振精神，消除疲勞狀態。

第二味，胡椒薄荷精油。屬於單萜醇類，組成分含：30～50%的薄荷腦成分，清涼感十足。為諸症狀的急救良油，在受到任何驚嚇或意外後的不舒服，即使丟魂失魄，它都可以立即緩和症狀與讓元神歸位。萬能神油的清涼度非常重要。大部分消費者在藥局看到各式各樣的商品，不知道如何選擇時，大致上會問我們：「我喜歡涼感，哪一瓶最涼？」。甚至很多人會買德國百靈油，塗滿全身上下，搞得身上和公共空間都是薄荷味。不少人問我，可不可以把德國百靈油當作胡椒薄荷精油調入處方中？我的回答：「可以，但我不會這麼做，因為把它調入精油處方中，我感受不到芳香療法最精彩的協同作用。」基本上，德國百靈油是衛生署核准之可外用、內服、吸入之乙類成藥，它應該是要扮演「藥品」角色，不加稀釋，純劑使用。注意！我沒說德國百靈油不好！我只是說它是合格的藥品，不適合當作芳香療法中的精油來調配。各位愛好芳療的使用者，不妨試試，你便會理解到我說的「沒

協同作用的感受」。

第三味，澳洲尤加利精油。幾乎東方、西方的萬能藥油或藥膏都會添加尤加利油，增加鼻腔與胸腔內如蒸氣般串流的療癒力，舒緩感冒引起的不適症狀。然而，你是否有發現虎標萬金油沒有尤加利油？事實上，裡面的白千層（Cajuput oil）與澳洲尤加利一樣，都來自桃金孃科植物，同歸屬於氧化物類，都含有高比例的1,8-桉油醇成分，作用也很相似。藥局販賣的紅色虎標萬金油和白色虎標萬金油，因為白千層的含量比例不同，帶出了紅白兩種特色藥品。白色的虎標萬金油，含較高劑量的白千層精油，因此對於傷風感冒引起的鼻塞、頭痛、胃腸不適等症狀，效果較佳。紅色的虎標萬金油，白千層的含量減半，但提高了薄荷腦和丁香油的比例，因此有較明顯的清涼感、止癢、消炎和抗菌作用。如果家中有白千層精油，不防試試這個不一樣的氧化物精油，氣味和效果也令人驚艷！

西方知名的萬能神膏，如維克斯（Vicks Vaporub）和曼秀雷敦（Mentholatum Vaporizing Rub）的傷風舒緩膏，會特別添加薰衣草精油，商品立即變成夜間舒緩專用。的確，有些人會受到樟腦迷迭香、胡椒薄荷和澳洲尤加利精油影響睡眠，此時多調入一味滿載溫柔酯和貼心醇的真正薰衣草精油，能增加安撫舒眠效果。另外，其酯類的特性，能溫柔地解除咳嗽痙攣。若要彰顯期助眠特性，不建議選擇含有較高樟腦與1,8-桉油醇組成的醒目薰衣草和穗狀薰衣草！

成人精油處方：強效版萬應油

精油成分		
配方濃度：8%	主要化學成分	作用
樟樹（本樟）15 滴	單萜酮	舒緩各種疼痛問題
日本薄荷 20 滴	單萜醇、單萜酮	止痛、清涼通暢感
藍膠尤加利 30 滴	氧化物	各種呼吸道不適問題
冬綠樹 15 滴	苯基酯	舒緩各種肌肉骨骼炎症、止痛
50g 基底膏成分		
基礎軟膏 50g	（參考第 84 頁）	基劑

※以上精油處方濃度以 1ml ＝ 20 滴計算。

處方解析 Important Note

強效處方的概念是把樟腦、薄荷腦、1,8-桉油醇的藥效成分全面升級，再調入冬綠樹精油，使療癒感受度直逼藥品。

第一味，樟樹精油（本樟），取代樟腦迷迭香。含更高量的樟腦成分（＞50%），少量使用能提升心肺功能、抗黏膜發炎和止痛作用。樟樹精油不適合單獨使用，而且需要特別注意用量，高劑量（單方 5% 濃度以上）使用時，可能會產生神經毒性，蠶豆症患者則必須避免使用。如果你本身已對樟腦迷迭香的敏感反應比較大，如心跳快、暈眩等，也不建議你使用樟樹精油。

第二味，日本薄荷精油，又名野薄荷、玉米薄荷。一般芳療常用的胡椒薄荷精油主要含約 40%薄荷腦和 20%薄荷酮。如果想要達到像萬能神油中的薄荷腦成分一樣，更進階的鎮痛感、瞬間醒腦、刺入心中的涼感，推薦你，日本薄荷精油。它是最高薄荷腦含量的薄荷品種，薄荷腦可高達 80%以上，為其他薄荷品種的 1.5 倍左右。由於日本曾經是世界最大產地，因此被稱之為日本薄荷。

第三味，藍膠尤加利精油。有人會問把澳洲尤加利換成藍膠尤加利，有差嗎？有的！藍膠尤加利精油中的 1,8-桉油醇成分含量更高，會明顯感受到更強烈、更快速的流動力和祛痰力，快斬的威力，嚇阻效果十足，如同手持大刀的關公，是感冒必備的重量級精油。儘管如此，高度的祛痰功效並不適合所有的族群，對於排痰能力不好的嬰幼兒與年長者，反而是一種刺激。

第四味，冬綠樹精油。英文俗名是「Wintergreen」，在台灣常被稱冬青油、冬綠樹油。屬苯基酯類化合物，因為高達 99%的水楊酸甲酯成分，儼然成為藥物等級的天然植物精油。它是痠痛藥膏貼布和家庭常備用藥中必備成分，如萬能神油（綠油精、萬應白花油）、正光金絲膏和曼秀雷敦乳膏等。冬綠樹精油經皮膚吸收效果很好，幾乎可以透過塗抹按摩，快速解除各式疼痛，甚至風濕關節炎、肌肉痛、腰痛、坐骨神經痛等。

這帖處方的爽感十足！暢快感十足！有一種從毛細孔洩出所有病氣的疏通感。塗抹時會有一股勁涼之氣直通心底，也傳到每一個細胞，帶給我飄飄欲醉的感受。

上述四味精油的組成是屬於強效款，不建議大範圍又頻繁塗抹。這帖處方會明顯影響睡眠，也不建議晚上使用，即使你加入真正薰衣草精油，助眠效果也不大。

提醒大家，並不是強效就是一帖好處方！芳香療法的精油選擇並不需要每一味都是強效精油，它們彼此之間本來就會產生 1＋1＞2 的強大協同力。在這裡，強效與輕效精油處方的對照，是希望提供給學習芳香療法的人，去感受一下，在精油化學成分組成上，比例的高低所帶來的不同

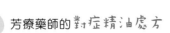芳療藥師的對症精油處方

感受度。對於一位芳療師而言，精油調劑實驗是芳香療法中最有趣的部分，也會讓你對每一味精油特性更了解，更掌握處方的效果。

兒童精油處方：**兒童版萬應油膏**

精油成分		
配方濃度：3%	主要化學成分	作用
澳洲尤加利 10 滴	氧化物	各種呼吸道不適問題
蘇格蘭松 10 滴	單萜烯	抗發炎、止痛
真正薰衣草 5 滴	酯類、單萜醇	助眠、抗痙攣
德國洋甘菊 5 滴	倍半萜烯、倍半萜醇	抗發炎、舒緩緊張情緒
50g 基底膏成分		
基礎軟膏 50g	（參考第 84 頁）	基劑

※以上精油處方濃度以 1ml＝20 滴計算。

處方解析 Important Note

東方的萬能神油與西方的萬用傷風膏，因為含有薄荷腦與樟腦，並不建議給嬰幼兒做使用。本帖舒緩傷風膏的精油成分種類是參考美國知名暢銷品牌「Zarbee's Naturals」的胸部舒緩按摩膏。這款暢銷的胸部舒緩按摩膏是設計給兒童，標榜不含薄荷腦與凡士林成分。

首先第一味，澳洲尤加利精油，芳療界的耳鼻喉科專家；溫和且適用於嬰幼兒呼吸道的問題，可對抗病毒、緩解與排解痰黏液。

第二味，蘇格蘭松精油，又名歐洲赤松。高比例含量的單萜烯類：α-蒎烯與β-蒎烯，有類似可體松的消炎、止痛作用，常被用於緩解喉炎、支氣管炎、過敏

性鼻炎等。

第三味，真正薰衣草精油。完美比例的沉香醇與乙酸沉香酯成分組成，溫柔地舒緩痙攣，緩和咳嗽；也可以鎮靜安撫神經，協助睡眠。在心理層面上，薰衣草精油對於嬰幼兒而言，如同受到母愛的全心照護和安全感，能減少因生病不適的躁動。

第四味，德國洋甘菊精油。我們常喝的洋甘菊茶便是德國洋甘菊，可以消除緊張的情緒和胃腸，提振身體免疫系統，甚至消除身體與心靈上的發炎過敏。把它調入嬰幼兒的感冒處方中，除了降低發炎引起的不適症狀，也可鎮定平衡神經系統。

Chapter 11

私房精油篇

01 呵護老公系列

斷慾火精油噴霧

精油配方│

纈草精油 10 滴

祕魯聖木精油 10 滴

甜馬鬱蘭精油 10 滴

桔葉精油 10 滴

95%酒精 10ml

純水 40ml

使用方式│使用前搖一搖，噴灑於空氣中或全身。

說明│妳是否有這樣的經驗？身邊的伴侶總在不對的時間對妳示愛。這款斷慾不斷根噴霧的強烈氣味，除了會讓他的慾火急速冷卻、讓他奪門而出外，還會快速進入深層睡眠狀態。隔天清醒時，也會像失去記憶般，忘記昨晚大跳求歡舞被拒的心理創傷。

有求必應的情趣蠟燭

精油配方│

聖巴克茉莉精油 15 滴

肉豆蔻精油 15 滴

錫蘭肉桂精油 5 滴

甜橙精油 15 滴

蠟燭材料│

熔點 47℃的大豆蠟 30g

乳油木果脂 5g

可可脂 5g

荷荷芭油 10g

製作方法│

1. 容器置入燭芯。燭芯底座與棉線需要平直放在容器底部正中固定住。

2. 量好所需的蠟、脂、油，加熱到充分溶解、混合均勻。

3. 依個人喜好添加精油 5%，55～60℃時倒入大豆蠟液，攪拌均勻（注意蠟液的溫度太高，會使精油容易揮發。）

4. 放涼凝結成固狀後修剪燭芯，最好的燭芯保留長度是超過蠟燭 0.5cm。

5. 可根據氣候溫度，調整蠟、油、脂的比例

使用方式｜按摩

說明｜茉莉是著名的春藥，另外，處方中務必添加一味，同時具有催情和催眠的肉豆蔻。錫蘭肉桂是熱性精油，容易激發熱情與性能量。如果不喜歡肉桂氣味，也可以選擇豆蔻或冬季香薄荷精油。最後，可以任選一柑橘類調香。我選擇甜滋滋，讓伴侶甜蜜蜜的甜橙。

補充｜對情人的頂級按摩蠟燭服務，略帶點刺激感的溫熱蠟液，隨著淡淡的甜美花香，淋在脊椎上，帶上輕柔的按摩，瞬間點燃愛火。

熱戀玫瑰香咖啡

純露配方｜

熱咖啡一杯

大馬士革玫瑰純露噴 5～10 次

使用方式｜飲用

說明｜清晨傳達愛意的第一杯迷魂湯，除了大馬士革玫瑰純露很適合添加在咖啡中，橙花純露、永久花純露、肉桂純露也相當適合。尤其，假日美好的清晨，橙花純露會讓你感受的無憂無慮的輕鬆心情！

宣示主權擴香包

精油配方｜

舒壓精油 5～10 滴

定香精油 1 滴

使用方式｜精油滴於香片、香包、香磚

說明｜香氣是一種很私人的氣味。不僅自己聞得到，對別人來說，特殊氣味也會讓人意識到他「名花有主」。在此，分享這款「貞潔牌坊擴香包」，給大家用來幫老公防小三入侵。

補充｜我建議精油氣味越濃郁越好。像是茉莉、依蘭、白玉蘭、天竺葵、廣藿香、檸檬香茅、大西洋雪松。滴入喜愛的放鬆精油後，可以添加一滴定香類或樹脂類精油來增加香氣的持久度，如岩蘭草、廣藿香、乳香、沒藥、安息香。

催眠家人做家事香氣

精油配方｜

橘子精油（或其他柑橘類精油）20 滴

卡斯提爾液態皂 100ml

（參考第 80 頁）

使用方式｜可將精油加入消毒噴霧、洗衣精、洗碗精、清潔劑中，按照打掃與清潔需求使用。

說明｜這篇研究〈Smells Like Clean Spirit Nonconscious Effects of Scent on Cognition and Behavior〉顯示清潔劑中的柑橘香氣會提高學生的打掃頻率。

跟各位坦承，在家中從清潔消毒噴霧、洗衣精、洗碗精到拖地清潔劑等，所有清潔相關用品都是橘子味道。

這是我多年來鮮少做家事的祕密，所有大大小小家事，都是家中一老一小的父子包辦。一切家事，都是在甜甜的橘子氣味中，快快樂樂被完成。

補充｜柑橘類的精油如橘子、甜橙、佛手柑、葡萄柚、檸檬、萊姆等。清潔劑儘可能選擇無香精或氣味清淡，否則會遮掩住柑橘的氣味。最推薦自己製作天然無毒的液態皂，可以凸顯任何香氣。

強化記憶力噴霧
精油配方｜
桉油醇迷迭香精油 10 滴
快樂鼠尾草精油 5 滴
檸檬精油 5 滴
95%酒精 10ml
純水 40ml
使用方式｜使用前搖一搖，噴灑於空氣中或全身。
說明｜如果老公總是忘記妳的生日或結婚紀念日！妳可以使用這款噴霧喚醒他的記憶力。迷迭香可以提升活力、腦力、記憶力，以及警覺性。與快樂鼠尾草搭配使用，可以鎮定神經、提振情緒，也能讓人專心工作，增進積極樂觀態度。柑橘類的檸檬、橘子及佛手柑能夠穩定記憶力退化者的焦慮、沮喪和憂鬱情緒。

02 情緒的點點滴滴系列

戒斷購物癮、暴飲暴食
精油配方｜
苦橙花精油 2 滴
苦橙葉精油 2 滴
佛手柑精油 2 滴
乳香精油 2 滴
使用方式｜薰香、按摩（調入 10ml 植物油中）
說明｜苦橙花和苦橙葉精油的鎮定、放鬆效果很好，能緩和心跳、焦慮、恐慌、憤怒；同時讓大腦和身體放慢步調，平穩呼吸，鬆開緊繃僵化的肌肉。佛手柑是情緒處理高手，可雙向處理躁動不安與憂鬱沮喪，也能重新引導方向，協助脫離成癮習慣。乳香是一面強大的盾牌可以保護外在負能量的侵犯，讓你更堅強。
補充｜提醒你，有時成癮症是需要專業人員援助。還有芳香療法是一種輔助療法，最終仍要靠自己的意志力才有辦法戒掉成癮！

消除內心的憤怒
精油配方｜
胡椒薄荷精油 5 滴
絲柏精油 2 滴
葡萄柚精油 3 滴
使用方式｜薰香、按摩（調入 10ml 植物油中）

說明｜胡椒薄荷是養肝利膽的精油，隨手可得、價格親民且清涼降火。絲柏是一味轉變負能量強大的精油，也有絕佳的清阻塞功效，能清除內在怒火，也清除肝臟鬱結。葡萄柚是最具清理能力的柑橘類精油，能讓人感覺清新提振。整體處方能消除心中久久不散的憤怒與憎恨。

補充｜肝臟的情緒根源是憤怒，過度累積的憤怒會阻滯能量流動，產生肝臟鬱結現象。因此，精油處方上可以選擇養肝利膽、調節肝氣及疏通能量的精油。

修補失去的傷痛

精油配方｜

大馬士革玫瑰精油 5 滴

岩玫瑰精油 1 滴

使用方式｜薰香、按摩（調入 10ml 植物油中）

說明｜大馬士革玫瑰的療癒，如同一層一層花瓣，慢慢撥開你的心，給予滿滿的愛與祝福。同時，岩玫瑰的樹脂特性，發揮傷口修補的效果。兩者合併後的香氣，意外協調且效果震撼。每次諮詢遇到悲傷不已，哭泣不止的個案，只要嗅聞幾秒，除了戲劇化的停止哭嚎，也會瞪大眼睛問我這是什麼味道。

補充｜因為傷心而哭泣，是我在芳療諮詢中最常遇到的情況。失去親人、失去小孩、失去伴侶、失去戀人、失去工作，彷彿「失去」是造成一切悲傷的緣由。內心的傷不像表面的傷口，需要花時間去修補，尤其深藏已久的創傷。

打開封閉的內心

精油配方｜

永久花精油 2 滴

羅馬洋甘菊精油 2 滴

使用方式｜薰香、按摩（調入 10ml 植物油中）

說明｜永久花能化解失去所愛的傷痛，給予女人強韌的生命力，再度打開心中因哀慟或悲傷而上鎖的心門。羅馬洋甘菊的氣味，有如一位活潑可愛的小天使，咬著酸甜的蘋果，出現在夢中，告訴你：「媽媽，我在天堂過得好快樂，這裡有好吃的蘋果，不用擔心我。你也要好好的過下去！」

補充｜這帖處方特別獻給因為失去胎兒和小孩，封閉所有內在情感的女性。

不再抱怨的香氣

精油配方｜

桂花精油 3 滴

芳枸葉精油 3 滴

使用方式｜薰香、按摩（調入 10ml 植物油中）

說明｜桂花的陣香撲鼻，沁人心扉，令人神清氣爽，平靜安逸。我相信優雅的桂花香，應該可以讓人出口成香，將抱怨轉化成詩歌。芳枸葉可以透過夢境，澈底暢通長期阻塞在心底的憤世忌俗感和不滿，它

會像「通樂」通水管一樣，一夜之間將心中的不滿刷洗掉。

適應環境、減少焦慮

精油配方｜
澳洲尤加利精油 2 滴
花梨木精油 2 滴
玫瑰草精油 2 滴
使用方式｜薰香、按摩（調入 10ml 植物油中）

說明｜當你被壓得喘不過氣，尤加利能幫助你呼吸，並協助你跳脫限制，釋放失望、遺憾及害怕的情緒。涼爽輕盈的特性，使人輕鬆自在，更快適應環境與人際關係。玫瑰草能增強各方適應力，擁抱改變，勇往直前，真正成長，直奔成功的彼岸。花梨木幫助你相信自己的智慧與能力，協助開啟各種感官，敏銳洞悉周遭環境，並勇於接納日新月異的人事物。

補充｜相信每個人都有體驗過各種擔心、緊張、焦慮，如上台報告、換新環境、接新工作等。這些情緒感覺雖然不是病，但讓人很不舒服，甚至衍生出真正的疾病。環境改變造成的心理壓力，讓人不踏實，需要重整身心狀態。

提升女王般的自信（女性專用）

精油配方｜
小花茉莉（聖巴克茉莉）精油 5 滴
薑精油 1 滴
使用方式｜薰香、按摩（調入 10ml 植物油中）

說明｜聖巴克茉莉的濃郁香氣會帶領你活在當下，不為過去苦惱，更不為明天煩憂。過自己的理想生活，做自己想做的事。薑適合拖延症的人格，或者什麼都要等到最適當的時間才肯做的人。當茉莉協同薑的熱力，會喚醒沉睡已久的潛能及耐力，積極主動，不畏艱辛完成工作。

提升國王般的自信（男性專用）

精油配方｜
大西洋雪松精油 3 滴
黑胡椒精油 3 滴
使用方式｜薰香、按摩（調入 10ml 植物油中）

說明｜大西洋雪松有古老神祕的力量，巨大、剛毅、穩重的樣貌，能賦予人類強大的能量，堅定不移地走下去。隨時提醒自己才是生命的主導者，頂天立地，一肩扛起應負的責任。

如果對生活迷惘，沒方向，以至於沒信心，總是很難下決定。黑胡椒能幫助你找出生命的方向，迎向光明的前程。辛香的激勵特性，能為自己帶來衝勁與鬥志，同時激發他人共同努力。

03 睡眠障礙系列

萬用睡眠處方

精油配方｜

祥和入眠精油複方｜薰衣草、芳樟葉、依蘭、快樂鼠尾草、苦橙葉、西澳檀木、大西洋雪松、祕魯香脂、天竺葵、東印度檀木、岩蘭草、檸檬草、纈草等純精油

說明｜這款香氣相當協調，既可以感受到纈草的強力助眠效力，又有柔和討喜的氣味。當然，你也可以照著上面的精油，自己調製。以下輔助睡眠的處方建議做空間薰香，或者加入 10ml 的植物油，按摩胸口、頭部、腳底或脊椎兩側。

補充｜此處方是國際知名的芳療醫學推手 Ron Guba 先生設計。

【失眠原因一】害怕、恐懼陌生環境

精油配方｜

祥和入眠精油複方 6 滴

橙花精油 2 滴

穗甘松精油 2 滴

使用方式｜薰香、按摩（調入 10ml 植物油中）

說明｜這帖處方是為了怕鬼、怕陌生環境的人設計。尤其獨自一人住飯店時，這款精油讓你快速昏迷又能安穩睡覺。橙花能讓敏銳的神經和第六感變得遲鈍，撫慰恐懼、驚嚇，甚至歇斯底里般的不安感。穗甘松和纈草是屬於敗醬草科的親戚，氣味

和作用都相當接近。不過，穗甘松多了一種神靈護體，惡靈皆避的安心感。

【失眠原因二】想太多，大腦停不下來

精油配方｜

祥和入眠精油複方 6 滴

依蘭精油 2 滴

桔葉精油 2 滴

使用方式｜薰香、按摩（調入 10ml 植物油中）

說明｜依蘭是神經的滋補劑，能調整失衡的神經系統。夜晚來臨時，協助降低交感神經的亢奮，順利轉換成副交感神經的睡眠模式。對於經常被責任感和壓力綁住，甚至回到家還不停想著工作的人，由於白天用腦過度，當夜晚來臨，大腦還持續高亢時，依蘭會讓大腦趨向平靜，逐漸入眠。桔葉精油的作用方式是屬於直接拔掉大腦插頭，讓人瞬間斷電，直接讓工作狂們關掉腦中的主機電源。

【失眠原因三】更年期煩躁

精油配方｜

祥和入眠精油複方 4 滴

快樂鼠尾草精油 2 滴

玫瑰天竺葵精油 2 滴

甜馬鬱蘭精油 2 滴

使用方式｜薰香、按摩（調入 10ml 植物油中）

說明｜更年期的盜汗、熱潮紅、焦慮和抑

鬱等症狀容易造成失眠。快樂鼠尾草和玫瑰天竺葵精油，一直以來都是改善更年期不適的最佳良方之二。能緩和荷爾蒙枯竭所帶來的身心浩劫，對於更年期的偏執，帶來溫情與寬慰。甜馬鬱蘭傳達的感受，就是停止焦慮，並支撐你通過人生最煩躁、最艱辛、最難熬的身心考驗。

【失眠原因四】情緒因素：焦慮、緊張、擔心、憤怒、壓力

精油配方｜

祥和入眠精油複方 6 滴

羅馬洋甘菊精油 2 滴

甜橙精油 2 滴

使用方式｜薰香、按摩（調入 10ml 植物油中）

說明｜羅馬洋甘菊和甜橙都是優秀的助消化精油，於睡前使用也能消化阻塞的情緒。羅馬洋甘菊的蘋果酸甜香氣，有如睡眠小天使迎接你進入睡眠的國度。甜橙的純潔童真氣息，有如嬰兒般進入最簡單、最沉靜的睡眠模式。這款處方讓你像坐著香氣的時光機，回到童年時的無憂無慮，拋開所有成人的複雜、嚴肅思緒。

【失眠原因五】累到睡不著

精油配方｜

祥和入眠精油複方 6 滴

歐白芷根精油 2 滴

蘇格蘭松精油 2 滴

使用方式｜薰香，按摩油（調入 10ml 植物油中）塗抹於胸口和腳底。

說明｜當你明明已經累到極致，沒有力氣吃飯和洗澡，沒想到躺上床卻睡不著。當累到沒有一絲能量可以轉化成睡眠模式時，我非常推薦具有補氣功效的歐白芷精油。它與纈草都屬於根部類精油，能相互對應，擴大彼此鎮定安神的力道。蘇格蘭松特別適合救世主性格的人，躺在床上還想當超人，永遠放不下責任，隨時繃緊神經，等候去營救他人。蘇格蘭松精油會告訴你，放下別人，先拯救自己。本睡眠處方特別建議塗抹於腳底，加強根部類精油的紮根穩定感。

【失眠原因六】時差

精油配方｜

祥和入眠精油複方 6 滴

葡萄柚精油 2 滴

絲柏精油 2 滴

使用方式｜薰香、按摩油（調入 10ml 植物油中）塗抹於胸口和身體水腫部位。最佳使用方式，塗抹於全身後泡澡。

說明｜老實說，年紀越大越難調整跨時區的飛行時差，尤其是長時間沒變動的姿勢，往往造成水腫，影響睡眠。我的建議是泡熱水澡。葡萄柚和絲柏皆是傑出的排水腫精油，能排除身體多餘的水分，不僅讓身體變輕盈，連心靈也暢快。絲柏的能量代表正向轉變，無論是身分、時空、環境、心理與生理等的任何轉變，都能緩和其衝擊力，讓一切順利無障礙。

04 奇門遁甲系列

卡到陰避邪噴霧

精油配方｜
鼠尾草精油 5 滴
艾草精油 5 滴
岩蘭草精油 5 滴
杜松子精油 5 滴
95% 酒精 10ml
純水 40ml

使用方式｜噴全身來保護自己，但勿接觸臉部。

說明｜這四味精油皆是淨化、斷穢氣、驅魔、避邪能力的佼佼者，被喻為精神界的道士、大法師、驅魔師、乩童。西方的驅魔者會手持杜松樹枝的火把來趕靈避邪，淨化身邊有形和無形的物質，消除負能量。艾草是台灣民間常用的避邪草，收驚後或參加完喪禮，大家習慣用艾草水淨身，它能驅邪、避陰，甚至被當作去煞的風水植物。鼠尾草是西方國度最常用的驅魔藥草，能清除邪靈的惡毒力量。岩蘭草的扎根大地能量，能夠強化人體氣場，以正氣對抗邪氣。

轉運與消災解厄噴霧

精油配方｜
綠花白千層精油 5 滴
羅文莎葉精油 5 滴
月桂葉精油 5 滴
95% 酒精 10ml
純水 40ml

使用方式｜噴全身來保護自己，但勿接觸臉部。

說明｜遇到諸事不順時，拿出這三味氧化物精油來嗅吸，便能感到清新、舒暢，所有的衰事像輕盈的氧化物一樣，隨風而逝。綠花白千層的樹木更新很快，會把較老的樹皮一層層推擠出來，而白色花序像極了小奶瓶刷，更新又可刷洗的特性，能為我們帶走諸事不順的暮氣。月桂葉代表著勝利與榮譽，也代表太陽神阿波羅的陽性力量，清除穢氣，重新灌注能量，迎向下一場成功。羅文莎葉讓你更新衰運，再度閃耀重生。

招財運

精油配方｜
橘子精油 2 滴
岩蘭草精油 2 滴
廣藿香精油 2 滴
檀香精油 2 滴
錫蘭肉桂精油 2 滴

使用方式｜用薰香機擴香

說明｜黃澄澄甜蜜蜜的橘子（Mandarin）有「大吉大利」的寓意。岩蘭草和廣藿香皆帶有濃厚的土根香氣。兩者屬性從土，土生金，有土斯有財。在五行中「土」連結運勢與財氣。珍貴的東印度檀香是正能量極強的精油，適時地利用檀香的催財香

氣，讓你做生意有如神助，財源滾滾。錫蘭肉桂的熱辣濃烈辛香，可為整體好運保持熱度。

招人緣、招桃花

精油配方｜

任一花瓣類精油 1 滴

植物油 5 滴

使用方式｜如同香水，利用指尖沾上一點，擦在身體 3、4 個部位上

說明｜《破解精油》一書裡提到「如果女性身上有混合花香和香料的氣味，那麼在男性眼裡，體重就可能減少高達 7%。」[1] 也就是說，當你使用令人歡悅的香氣，不僅可以提升自信，也有助於提高在人際關係上的吸引力。

新月許願

精油配方｜

茉莉花精油 1 滴

晚香玉精油 1 滴

月見草油 10 滴

使用方式｜塗抹在身體上，尤其子宮、卵巢對應處。

說明｜茉莉花被認為是月亮之花，嬌嫩柔白的小花朵汲取著月光精華，越夜越芬芳，恰好呼應了月亮的陰性能量。晚香玉開花時會散發濃濃的香氣，也享有月下香、夜來香、夜的女王之名。月見草只有在月亮出來時才會開花，天亮了就會立刻凋謝，擁有月亮的陰性本能。

補充｜新月許願是我為夢想播種的時刻，每次許願時，都會在我所寫下的願望單上，滴上專屬的新月許願精油，同時也會塗抹在身體上，尤其子宮、卵巢對應處。如果你恰好有月經不規律或常患婦科疾病，可以向新月許願讓自己的生理週期與月亮同步！

1 引用至珍妮佛・碧絲・琳德《破解精油：：一次學會各流派芳療大師的調配祕技，飽覽最新的精油科學實證效用》，2018 年 4 月，第 68 頁。大樹林出版社。

05 脈輪能量強化系列

旋轉能量盤的啟動

精油配方｜

使用方式｜可使用單方或選擇 2～3 味精油共 5 滴，稀釋於 20 滴植物油中，塗抹於脈輪的所在位置。

說明｜脈輪（chakra）梵文意為「輪子、轉動」，是生命能量控制中心與能量出入的管道。當脈輪運作順暢時，身心靈各方面都會健康，時時充滿能量、創造力、思考力，以及十足的行動力。當脈輪能量受阻時，容易陷入混亂，變得了無生氣，易疲憊，甚至負能量包圍全身。善用芳香療法可維護與強化脈輪能量，激勵人體各系統正常運作，更能啟發智慧、喚起無窮無盡的潛能。

【第一脈輪：海底輪】我有自信並且充滿能量！

脈輪芳療｜薑、穗甘松、安息香、廣藿香、岩蘭草、岩玫瑰

說明｜七脈輪中的最底端，連接自然與大地，主導原始需求、認同感、安全感等基本生存相關事物。

所在位置｜脊椎的底部

掌管區域｜腎上腺、脊椎、尾骨、肛門、腸、腿部、血管、骨骼

平衡狀態｜對生命與生活充滿熱情與活力，輕鬆自在、踏實、安全、穩定、活在當下

失衡狀態｜對生命或生活感覺恐懼不安、逃避脫離現實、固執、完美主義、失去信任、情緒不穩

【第二脈輪：生殖輪】我總是有綿綿不絕的新主意，創造自己想要的人生！

脈輪芳療｜茉莉、依蘭、丁香花苞、藍絲柏、黑胡椒、芫荽籽

說明｜生殖輪代表了生殖力、創造力與情感流動的能量。這是存放喜悅之地，也是內在小孩歸屬之處。

所在位置｜人體的肚臍下方

掌管區域｜子宮、卵巢、睪丸、膀胱、腎臟、下背部、髖部

平衡狀態｜具有柔和人際關係，對人充滿尊重與包容，喜悅地感受每一刻，自由地表達情感與創造力

失衡狀態｜過多或抑制的性慾和藝術表現，對於事物或親密關係會過度依賴、沉迷，或恐懼失去，善嫉

【第三脈輪：太陽神經叢】我的目標清晰，我能實踐夢想！

脈輪芳療｜檸檬草、山雞椒、羅馬洋甘菊、德國洋甘菊、豆蔻、甜茴香、橘子、坤希草

說明｜太陽神經叢展現自我個性，表現自己的意念與心智。

所在位置｜太陽神經叢與上腹部

掌管區域｜胃、肝臟、脾臟、胰臟、皮膚

平衡狀態｜充滿自信、肯定自我、清楚自

己的定位、接納新的事物、行動力十足、勇於承擔責任

失衡狀態｜過度敏感、優柔寡斷、心煩意亂、情緒焦慮、具有控制慾、侵略性、批判性、工作狂傾向

【第四脈輪：心輪】我被愛包圍，也樂於付出愛！

脈輪芳療｜玫瑰、玫瑰天竺葵、甜馬鬱蘭、永久花、佛手柑、黑雲杉、零陵香豆

說明｜心輪連結內在與外在感受，對應到愛、信任、同理、慈悲的情懷。

所在位置｜心臟中央

掌管區域｜胸線、胸部、肺臟、心臟、手部、循環與免疫系統

平衡狀態｜敞開心胸，愛與被愛平衡流暢、無私與無所回報的愛，接納別人與自己

失衡狀態｜偏執、消極、對關係冷漠或過度使人窒息的愛、缺乏同情心、同理心與慈悲心

【第五脈輪：喉輪】我能隨心所欲地表達自己！

脈輪芳療｜芳枸葉、羅文莎葉、穗花薰衣草、澳洲尤加利、月桂葉、絲柏

說明｜喉輪幫助我們認清自己，並有能力向他人表達真實情感。

所在位置｜喉嚨底部

掌管區域｜頸部、喉嚨、食道、氣管、口腔、甲狀腺、呼吸道

平衡狀態｜善於溝通、善於傾聽、表達自我、心口如一

失衡狀態｜多話或過於沉默、常講錯話、誇大、不真誠、愛說謊、扭曲事實、挑撥離間

【第六脈：輪眉心輪】我能透見本質，釐清眼前的所有問題！

脈輪芳療｜快樂鼠尾草、馬鞭草酮迷迭香、艾草、西洋蓍草、苦橙葉

說明｜眉心輪與直覺、靈性知識有關，主管洞察力、想像力、視覺化能力。

所在位置｜兩眉之間，鼻梁頂部

掌管區域｜腦下垂體、眼睛、前額、大腦、鼻腔區

平衡狀態｜思緒客觀、信任直覺、思維邏輯清晰、中立地透見事物的實相與本質

失衡狀態｜自我懷疑、迷惘找不到人生方向、愛幻想、迷信、無法專注集中、過度思考與合理化

【第七脈輪：頂輪】我感受和平與平靜！

脈輪芳療｜乳香、檀香、沒藥、欖香脂

說明｜脈輪的最頂端亦是脈輪的發源所，掌管靈性、信仰、高我、智慧、潛意識。

所在位置｜頭頂上方

掌管區域｜松果體、神經系統、頭顱

平衡狀態｜心靈平靜、祥和、純然喜悅、珍惜擁有的事物、與世界萬物合一融洽

失衡狀態｜思考受限、沮喪、憂鬱、過度追求精神與心靈世界而忽略身體

06 安心防護系列

5%提升免疫金鐘罩油

精油配方│

羅文莎葉精油 8 滴

澳洲尤加利精油 4 滴

沉香醇百里香精油 2 滴

乳香精油 2 滴

馬鞭草酮迷迭香精油 2 滴

岩蘭草精油 2 滴

植物油 20ml

使用方式│早晚塗抹於胸口、脊椎、腳底

2%防疫金鐘罩噴霧

精油配方│

樟腦迷迭香精油 10 滴

穗狀薰衣草精油 10 滴

百里酚百里香精油 5 滴

鼠尾草精油 5 滴

胡椒薄荷精油 10 滴

95%酒精 50ml＋純水 50ml

使用方式│噴灑於全身或空間

說明│5%提升免疫金鐘罩油可以強化自身免疫系統的作戰力，我自己習慣提高一倍的精油濃度，於白天外出工作前，塗抹於腳底（因為要塗的保養品太多）。2%防疫金鐘罩噴霧的處方靈感來自於古老歐洲黑死病蔓延之際的「四賊醋」傳說。可用於進出公共場所、醫院、密閉空間、廁所時的消毒噴霧，可噴灑於全身，讓你從頭到腳都有潔淨防護力。

加強保濕版乾洗手

精油配方│

茶樹精油 10 滴

檸檬精油 10 滴

95%酒精 80ml＋蘆薈膠 20ml

使用方式│噴灑於手部或其他

香水奢華版乾洗手

精油配方│

白松香精油 5 滴

玫瑰天竺葵精油 15 滴

生命之水（96%波蘭伏特加）80ml

大馬士革玫瑰純露 20ml

使用方式│噴灑於手部或其他

說明│96%的生命之水食用酒精，以 4：1 比例加水調製稀釋後，可以作為 75%左右的消毒酒精替代品。先取 80ml 生命之水，再加上兩味既芳香又抗菌的精油（白松香、玫瑰天竺葵），攪拌後加入 20ml 純露，再攪拌即完成。使用前搖一搖。此款香氣十足，還可當香水使用。這裡再次提醒你，萬萬不可以將乾洗手取代常規的洗手！

芳香口罩

精油配方｜

氧化物精油 1 滴

柑橘類精油 1 滴

化妝棉 1 片

使用方式｜化妝棉置於口罩內側

隱形口罩

精油配方｜

羅文莎葉精油 2 滴

岩玫瑰精油 2 滴

松紅梅精油 2 滴

澳洲尤加利精油 4 滴

基礎軟膏 10g

製作方式｜基礎軟膏的製作參考第 84 頁

使用方式｜用棉花棒，塗抹於鼻腔周圍

說明｜如果使用的是醫療口罩，中間會有一層靜電層，酒精和精油等揮發性物質可能損及防護層的靜電過濾效率，所以不建議直接將精油滴於醫療口罩上。

市面上，有各式各樣的口罩專用精油貼或薰香磁扣，都是不錯的口罩精油擴香方式。你也可以簡單的使用面紙或化妝棉，滴上精油後，置於醫療口罩內側。

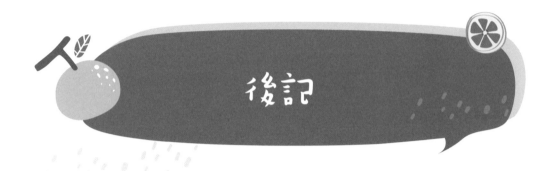

後記

資深坐檯小姐

我是一位資深的坐檯小姐，在藥局調劑檯和精油調劑檯，坐了快二十年。在這二座檯上，調劑出的物品有很大的不同。藥品 1 幾乎就是 1，1＋1≒2，但精油不同，1＞10，甚至更大，而 1＋1 則是∞無限大。兩檯之間的相同之處大概就是在藥局被叫小姐，在 SPA 館也被叫小姐，沒人稱呼我藥師或芳療師。不過，我覺得被稱資深坐檯小姐，比被稱呼資深藥師或芳療師來得逍遙許多。

我的身體與意識裡有如磐石般的藥師魂，很難說服自己藥物是壞東西。抗生素、抗流感藥、抗病毒藥、抗癌藥，甚至最近新冠肺炎疫苗的發明，都是為了協助人類對抗疾病，甚至可說是解決存亡的問題。大家應該都很害怕類固醇吧！不過，類固醇對於我這位免疫重大傷病的患者，可是延續生命的藥物，它讓我與疾病和平共存。我覺得創造藥物是幫助人類解決問題，而濫用藥品才是製造問題！芳香療法

也是如此。芳療除了養生保健、預防疾病外，也可幫助人類舒緩疾病不適，然而濫用精油，跨越了警戒線，良物即變毒物。我相信只要合理使用藥物與芳香療法，兩者也會形成良好的協同作用。看看我，我就是兩者並用的最佳代言人。

我從小對香氣有很不一樣的癖好。我喜歡陰暗地下室裡潮溼的黴菌味；下雨過後混雜落葉與昆蟲屍體的泥土味；木工師傅手中的強力膠味；油漆師傅刷子上的松香水味；加油站散發的汽油味。每次犯錯被罵時，我總愛躲在地下室，潮濕的黴味讓我覺得自己是微小的黴菌，不會有人發現我，帶給我很大的安全感。每次委屈又憤怒時，總愛徒手挖土，幻想自己是被埋在土裡的蚯蚓，泥土味讓我的情緒不再高漲。強力膠、松香水與汽油味，讓我變得興奮，誤以為這是快樂的感覺。現在擁有百種精油的我，還是很感謝這些幼時的另類芳香療法，雖不是馥郁芬芳的香氣，卻也是療心的芳香。

若說我是用生命在感受芳療也不為過！年輕時，我覺得老天爺好殘忍，讓我受盡疾病折磨，讓我有志難伸，我的人生像是處處遇到紅燈，總是佇足在決定的十字路口，徘徊不前。有能力、有抱負，卻時時生病，沒體力去完成，生命總是在遺憾中度過。曾經一病不起，身處絕望。儘管如此，老天爺彷彿沒有遺忘在人間受折磨的我，祂雖然暫時關閉了我一道門，卻又幫我開啟了芳香療法，這道深藏著各式解藥的芳香大門。

每當夜深人靜，獨自一人痛苦呻吟時，玫瑰花香氣一直陪伴著我。玫瑰花偷偷告訴我：「越痛越美麗。」當我身受藥物過敏，病危昏迷時，隨著白檀木香氣到地府走了一圈。白檀木偷偷告訴我：「回去吧！生命還不到盡頭，總會苦盡甘來。」當我在加護病房全身插滿管子時，橙花偷偷告訴我：「這是我偷來的藥，不要怕，不會痛了。」感激老天爺與植物慈悲的力量，總是一次次幫我脫離人世間的折磨苦難。病痛與磨難，也許是通往幸福人生的一小段荊棘之路吧！我很幸運在荊棘路上有香氣陪伴，比別人經歷更多芳香療癒的奇蹟。

那麼現在的我，過得如何呢？嘻……我啊！雖然不是萬事順遂或身健如牛，但能上山能下海，能吃能喝能睡。玫瑰花、茉莉花、依蘭花、永久花把我照顧得像花一樣漂亮。橘子、葡萄柚、檸檬把我的食慾提升到最高點，總能開開心心地吃著食物。香柏木、雪松灌注我勇氣，陪伴我度過每一道難關。杜松籽幫我消水腫，消脂肪，讓長年服用類固醇的我，不會看起來胖嘟嘟。絲柏讓我在芳香療法的講台上，大聲盡情訴說芳療的美好。芳香療法香囊是我有求必應的百寶袋，要健康有健康，要快樂又快樂，而且既招財又生財。歡迎你一起體驗芳香療法的美好。

✹ 我的芳療邂逅

我在芳療粉專上的筆名是「日本橘子」，其實這筆名的由來，起因於一個悲傷的故事，當時我面臨手術的生死關頭，我寫了一封 Email 給當時的男友（也是現在的老公 Kiki），這封信公開在書中別具意義，也是我與芳香療法邂逅的起點。

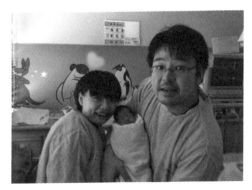

我喜歡這張照片，代替我說出故事的幸福結局，我們結婚了，也有一個可愛的兒子。感謝老天爺的慈悲，讓我遇見芳療，讓我延續美好生命。我知道，我不曾被放棄過。

遺書：最後一次的告白

Kiki

　　對不起我又生病了，我每天都好痛，好痛。痛到沒有活下去的意願和勇氣。我再也無法繼續忍受，從夜晚哭到天明的生活。我真的活得好累好累……。我說我會在台灣等你，但我不知道可不可以繼續等下去。

　　當你收到這封 email，我應該已經完成人生中最大的手術。原本想，不管手術結果是成功或不幸，都由家人來轉達遠在德國受訓的你。但我實在捨不得放不下這個機會，這或許是最後一次，對你告白的機會。

　　回想起，第一次在大雪中遇見站在樹下靜靜抽菸的你，好帥好美好心動的畫面，我的心跳的好快，眼睛始終離不開樹下的你；現在我才知道，原來那是一見鍾情。回想起，你總是一個人默默在教室外吃著自己捏的三角飯糰，好可愛！回想起，我第一次鼓起勇氣跟你要一顆飯糰，被你拒絕的尷尬畫面。回想起，在 Party 上，喝醉酒的你用最擅長的柔道把我過肩摔到牆角的畫面。回想起，我從室友變你女朋友的幸福畫面。

　　天啊……我真的好害怕就這樣死去，我害怕你忘記我，忘記我們快樂的日子。我想健康的活下去，與你在一起。但是，我……真的不知道……

　　感謝你一路陪伴我的幼稚任性，原諒我做錯的每一件事。或許，我的死去是我對你做的最後一件壞事吧！但，也請最後一次原諒我，讓我放心的離去。如果可以，在你忘記我之前，幫我做最後一件幼稚任性的事。你知道我愛吃小橘子，每次到日本，你總是笑我吃到滿身滿嘴的橘子味。如果可以的話，在我的身體上，鋪上滿滿的日本橘子，陪著我燃燒，好嗎？有橘子香氣的陪伴，我或許就不會感到孤單。

　　Kiki，相信我，我從沒有想過要放手這段愛，我一直都在這裡等你。無奈，生命就是這麼容易被剝奪，愛是永恆的，但生命不是。如果老天願意留下我，賜予我另一段生命，我們結婚好嗎？

Nana

\ Acknowledgement /

謝辭

我以芳療藥師的身分，寫出這十八年來設計的精油處方，向我最愛的芳香療法致敬。我能完成一本芳療書，想特別感謝我人生中的二位貴人——一位是占星之門與開啟占星創辦人「安格斯」，開啟了我的寫作之路；一位是精油教母「卓芷聿」老師，一路教導我，支持我的芳療事業。

2021 年初，透過行星牽引的善緣，與安格斯展開占星諮詢的對話。短短一小時，他看穿道盡我星盤中的人生優勢與志業，鼓勵我要善用水星處女座的天賦，提醒我不要錯過寫書的好時機。我下定決心，摒除所有忙碌的藉口，拿起筆，心中一直重複安格斯對我說的話：「出書可以利益終生。」這句話也變成我疲憊時最充電的一句話。當我挑燈夜戰寫完這本書時，心中冒出一個念頭：「這本書一定可以幫助喜歡芳療的人，更了解如何設計一帖完美的精油處方。」此時，我才恍然大悟，慈悲的安格斯說的是「利益眾生」。非常感謝安格斯，他像是一位充滿智慧的木星教練，又像是嚴屬的土星老師，告訴我：「選擇做對的事，比努力重要。」

我很幸運在學習芳香療法的路上，遇到一路上照顧與提點我的卓芷聿老師（荷柏園與花漾芳療學院創辦人）。不但對我的芳療 SPA 事業萬般照料，也是一位知識取之不盡的師父。一直覺得卓老師對芳療的熱情，讓人望塵莫及，在她身上沒有知識的賣弄，只有滿滿的生命反饋，在芳療的樂土上，有如大地之母無微不至地滋養灌溉著我們。

當卓老師得知我願意提筆寫作時，她興奮地告訴我，這本書一定要保有你幽默的人格特質，風趣的文筆是一種特色。於是，這本芳療書與一般正經的教科書非常不同，直接輸出我大腦不同於一般人的思考邏輯。卓老師，謝謝您懂我的天賦，懂我的特別。從芳療的啟航以及長年的知識烙印，感謝一路上有妳。

最後，也感謝我的啟蒙老師李佳玲，以及和我一同成長的佩珊老師、睿羚老師、柏穎老師，都是我人生中難得的芳療知己。

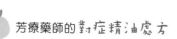

精油索引：化學屬性、俗名、學名、科屬、萃取部位

單萜烯類（Monoterpenes）					
中文名稱	其他名稱	英文名	拉丁學名	科屬	萃取部位
檸檬	檸果	Lemon	*Citrus limonum*	芸香科	果皮
甜橙	柳橙	Sweet Orange	*Citrus sinensis*	芸香科	果皮
苦橙	塞維爾橙	Bitter Orange／Seville Orange	*Citrus aurantium*	芸香科	果皮
橘（紅／綠）	桔	Mandarin（Red/Green）	*Citrus reticulata*	芸香科	果皮
萊姆	來檬／綠檬	Lime	*Citrus × aurantifolia*	芸香科	果皮
葡萄柚	西柚	Grapefruit	*Citrus × paradisi*	芸香科	果皮
歐洲冷杉	銀冷杉	Silver Fir	*Abies alba*	松科	針葉
蘇格蘭松	歐洲赤松	Scots Pine	*Pinus sylvestris*	松科	針葉
黑雲杉	沼澤雲杉	Black Spruce	*Picea mariana*	松科	針葉
絲柏	地中海柏木	Cypress	*Cupressus sempervirens*	柏科	針葉／毬果
杜松漿果	杜松子	Juniper Berry	*Juniperus communis*	柏科	漿果
乳香	多伽羅香	Frankincense／Olibanum	*Boswellia carteri*	橄欖科	樹脂
岩玫瑰	岩薔薇	Cistus／Gum Rockrose	*Cistus ladaniferus*	半日花科	葉／樹脂
白松香	阿魏脂	Galbanum Gum	*Ferula galbaniflua*	橄欖科	樹脂
欖香脂	馬尼拉樹脂	Elemi／Malapili	*Canarium luzonicum*	橄欖科	樹脂
歐白芷根	西洋當歸	Angelica Root	*Angelica archangelica*	繖形科	根部
秘魯聖木	印加老聖木	Palo Santo／Holy Wood	*Bursera graveolens*	橄欖科	心材
格陵蘭喇叭茶	格陵蘭苔	Labrador Tea／Greenland Moss	*Ledum groenlandicum*	杜鵑花科	葉
黑胡椒	黑川	Black Pepper	*Piper nigrum*	胡椒科	果實
貞潔果	聖潔莓／黃荊	Chasteberry／Vitex	*Vitex agnus-castus*	馬鞭草科	果實
坤希草	昆士亞	Kunzea	*Kunzea ambigua*	桃金孃	枝葉

倍半萜烯類（Sesquiterpenes）					
中文名稱	其他名稱	英文名	拉丁學名	科屬	萃取部位
德國洋甘菊	母菊	German Chamomile	*Matricaria recutita*	菊科	花

沒藥	末藥	Myrrh／Morr	*Commiphora myrrha*	橄欖科	樹脂
西洋蓍草	千葉蓍／鋸草	Yarrow／Milfoil	*Achillea millefolium*	菊科	開花之整株藥草
藍絲柏	北方柏松	Blue Cypress	*Callitris intratropica*	柏科	樹皮／心材
依蘭	香水樹	Ylang Ylang	*Cananga odorata forma genuina*	番荔枝科	花
穗甘松	匙葉甘松	Spikenard	*Nardostachys jatamansi*	敗醬草科	根莖
薑	薑根	Ginger	*Zingiber officinale*	薑科	根
維吉尼雪松	鉛筆柏	Virginia cedar／Pencil Cedar	*Juniperus virginiana*	柏科	心材
古巴香脂	苦配巴香膠	Copaiba／Copal	*Copaifera officinalis*	豆科	樹脂
摩洛哥藍艾菊	摩洛哥洋甘菊	Blue Tansy	*Tanacetum annuum*	菊科	開花之整株藥草

單萜醇類（Monoterpenols）					
中文名稱	其他名稱	英文名	拉丁學名	科屬	萃取部位
苦橙花	尼蘿利／橙花	Neroli／Orange Blossom	*Citrus aurantium*	芸香科	花
大馬士革玫瑰	保加利亞玫瑰	Damask Rose、Bulgarian Rose	*Rosa x damascena*	薔薇科	花
花梨木	巴西玫瑰木	Rosewood	*Aniba rosaeodora*	樟科	心材
芳樟	香樟／本樟	Ho Leaf	*Cinnamomum camphora*	樟科	葉
芫荽籽	香菜／胡荽	Coriander／Cilantro	*Coriandrum sativum*	繖形科	種籽
玫瑰草	馬丁香	Palmarosa	*Cymbopogon martinii*	禾本科	葉
茶樹	互生葉白千層	Tea Tree	*Melaleuca alternifolia*	桃金孃科	枝葉
甜羅勒	大葉羅勒	Sweet Basil	*Ocimum basilicum*	唇形科	開花之整株藥草
甜馬鬱蘭	馬喬蘭	Sweet Marjoram	*Origanum majorana*	唇形科	開花之整株藥草
玫瑰天竺葵	香葉天竺葵	Rose Geranium	*Pelargonium roseum*	牻牛兒科	葉
波旁天竺葵	花頭天竺葵	Bourbon Geranium	*Pelargonium × asperum*	牻牛兒科	葉
沉香醇百里香	甜百里香	Thyme CT Linalool／Sweet Thyme	*Thymus vulgaris ct. linalool*	唇形科	開花之整株藥草
胡椒薄荷	歐薄荷	Peppermint	*Mentha × piperita*	唇形科	開花之整株藥草

倍半萜醇類（Sesquiterpenols）

中文名稱	其他名稱	英文名	拉丁學名	科屬	萃取部位
東印度檀香	白檀木	Sandalwood	*Santalum album*	檀香科	心材
澳洲檀香	西澳檀香	Australian Sandalwood	*Santalum spicatum*	檀香科	心材
阿米香樹	西印度檀香	Amyris	*Amyris balsamifera*	芸香科	心材
廣藿香	藿香	Patchouli	*Pogostemon cablin*	唇形科	整株藥草
岩蘭草	香根草／培地茅	Vetiver	*Vetiveria zizaniodes*	禾本科	根
纈草	鹿子草／臭草	Valerian	*Valeriana officinalis*	敗醬科	根
胡蘿蔔籽	野胡蘿蔔	Carrot seed	*Daucus carota*	繖形科	種籽

酚類（Phenols）

中文名稱	其他名稱	英文名	拉丁學名	科屬	萃取部位
丁香花苞	丁子香	Clove Bud	*Syzygium aromaticum*	桃金孃科	花苞
錫蘭肉桂	真肉桂／油桂	Cinnamon Bark	*Cinnamomum zeylanicum*	樟科	樹皮
肉桂葉	真肉桂／油桂	Cinnamon Leaf	*Cinnamomum zeylanicum*	樟科	葉
中國肉桂	玉桂／桂心	Cassia	*Cinnamomum cassia*	樟科	樹皮
神聖羅勒	圖爾西	Holy Basil ／Tulsi	*Ocimum sanctum*	唇形科	開花之整株藥草
野馬鬱蘭	牛至／奧勒岡	Oregano	*Origanum compactum*	唇形科	開花之整株藥草
百里酚百里香	紅百里香	Thyme CT Thymol	*Thymus vulgaris ct. thymol*	唇形科	開花之整株藥草
冬季香薄荷	高地香薄荷	Winter savory	*Satureja montana*	唇形科	開花之整株藥草
西印度月桂	香葉多香果	Bay St. Thomas	*Pimenta racemosa*	桃金孃科	葉
印度藏茴香	香旱芹	Ajowan	*Trachyspermum ammi*	繖形科	種籽

醚類（Ethers）

中文名稱	其他名稱	英文名	拉丁學名	科屬	萃取部位
甜茴香	茴香	Sweet Fennel	*Foeniculum vulgare*	繖形科	種籽
洋茴香	大茴香	Anise ／Aniseed	*Pimpinella anisum*	繖形科	種籽

中文名稱	其他名稱	英文名	拉丁學名	科屬	萃取部位
肉豆蔻	肉蔻／肉果	Nutmeg	*Myristica fragrans*	肉豆蔻科	果核
熱帶羅勒	九層塔	Tropical Basil ／ Basil Exotic	*Ocimum basilicum ct. methyl chavicol*	唇形科	開花之整株藥草
龍艾	龍蒿	Tarragon、Estragon	*Artemisia dracunculus*	菊科	開花之整株藥草

醛類（Aldehydes）

中文名稱	其他名稱	英文名	拉丁學名	科屬	萃取部位
檸檬尤加利	檸檬桉	Lemon Eucalyptus	*Eucalyptus citriodora*	桃金孃科	葉
檸檬馬鞭草	路易沙草	Lemon Verbena ／Luisa	*Lippia citriodora*	馬鞭草科	葉
山雞椒	山蒼子	Litsea ／May Chang	*Litsea cubeba*	樟科	果實
香蜂草	檸檬香蜂草	Melissa ／Lemon Balm	*Melissa officinalis*	唇形科	開花之整株藥草
檸檬草	檸檬香茅	Lemongrass	*Cymbopogon flexuosus*	禾本科	葉

酮類（Ketones）

中文名稱	其他名稱	英文名	拉丁學名	科屬	萃取部位
樟樹	本樟	Camphor	*Cinnamomum camphora*	樟科	木材／根
牛膝草	神香草	Hyssop	*Hyssopus officinalis*	唇形科	開花之整株藥草
綠薄荷	留蘭香	Spearmint	*Mentha spicata*	唇形科	開花之整株藥草
樟腦迷迭香	海之朝露	Rosemary CT camphor	*Rosmarinus officinalis ct. camphor*	唇形科	開花之整株藥草
馬鞭草酮迷迭香	海之朝露	Rosemary CT verbenone	*Rosmarinus officinalis ct. verbenone*	唇形科	開花之整株藥草
鼠尾草	藥用鼠尾草	Sage ／Common Sage	*Salvia officinalis*	唇形科	開花之整株藥草
藏茴香	葛縷子	Caraway	*Carum carvi*	繖形科	種籽
萬壽菊	南美金盞菊	Tagetes	*Tagetes minuta*	菊科	花

倍伴萜酮類（Sesquiketones）

中文名稱	其他名稱	英文名	拉丁學名	科屬	萃取部位
桂花	木犀花	Osmanthus	*Osmanthus fragrans*	木犀科	花

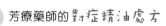

中文名稱	其他名稱	英文名	拉丁學名	科屬	萃取部位
大西洋雪松	北非雪松	Atlas Cedarwood	*Cedrus atlantica*	松科	木材
薑黃	姜黃	Turmeric	*Curcuma longa*	薑科	根莖
義大利永久花	蠟菊／不凋花	Everlasting ／ Immortelle	*Helichrysum italicum*	菊科	開花之整株藥草
鳶尾草	香根鳶尾	Iris	*Iris pallida*	鳶尾科	根莖

酯類（Esters）

中文名稱	其他名稱	英文名	拉丁學名	科屬	萃取部位
真正薰衣草	狹葉薰衣草	True Lavender	*Lavandula angustifolia*	唇形科	開花之整株藥草
醒目薰衣草	雜交薰衣草	Lavandin ／ Hybrida Lavender	*Lavandula × intermedia*	唇形科	開花之整株藥草
羅馬洋甘菊	地上蘋果	Roman Chamomile	*Chamaemelum nobile*	菊科	花
苦橙葉	苦橙回青橙	Petitgrain	*Citrus aurantium*	芸香科	葉
佛手柑	香柑	Bergamot	*Citrus bergamia*	芸香科	果皮
紅香桃木	紅桃金孃	Red Myrtle	*Myrtus communis ct. myrtenyl acetate*	桃金孃科	枝葉
快樂鼠尾草	麝香鼠尾草	Clary Sage	*Salvia Sclarea*	唇形科	開花之整株藥草

苯基酯類（Phenyl esters）

中文名稱	其他名稱	英文名	拉丁學名	科屬	萃取部位
白珠樹	冬綠樹／冬青樹	Wintergreen	*Gaultheria fragrantissima*	杜鵑花科	葉
黃樺	樺木	Yellow Birch	*Betula alleghaniensis*	樺木科	木材
桔葉	橘子葉／橘香回青橙	Petitgrain Mandarin	*Citrus reticulata*	芸香科	葉
大花茉莉	埃及茉莉／法國素馨花	Jasmine	*Jasminum grandiflorum*	木犀科	花
小花茉莉	阿拉伯茉莉／中國茉莉／聖巴克茉莉	Jasmine Sambac	*Jasminum sambac*	木犀科	花
白玉蘭	玉蘭花	Magnolia	*Michelia alba*	木蘭科	花
黃玉蘭	金厚朴／金玉蘭	Champaca	*Michelia champaca*	木蘭科	花

秘魯香脂	拔爾撒摩	Peru Balsam	*Myroxylon Balsamum*	豆科	樹脂
紅花緬梔	雞蛋花	Frangipani	*Plumeria rubra*	夾竹桃科	花
晚香玉	月下香	Tuberose	*Polianthes tuberosa*	龍舌蘭科	花
銀合歡	粉撲花	Mimosa	*Acacia dealbata*	豆科	花

內酯類（Lactone）

中文名稱	其他名稱	英文名	拉丁學名	科屬	萃取部位
土木香	甜土木香	Inula	*Inula graveolens*	菊科	開花之整株藥草
零陵香豆	香翅豆	Tonka Bean	*Dipteryx odorata*	豆科	種籽
芹菜籽	旱芹	Celery Seed	*Apium graveolens*	繖形科	種籽
圓葉當歸	歐當歸	Lovage	*levisticum officinale*	繖形科	根莖

氧化物類（Oxides）

中文名稱	其他名稱	英文名	拉丁學名	科屬	萃取部位
藍膠尤加利	藍桉尤加利	Blue Gum	*Eucalyptus globulus*	桃金孃科	葉
澳洲尤加利	輻射桉	Australian Eucalyptus	*Eucalyptus radiata*	桃金孃科	葉
桉油樟	羅文莎葉	Ravintsara	*Cinnamomum camphora ct. cineole*	樟科	葉
豆蔻	小豆蔻／綠豆蔻	Cardamom	*Elettaria cardamomum*	薑科	果實
月桂葉	甜月桂	Bay Laurel	*Laurus nobilis*	樟科	葉
高地牛膝草	桉油醇牛膝草	Mountain Hyssop	*Hyssopus officinalis*	唇形科	開花之整株藥草
穗狀薰衣草	寬葉薰衣草	Spike Lavender	*Lavandula latifolia*	唇形科	開花之整株藥草
白千層	脫皮樹	Cajeput	*Melaleuca leucadendra*	桃金孃科	葉
綠花白千層	五脈白千層	Niaouli	*Melaleuca quinquenervia*	桃金孃科	葉
綠香桃木	香桃木	Green Myrtle	*Myrtus communis*	桃金孃科	葉
桉油醇迷迭香	海之朝露	Rosemary CT cineole	*Rosmarinus officinalis ct. cineole*	唇形科	開花之整株藥草
芳枸葉	粗茶樹	Fragonia	*Agonis Fragrans*	桃金孃科	葉

國家圖書館出版品預行編目(CIP)資料

芳療藥師的對症精油處方：125種常備精油與100種天然精油處方，
照護你和孩子的健康／石明立著. -- 初版. -- 新北市：大樹林出版社，
2022.06
面； 公分. --（自然生活；57）
ISBN 978-626-96012-2-6（平裝）

1.CST：芳香療法 2.CST：香精油

418.995 111006648

自然生活 57

芳療藥師的對症精油處方
125種常備精油與100種天然精油處方，照護你和孩子的健康

作　　者／石明立（Nana Shih）
總 編 輯／彭文富
主　　編／黃懿慧
內文排版／菩薩蠻
封面設計／Ancy Pi
校　　對／楊心怡
出 版 者／大樹林出版社
營業地址／23357　新北市中和區中山路2段530號6樓之1
通訊地址／23586　新北市中和區中正路872號6樓之2
電　　話／(02) 2222-7270 傳真／(02) 2222-1270
E - m a i l／notime.chung@msa.hinet.net
官　　網／www.gwclass.com
Facebook／www.facebook.com/bigtreebook
發 行 人／彭文富
劃撥帳號／18746459　　　戶名／大樹林出版社
總 經 銷／知遠文化事業有限公司
地　　址／222 深坑區北深路三段155 巷25 號5 樓
電　　話／02-2664-8800　　傳　　真／02-2664-8801
本版印刷／2024年01月

定價／620 元　港幣／207 元　ISBN／978-626-96012-2-6

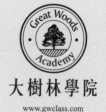

大樹林學院
www.gwclass.com

大樹林出版社—官網

大樹林学苑—微信

課程與商品諮詢

大樹林學院 — LINE

＼ 回函贈獎 ／

有獎徵答題目：

如果這位個案，要求你用100 ml的荷荷芭油調出25%濃度的處方油，

你需要加入多少毫升（ml）的精油呢？

❶ 請按照第 34-35 頁的練習 2 公式來計算出答案。

❷ 掃描Qrcode，填入正確答案，並填妥線上回函完整資料。

❤ 前 10 位回答正確的讀者即能獲得大獎 ──

　「荷柏園HERBOX 30%活力四射按摩油」乙瓶（市價 780 元）。

贈品介紹

荷柏園 HERBOX 30% 活力四射按摩油

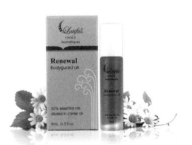

產品成分｜德國洋甘菊、辣薄荷、尤加利、迷迭香、薰衣草、荷荷芭油。

定價｜780元

容量｜9 ml

用途｜按摩用，清新活力好心情。

產品用途｜清阻塞，身心舒暢，可塗抹於鼻子、人中、太陽穴處。添加荷荷芭油可迅速滲透吸收與柔軟皮膚，其所含有的珍貴精華能滋養肌膚並減緩肌膚老化，同時具有親水性質能調節肌膚水分。能滲透柔軟皮膚，深層滋潤肌膚，並幫助防護外來的刺激，對於常接觸刺激性物質的手部肌膚，提供良好的防護及修護。

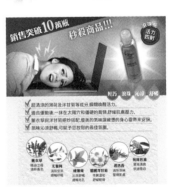

★中獎名額：共 10 名。

★活動日期：即日起～2022 年 09 月 12 日。

★公布日期：2022 年 09 月 13 日以 E-MAIL 通知中獎者。

中獎者需於 7 日內用 E-MAIL 回覆您的購書憑證照片（訂單截圖或發票）方能獲得獎品。若超過時間，視同放棄。

★ 一人可抽獎一次。本活動限台灣本島及澎湖、金門、馬祖。

★追蹤大樹林臉書，搜尋：@ bigtreebook，獲得優惠訊息及新書書訊。

大樹林